U0218539

教育部人文社会科学重点研究基地重大项目（编号：16JJD630011）
广州市人文社会科学重点研究基地资助项目

中山大学公共政策与社会保障丛书

通向健康中国之路

三明与深圳经验

THE ROAD TO A HEALTHY
CHINA:
THE EXPERIENCES OF SHENZHEN
AND SANMING

王春晓　岳经纶◎著

社会科学文献出版社
SOCIAL SCIENCES ACADEMIC PRESS (CHINA)

前　言

改革开放 40 多年来，中国人民书写了国家和民族发展的壮丽史诗，创造了人类发展史上的"中国奇迹"，铸起了一座座实现中华民族伟大复兴的里程碑。为此，中国为什么能引起世界各国的广泛关注，也吸引了诸多学者的思考。关于"中国道路""中国模式"的讨论逐渐成为学术界的一个理论增长点。不过，研究"中国道路""中国模式"，"不能仅仅局限在经济领域，而是要把经济和政治、社会、文化、国际战略结合起来"。[①]造就中国奇迹的因素异常复杂，绝大多数问题并没有得到深入研究，特别是在社会领域，例如群体健康与国家经济增长的关系。[②]

医药卫生体制改革（以下简称"医改"）是世界性难题，一些国家不断颁布、更改甚至否定改革方案，一些国家则还在为改革计划苦苦争吵。对包括美国、英国在内的西方发达国家来说，医改都不是一件容易的事情，更何况对中国这样一个近 14 亿人口的发展中大国来说。卫生健康领域是一个错综复杂的社会系统工程，其政策执行过程深受多种因素影响，因而其结果难以预期，其行为也难以把握。[③] 钱再多也是不够用的，只有当国家的卫生制度和基础建设发展到一定程度、能够有效运用这些资金的时候，改革才能有效开展。[④] 伴随卫生政策的执行，对卫生政策执行过程

---

① 江宇：《大国新路：中国道路的历史和未来》，北京：中信出版社，2018。

② Bloom，D. E.，& Canning，D. " The Health and Wealth of Nations. " *Science* 287 （2000）：1207 – 1209.

③ Roberts，M.，Hsiao，W.，& Berman，P. et al. *Getting Health Reform Right：A Guide to Improving Performance and Equity* （Oxford University Press，2008）.

④ Roberts，M.，Hsiao，W.，& Berman，P. et al. *Getting Health Reform Right：A Guide to Improving Performance and Equity* （ Oxford University Press，2008）.

及其效果进行动态评估，分析卫生政策的优劣与成败，对推动中国卫生政策和制度格局的变革具有重要意义。卫生政策评估是调整、修正、延续和终止卫生政策的重要依据。在 1978 年世界卫生组织阿拉木图会议上，中国被奉为发展中国家解决卫生问题的典范，因为中国用很低的投入就获得了可与发达国家相媲美的健康产出。然而，根据 2000 年世界卫生组织（World Health Organization，WHO）报告，在世界卫生组织 191 个成员国中，中国健康服务系统的整体效能排第 144 位，卫生筹资的公平性排第 188 位，居倒数第四位。2003 年初突如其来的"非典"（SARS）事件更是直接暴露了中国整体卫生治理体系的弊端。2006 年 7 月 29 日，《中国青年报》一则《中国医改基本不成功》的报道，将社会舆论推向了沸点。之后，国家于 2009 年启动了新一轮医改。经过 10 年的努力，2018 年 5 月 23 日，国际期刊《柳叶刀》刊载了一篇针对全球 195 个国家和地区 1990 ~ 2016 年的医疗可及性和质量的调查报告。数据显示，中国排名第 48 位，比 2015 年的第 61 位进步了 13 位，绝对增幅排名第一。这一排名显示，中国的医疗可及性和质量已经达到日本、英国、美国等发达国家 1990 年的水平。①

中国医疗卫生绩效的提升与卫生资源的大力投入分不开。不过，数据显示，全球范围内每年卫生健康领域投入达到 7.1 万亿美元，其中有 20% ~ 40% 被浪费掉了。② 中国也面临同样的问题。新医改政策实施的前 10 年，中国政府在卫生健康领域投入了近 10 万亿元的巨额经费。③ 然而，在各级财政对医疗卫生投入持续增加的同时，也暴露了很多问题。老百姓对新医改好处的切身体会似乎也不明显，"救护车一响，一头猪白养"等社会上流传的顺口溜透露出老百姓的抱怨与无奈，"看病难""看病贵"的问题并未得到根本解决，医患冲突、伤医杀医事件仍偶有发生，引发社会产生

---

① GBD 2016 Healthcare Access and Quality Collaborators. "Measuring Performance on the Healthcare Access and Quality Index for 195 Countries and Territories and Selected Subnational Locations: A Systematic Analysis from the Global Burden of Disease Study 2016." *The Lancet* 2018.

② Tackling Wasteful Spending on Health. January 10, 2017. http://www.oecd.org/health/tackling-wasteful-spending-on-health-9789264266414-en.htm.

③ 吴佳潼：《中国医改十年成效显著：政府卫生投入近 10 万亿、民众获得红利》，中国网，http://news.china.com.cn/txt/2019 - 04/02/content_74636526.htm，最后访问时间：2019 年 12 月 30 日。

所谓"无感医改"的牢骚。大型公立医院近年来的规模扩张纪录不断被刷新，甚至出现了拥有上万张病床的超级大医院。哈佛大学叶志敏（Winnie Yip）等人曾指出，如果中国政府不能够应对健康服务成本扩张的根源——非理性和挥霍无度的健康服务系统，多数新增资金就会变成供方的高收入和利润。① 2014 年 10 月 17 日，在第四届中美健康峰会上，哈佛大学萧庆伦（William C. Hsiao）教授也善意提醒，中国新医改已经进入深水区，在加大投入力度的同时，一定要谨慎小心。他表达了对中国新医改前景的担忧："如果不改革目前浪费严重且效率低下的以公立医院为中心的零散式系统，中国不可能为全体公民提供价格实惠且公平公正的高质量健康服务。"②

"中国道路"意味着我们没有"可以直接拿来""即插即用"的方案，只能走独立自主的发展道路。国家鼓励地方积极探索，先行先试，为顶层设计积累经验。作为改革开放的前沿阵地，福建、广东两省一直是最具创新精神的省份，涌现出一系列具有参考价值的医改经验和做法，特别是"三明模式""深圳模式"等。2010 年 2 月，深圳被国家确定为第一批 16 个公立医院改革国家联系试点城市之一。2012 年 7 月，深圳市成为全国第一个全面启动医药分开改革，取消公立医院药品加成的城市。2017 年 9 月，原国家卫生计生委、国务院医改办在深圳召开全国医联体建设现场推进会，推广深圳罗湖等医疗联合体建设试点经验。李克强总理、孙春兰副总理先后点赞深圳医改。③ 中央在支持深圳建设中国特色社会主义先行示范区时明确，"加快构建国际一流的整合型优质医疗服务体系"④。福建省三明市虽然不在第一批国家联系试点城市之列，却也在 2012 年 2 月自发启动公立医院综合改革，并于 2013 年 2 月全面取消药品和耗材加成。2013年 6 月，三明市医疗保障基金管理中心组建。2016 年 2 月 23 日，习近平

---

① Yip, W. , & Hsiao, W. C. "The Chinese Health System at a Crossroads." *Health Affair (Millwood)* 27 (2008): 460 – 468.

② Yip, W. , & Hsiao, W. C. "Harnessing the Privatisation of China's Fragmented Health-care Delivery." *The Lancet* 384 (2014): 805 – 818.

③ 杨芳：《李克强主持召开经济座谈会为啥加上"民生"二字?》，人民网，2016 年 11 月 15 日。

④ 新华社：《孙春兰在广东调研强调推动教育医疗等社会事业更好服务粤港澳大湾区建设》，《人民日报》2019 年 10 月 13 日。

总书记主持召开了中央深改组第二十一次会议，听取三明市医改工作情况汇报。2016 年 11 月，中共中央办公厅、国务院办公厅转发了《国务院深化医药卫生体制改革领导小组关于进一步推广深化医药卫生体制改革经验的若干意见》，以高规格文件形式总结推广三明医改等试点经验。2017 年 3 月 24 日，习近平总书记在中央深改组第三十三次会议上讲话指出："三明医改因调整医药目录、压缩药品耗材虚高价格，受到一些药品经销商的抵制，一些人为了保护既得利益发出了不少质疑的声音。有人说，三明医改成了一座改革'孤岛'。在这样的情况下，我在中央全面深化改革领导小组第二十一次会议上专门听取并肯定了三明医改经验，福建省委和省政府也做出了总结提升工作。现在看，三明医改方向是正确的、成效是明显的，要注意推广。"[①] 2019 年 7 月 24 日，习近平总书记主持中央深改委第九次会议，再次强调要总结推广三明医改经验。[②] 孙春兰、刘延东、尤权、陈竺、韩启德等党和国家领导人先后到三明视察指导。前后不到一年，国务院副总理孙春兰两次到三明调研医改，召开全国现场推进会，强调全国要大力推广三明医改经验。[③] 可以说，新医改至今已深深烙上了三明、深圳等明星试点城市的改革印记。

不过，近年来，也总有人拿"三明模式"与"深圳模式"来比较。甚至在有些人眼里，"它们一个是政府主导'集权派'的代表，一个是市场主导'放权派'的典型"。也有人简单地认为，三明是"穷办法"，深圳是"富办法"。[④] 两者似乎泾渭分明，不相容。目前，全国的医改已进入深水区，到了啃硬骨头的攻坚期。随着公立医院改革进程的深化、曲折化和复杂化，对各个部门、各个地区乃至民间组织等各类利益相关者的协作、互动的要求更高，改革往往"牵一发而动全身"且开始触及一些较深

---

① 三明市医改办：《三明医改 星火燎原》（内部刊物），2018 年 12 月。
② 孙春兰：《大力推广三明医改经验 持续推动医改纵深发展——在医改推进现场会上的讲话》（内部讲话），福建三明，2019 年 8 月 22 日；王贺胜：《在进一步推广福建省和三明市医改经验现场会暨培训班上的讲话》（内部讲话），福建三明，2019 年 12 月 5 日。
③ 新华社：《孙春兰在福建调研强调：推进医改政策落地见效 让人民群众有更多健康获得感》，《人民日报》2018 年 10 月 18 日；新华社：《孙春兰：大力推广三明医改经验 持续推动医改向纵深发展》，《人民日报》2019 年 8 月 24 日。
④ 大鹏：《三明医改全国推广，尚有哪些隐忧？》，"医学界"微信号，http://www.sohu.com/a/122862363_377326，最后访问时间：2019 年 12 月 30 日。

层次的利益纠葛。在有关"中国道路""中国模式"的研究中,"理性一旦沦为论证某种特殊激情或利益的工具,必然会被实际所嘲笑。只有秉持真正诚实的理性,让事物自身来说话,才可能在历史中见证大道,在大道中点燃激情"。① 为此,公立医院改革更加迫切需要深刻总结以往试点做法,特别是对那些已经证明可行、"成功"并实现政策扩散的试点政策加以肯定和升华,同时改革一直在路上,解决这一世界性难题不是一朝一夕的事情,还要继续从实际出发,借鉴国际国内有益经验,解决深层次的、制约改革发展的体制、机制和结构性问题,以保障实现健康中国的目标。

可以说,善意的提醒不少,而改革的杂音、噪声更是一直没有停过。这些年来,中国卫生健康领域究竟发生了什么变化?是什么导致国际社会对中国卫生健康服务系统的评价多次出现颠覆性逆转?各方对于新医改效果感受为何相差那么大?新医改的效果究竟如何?通往健康的未来之路,是"三明模式",还是"深圳模式",或者其他的路呢?为了回答这些问题,我们认为,需要对新医改过程开展有效的卫生政策评估。不过,政策评估长期以来都是中国公共管理的薄弱环节。各级政府普遍重政策制定,轻政策评估。即便有评估,也是重视结果评估,忽视过程评估。准确地说,这些做法是评比而不是评估。新医改作为一项正在推进的重大公共政策,由于涉及面广、参与者多,很少有研究对其政策效果展开系统、全面的评估,特别是"现在进行时"的评估。评估对于政策决策者来说,关键是稳定(Robust)、相关(Relevant)和及时(Timely)。② 近年来,随着医改的推进,中国的卫生政策研究、健康服务研究不断取得进步,但是卫生政策评估总体的发展态势滞后于卫生治理体系改革的进程。

总结中国经验,探索"中国道路""中国模式"就要立足于中国实践,而不是从教条出发。为此,探求中国卫生治理模式,就需要从中国医改实践出发,定期对基层创新和政策设计进行评估,需要更深层次地剖析其内在问题,尤其是对公立医院改革进行全面深入的分析。本书梳理了中

① 吕德文:《中国道路从哪里来、向哪里去?》,中国日报网,http://column. chinadaily. com. cn/ a/201904/26/WS5cc27be2a310e7f8b15794b0. html,最后访问时间:2019 年 12 月 30 日。

② 陈英耀、黄葭燕:《国际卫生技术评估新进展和热点问题》,《中国卫生质量管理》2011 年第 1 期。

国公立医院综合改革的总体部署，剖析了公立医院改革的"三明样本"和"深圳样本"这两个国内最具代表性的模式，总结了不同地区在公立医院改革试点方面的经验做法和创新之处。如何使政策评估产生最大的政策效应，如何更好地兼顾决策者与公众的需要，如何更好地平衡考虑各方利益，是政策评估面临的重大挑战。本书认为，分析公立医院改革试点的基本特点，把握试点的基本规律，总结分析试点的背景、制度框架、具体做法、进展、成效和主要问题，提炼改革发展趋势，并科学合理评估其政策效果，对于下一步推进和完善公立医院综合改革，回应民众的就医需要，具有重要的参考价值和现实意义。同时，通过试点的路径，可以更准确地确定国家（政府）的角色，更好地了解国家（政府）能做什么和不能做什么，从而为推进卫生政策创新和国家卫生治理现代化提供理论支持。

目录

第一部分 绪论

第二部分　公立医院改革试点

第三部分　试点政策评估

第四部分 综合分析

第五部分 结论

第一部分

绪　论

医改是全面深化改革的重要内容，也是事关人民福祉的重大民生工程。随着中国经济社会的发展与进步，卫生治理体系面临如何更好地提供优质健康服务、改善民众健康的挑战。卫生政策的目标就是解决卫生资源的有限性和人民健康需要的近乎无限性之间的矛盾。从这个意义上讲，医改实际上就是一个治理问题。① 在 2009～2011 年新一轮医改启动后的第一阶段，中国政府坚持"保基本、强基层、建机制"的基本原则，不断完善顶层设计，出台了一系列重大政策文件，涵盖基本医疗保障制度、基本药物制度改革、基层医疗卫生服务系统建设、基本公共卫生服务等多个方面，主要聚焦于基层系统，重塑基层医疗卫生机构运行模式，比如，实行一类事业单位"核定任务、核定收支、绩效考核补助"等。但是，随着深化医改进入深水区和攻坚期，体制机制矛盾更加突出，改革协调联动性、系统性需进一步加强，新的机制建设需进一步加快，经济新常态和群众健康服务需要提升，这些都对后续参与改革的体量更大、运作更复杂的公立医院改革提出了更高的要求和挑战。因为公立医院是医改的核心应用场所。

"十二五"以来，中国将公立医院改革作为重中之重，医改的深化逐步转向系统配套、全面推进。按照"走一步，看一步""摸着石头过河"的行动指引，公立医院改革的政策设计与实施开始了一个新的渐进过程。在相继出台的一系列公立医院改革政策文件中，"试点"成为一个高频词。由于各地存在医院主体多样性、市场化发展程度的差异性，以及不同的利益格局，要做好顶层设计实属不易。在国家政策的鼓励和指引下，各地都在不断探索适合本地实际的医改路子。不过，新医改整体推进成效似乎不明显，各方都表达了忧虑和不满。为此，我们有必要重新审视一下，从国际的视野来看看其他国家的经验和做法。

在本部分，我们将主要介绍改革开放以来中国公立医院改革面临的背景、过程以及困难。论述公立医院改革的理论研究，分析探讨其他国家体系的优点以及改革的做法和方向，在此基础上形成本书的研究思路和构建理论分析框架。

---

① 本书中，将本轮医改目标设定为与卫生治理目标一致。因此，卫生治理体系改革类似于政府文件中的医药卫生体制改革，公立医院改革类似于政府文件中的公立医院综合改革。

第一章　研究背景

第一节　中国卫生健康制度变迁

由于地域辽阔，城乡和区域间发展不平衡，再加上户籍制度的分割，我国包括卫生健康领域在内的社会政策存在地方化的特色，导致各地社会保障具体制度和实际福利水平存在明显的差异。不仅从全国层面看，存在城乡之间、地区之间、劳动力市场内部与劳动力市场外部的差异，而且这种差异也在城市或区县层面得以小规模的复制。改革开放以后，随着中央政府在社会保障和社会福利中角色的弱化甚至退出，以及地方社会政策创新的强化，各地社会保障制度安排和福利水平的差距进一步拉大，福利的地方化趋势更加明显。由于国家弱化了福利提供的责任，那些没有能力从市场中购买福利服务，也得不到社会组织帮助的人，基本服务和需要不能得到有效满足。[①]

进入 21 世纪，改革中累积起来的一系列社会问题，如城乡、区域、经济社会发展不平衡，以及与社会发展和民生密切相关的就业、社会保障、收入分配、教育、医疗、住房等问题日益突出，迫使政府进行政策范式调整，中国公共政策格局开始由经济政策向社会政策转型。[②] 以卫生健康领域为例，2003 年的"非典"（Severe Acute Respiratory Syndrome，SARS）事件后，中

[①] 岳经纶：《社会政策与"社会中国"》，北京：社会科学文献出版社，2014。

[②] 王绍光：《从经济政策到社会政策：中国公共政策格局的历史性转变》，载岳经纶、郭巍青主编《中国公共政策评论》（第 1 卷），上海：上海人民出版社，2007。

国政府开始加大对卫生健康领域的投入力度，回归政府主导实施的医疗改革，推动卫生健康服务去商品化。2009年，中国政府启动新医改，承诺在3年内投入8500亿元。从那以来，政府对卫生健康领域的投入呈爆发式增长，增速连年超过20%，至2018年各级政府已经累计投入近10万亿元。

2009年深化医药卫生体制改革启动以来，特别是党的十八大以来，政府主导的医改全面推进，并且取得了阶段性成效。但是，医改与民众的期盼相比还有不小差距。尽管中国政府增加了卫生投入，基本实现了全民医保，但"看病难""看病贵"的问题还没有从根本上得到解决，民众的卫生健康需要和医疗服务供给不平衡、不充分的矛盾依然存在，医改进入了深水区、攻坚期。政府巨大投入与民众获得感之间的落差，令如何评价新医改的成效成为不可回避的理论和现实问题。改革现有卫生治理体系，促成医疗、医保、医药"三医联动"的良性协调改革，特别是强化健康领域供给侧结构性改革已经迫在眉睫。

从卫生健康服务供给方来看，目前，在中国卫生健康服务市场上，尽管民营医疗机构发展迅速，但是公立医院一直占据统治地位。公立医院是非营利性医疗机构，承担政府的部分社会职能。因此，公立医院的布局是否合理、运行是否畅顺，医生所提供的服务是否良好、诊疗行为是否规范，卫生健康服务收费是否合理，直接关系到民众的生命健康和就医感受。但是，长期以来，由于政府投入不足、医生激励机制扭曲等多方面的原因，公立医院"以药养医"的局面无法得到根本扭转，医患矛盾十分尖锐。因此，公立医院改革一直被视为中国医改的"硬骨头"。尽管从20世纪90年代以来，政府不断探索公立医院改革，不同地区尝试了各种改革实践，取得了一定效果，但也存在较大争议。

自20世纪90年代初开始，国际上公立医院都走上了放权的改革之路，并主要采取了自主化（autonomous）和法人化（corporatised）的改革形式。[①] 在中国，随着社会主义市场经济体制改革的推进和深化，政府也加快了对卫生健康服务领域的"去公益性"和"去福利性"的改革步伐。回过头看，这一阶段中国卫生治理体系的改革过分推崇"效率优

---

① 李卫平：《公立医院的体制改革与治理》，《江苏社会科学》2006年第5期。

先"模式，不仅损害了公平，而且损害了社会整体效率。市场化的改革导向造成了卫生资源的极大浪费，使卫生健康服务供给效率在低位徘徊，也造成了卫生健康领域严重的不公平。这种不公平影响到社会成员最基本卫生健康服务需要的满足，也带来了贫困、民众不满情绪增加、群体间关系紧张等一系列社会问题。"药品不像药，倒是像股票；工厂到医院，倒了太多道；医院几十元，出厂才几毛；医生开啥药，关键看钞票；管用廉价药，患者用不到；政府干着急，百姓哇哇叫；卫星能回收，药价治不了……"[1] 2005 年，国务院发展研究中心和世界卫生组织共同发布了研究报告——《中国医疗卫生体制改革》，认为中国医改困局的形成，是近 20 年来卫生健康服务逐渐市场化、商品化引起的，而之所以出现这种情况，与政府对卫生健康事业的主导不足、拨款不足有关。所以，核心问题在于强化政府责任。[2] 世界卫生组织也认为，卫生健康领域改革应由政府主导，通过改革卫生治理体系的管理、服务提供、筹资和资源配置等，改善卫生健康服务的效率、公平、质量和可持续性。[3]

随着国民经济的发展和人民生活水平的提升，个人社会服务的需要不断增加，需要社会政策做出及时的回应。各级政府都有提供公共福利的责任。公立医院要挣钱，既吃财政又吃医保，是个无底洞；医保基金要控费，防止收不抵支；医药行业要赚钱，不断抬高药价；老百姓想省钱，总是埋怨看病贵；而政府呢，则不想多花钱。当然，这些年财政投入比以往多多了，但一些政府领导还有"不想出钱"的想法，主要是与其对医疗、健康的认识有关。实际上这是一个政府治理的问题，涉及政府在健康中的责任、理念、角色和职能问题。[4] 卫生健康领域的社会性日趋凸显，改革的协同性、系统性要求提高。卫生治理体系存在的问题无法仅仅通过卫生系统自身改革加以解决。公立医院改革对各个部门、各个地区乃至社会组

① 詹积富：《我所经历的三明医改》，载福建省政协文史和学习委员会编《亲历福建改革开放四十年》，福州：福建人民出版社，2018。
② 葛延风、贡森等：《中国医改：问题·根源·出路》，北京：中国发展出版社，2007。
③ WHO, UNAIDS. The World Health Report-health 2010. Health Systems: Improving Performance, Geneva. 2010.
④ 岳经纶：《为健康投资——公立医院改革的社会政策学思考》，载岳经纶、朱亚鹏主编《中国公共政策评论》（第 12 卷），北京：商务印书馆，2017。

织等各类利益相关者的协作、互动的要求更高，改革往往"牵一发而动全身"且触及一些较深层次的利益纠葛。公立医院改革涉及多方利益相关者的博弈，是基本制度环境设定框架下的制度变迁。

从外部宏观管理角度来看，公立医院运行管理主要存在以下问题。一是各管理机构职能交叉、条块分割，难以形成监管合力。公立医院运行管理涉及卫生、财政、发改、人社、医保、编办、物价、药品等多个部门。由于这些部门均在公立医院运行监管中拥有一定的话语权，且不同部门的权责划分并不十分明晰，监管主体碎片化（fragmentation），政府监管缺位、越位和监管不力等现象时有发生。各部门监管职能分散、工作重心不一，不同的部门往往侧重于监管医院的某一方面，相互之间沟通困难，医院运行监管效率低。二是医院缺乏部分经营自主权，如人事管理、岗位设置、内部分配、运营管理等法人自主权均未落实。三是政府监管不足，对医院和院长考核不足。四是所有者职责落实不到位，补偿机制不健全。五是政府对民办非营利性医院的监管乏力，主要体现在对民办非营利性医院的审批权和监管权不匹配等。

从内部微观管理角度来看，公立医院运行主要存在以下问题：一是在组织管理方面，缺乏法人实体，产权属性与管理体制存在矛盾，行政型治理模式未形成有效的约束和激励机制，导致缺乏科学的决策机制和监督机制、院长权责不匹配和不明晰；二是在战略管理方面，公立医院的公益性与生产性不协调，逐利倾向明显；三是在人力管理方面，计划经济时期的人事制度导致医护人员效率低下，职工缺乏竞争力，缺乏人员评价机制；四是在绩效管理方面，工资分配制度落后，缺乏内部激励约束机制和合理补偿机制；五是在财务管理方面，内部控制薄弱，缺乏规范的内部审计制度。

第二节　中国医改的试点实践

针对公立医院长期存在的问题，党和国家开始考虑并实施"把国家带回来"（bringing the state back in）的新医改方案，[1] 以国家主义的途径来

---

[1]　岳经纶：《新医改方案：把国家带回来》，《南方都市报》2009 年 4 月 11 日。

推动社会发展，体现社会政策公益、公平、多元、整合的属性。[①] 不过，医改是一个世界性难题，其中公立医院改革更是难中之难。中国公立医院改革政策的设计与实施是一个渐进的过程，即"走一步，看一步""摸着石头过河"。在相继出台的一系列公立医院改革政策文件中，"试点"成为一个高频词。

在政府层面，2009 年 3 月，中共中央、国务院发布《关于深化医药卫生体制改革的意见》（中发〔2009〕6 号），明确提出要推进公立医院改革试点。2010 年 2 月，原卫生部等 5 部门联合印发了《关于公立医院改革试点的指导意见》（卫医管发〔2010〕20 号），提出"2010 年开始推进公立医院改革试点工作"；各省、自治区、直辖市分别选择 1～2 个城市（城区）作为公立医院改革试点城市；国家在各地试点城市范围内选出 16 个有代表性的城市，作为国家联系指导的公立医院改革试点城市。2010 年 2 月 23 日，原卫生部、国务院医改办确定广东省深圳市等 16 个城市为首批公立医院改革国家联系试点城市。[②] 2012 年 6 月，国务院办公厅印发《关于县级公立医院综合改革试点的意见》（国办发〔2012〕33 号），同期原卫生部、财政部、国务院医改办在全国确定了第一批 311 个试点县，县级公立医院综合改革试点正式启动。2014 年 4 月，原国家卫生计生委、财政部、国务院医改办确定天津市等 17 个城市为第二批公立医院改革国家联系试点城市，试点城市总数达到 34 个。2015 年 5 月 8 日，原国家卫生计生委、财政部、国务院医改办联合确定辽宁省本溪市等 66 个城市为第三批公立医院改革国家联系试点城市。2016 年，全国公立医院综合改革试点城市扩大到 200 个。在 2017 年 9 月 30 日前，全国全面推开城市公立医院综合改革。

在公立医院层面，2017 年 7 月 25 日，国务院办公厅出台了《关于建立现代医院管理制度的指导意见》（国办发〔2017〕67 号），以期持续深化公立医院改革。各地相继出台了自己的方案，但推进工作进展缓慢。1 年半之后，国家只能继续采用试点的方式尝试在部分医院推进建立健全现代医院管理制度。2018 年 12 月 20 日，国家卫生健康委等 6 部门联合印发

[①] 李迎生、张瑞凯、乜琪：《公益·公平·多元·整合："新医改"的社会政策内涵》，《江海学刊》2009 年第 5 期。

[②] 2011 年 6 月 28 日，北京市被确定为国家联系指导的第 17 个公立医院改革试点城市。

《关于开展建立健全现代医院管理制度试点的通知》，在全国范围内选取148 家医院作为建立健全现代医院管理制度的试点医院。2019 年 1 月 16日，国家卫生健康委在北京召开建立健全现代医院管理制度试点启动会。参照国家做法，各地也相继遴选了本地的试点医院、召开启动会，开始新的探索。

从 2009 年新医改启动以来，政府对医疗卫生的投入呈爆发式增长，增速连年超过 20%，至 2018 年各级政府已经累计投入近 10 万亿元。尽管中国政府出台了有史以来最密集的卫生政策，但在缺乏外部条件和配套措施保障的背景下，很多政策的执行效果往往与初衷"大相径庭"。背负沉重债务包袱的公立医院仍然在逐利的路子上奔跑，基层服务能力仍亟待提升，政策设计的可操作性差，改革的技术和管理支撑不够，"四梁"中的公共卫生体系改革迟迟未见动静等都在制约卫生治理体系的体制机制改革发挥作用。基层综合改革、全民医保的成果有可能被改革滞后的公立医院吞噬，前期的改革成效面临考验。一些医改政策出台，往往被地方政府广为宣传，迎合上级政府的胃口，似乎仅仅依靠这些措施就可以解决"看病难""看病贵"的问题。这些政策把民众的期待值高高举起，却轻轻放下，群众获得感低。几次过后，民众自然也就不再相信改革措施了。尽管个人卫生支出占卫生总费用的比重由 2008 年的 40.40% 下降到 2015 年的29.97%，但个人绝对卫生支出总额却从 2008 年的 5875.86 亿元上升至2015 年的 12164.13 亿元，较 2008 年上涨了 107.01%。[①] 不仅仅是民众，政府对医院承诺的财政补偿大多不到位，作为"主力军"的医务人员慢慢地也就变成"阻力军"了。可以说，这些情况反映的不仅是卫生健康服务系统的问题，而且涉及更大的制度背景，是整个国家卫生治理体系和治理能力的问题。

随着中国经济增长速度放缓，且地方政府债务进入偿还高峰期，公共财政对医保的投入力度能否保持之前的增速值得商榷，如不及时控制医疗费用、消除冲突，最终必将危及医保基金安全，既无法保障医疗卫生服务的公益性、可及性，也无法实现此轮新医改预设的 2020 年目标。由于新

---

① 根据历年《中国卫生和计划生育统计年鉴》《中国财政统计年鉴》数据整理。

医改整体推进成效不显著，加上目标实现的期限日益逼近，中央最高决策层有迫切的政策创新的焦虑。

目前，医改已进入深水区，到了啃硬骨头的攻坚期。党和国家对医改工作部署提速发力，顶层设计日趋完善。改革逐步由打好基础转向提升质量，由形成框架转向制度建设，由单项突破转向综合推进。然而，改革往往"牵一发而动全身"且开始触及一些较深层次的利益纠葛。正因为卫生政策调整、创新超越了一般的医学范畴，不仅是社会问题，而且可能是国家安全问题，所以，抛开成败、不论功过，站在 10 年这个具有特殊意义的时间节点上，我们不妨换个角度，尝试回头找找答案，10 年新医改，到底发生了什么？政策是如何产生，如何传播扩散开来的？我们可以从政治学、行政管理、公共政策和心理学的角度重新思考，从集体行动的角度深度切入，从决策管理的角度展开研究，从政策学习和制度变迁的角度科学阐释。通过系统研究典型公立医院改革试点的经验，总结公立医院改革的趋势、剖析政策影响、提炼历史经验，厘清卫生政策的发展脉络，对于变革中国卫生政策和制度格局，甚至提升社会领域的国家治理能力具有重要借鉴意义。

第二章 研究目的与研究方法

第一节 研究目的

医改是全面深化改革的重要内容，也是重大民生工程。医改的基本目标是解决医疗资源的有限性和卫生健康需要的近乎无限性之间的矛盾，提升人民的健康福祉，助力美好生活需要的实现。自 2009 年新一轮医改启动以来，中国政府对卫生治理体系中的医疗、医保、医药等领域进行了一系列改革，在提高医疗保障水平、扩大公立医院改革覆盖面、巩固完善基层运行新机制、鼓励社会办医等方面取得了突破性进展。但是，随着深化医改进入深水区和攻坚期，体制机制矛盾更加突出，改革协调联动性需进一步加强，新的机制建设需进一步加快，经济新常态和群众卫生健康服务需要不断提升，对公立医院改革发展提出了更高的要求。"十二五"以来，中国政府将公立医院改革作为重中之重，深化医改逐步转向系统配套、全面推进。

自新医改启动以来，按照"走一步，看一步""摸着石头过河"的行动指引，公立医院改革的政策设计与实施开始了一个新的渐进过程。在相继出台的一系列公立医院改革政策文件中，"试点"成为一个高频词。在国家政策的鼓励和指引下，全国各地都结合自身实际情况，如火如荼地开展公立医院综合改革，涌现出一些具有参考价值的经验和做法，特别是"三明模式""深圳模式"等。目前，全国的医改已进入深水区，到了啃硬骨头的攻坚期。公立医院改革对各个部门、各个地区乃至民间组织等各类利益相关者的协作、互动的要求更高，改革往往"牵一发而动全身"且开始触及一些较深层次的利益纠葛。因此，公立医院改革更加迫切需要深刻总结以往试点做法，特别是对那些已经证明"成功"并实现政策扩散的试点政策加以肯定和升华，同时还要继续从实际出发，借鉴国际国内有益经验，解决深层次的、制约改革发展的体制、机制和结构性问题，以保障实现"人人享有基本医疗卫生服务"的目标。

典型引路、引领示范是医改向纵深推进的重要路径。2017 年 6 月 4 日，在全国深化医改经验推广会暨 2017 中国卫生发展高峰论坛上，原国务院医改办发布了 35 项深化医改重大典型经验。原国务院医改办监察专员姚建红表示，这些重大典型经验是围绕 5 项基本医疗卫生制度建设的关键环节，坚持改革方向正确、路径清晰、机制创新、措施扎实、成效显著的原则，从各地医改实践中遴选出来的。① 在这 35 个医改样板中，福建、广东两省各有 5 个项目入选，是入选项目最多的两个省份，共占全国接近 1/3 的比重。两省的主要改革经验均写入中央组织部《贯彻落实习近平新时代中国特色社会主义思想　在改革发展稳定中攻坚克难案例》丛书。从 2016 年以来，福建省连续三年在公立医院综合改革效果评价考核中位于全国前列。连续两任分管医改的副总理刘延东、孙春兰多次到福建调研，肯定福建医改的示范作用和成效。同样地，广东省医改经验得到国家卫生健康委党组的充分肯定，国家连续三年在广东省召开新闻发布会介绍综合医改经验，且召开现场会，三年内四次在国家年度卫生健康大会或深化医改电视电话会议上做经验介绍。广东的改革经验甚至成为全国卫生健康领域唯一的典型案例写入全国干部培训教材——《改善民生与社会治理》。可以说，两省堪称中国新医改的典型、"样本"。当然，福建、广东两省的主要经验大多源于三明和深圳。比如，在两省各自入选的 5 个医改样板中，各有 4 个源于两市。在深圳市，罗湖医疗集团内落地"三个共同体"、成立公立医院管理中心、创新财政投入机制、推动监管方式标准化信息化 4 项经验得到全国推广；在三明市，"三医联动"构建运行新机制、实行药品流通"两票制"、省属医院管委会"大集权"、成立医保管理委员会

---

① 国务院医改办、国家卫生计生委：《35 个医改样板登台亮相——深化医改重大典型经验展示》，《中国卫生》2017 年第 7 期。

（后2项源于三明）4项典型经验上榜。

应该说，中国政府具有很强的政策创新能力。事实上，30多年来，不仅中央政府政策措施频出，各级地方政府也为卫生体制改革进行了多方位、多角度探索，在实践中积累了极为丰富的经验，也涌现出不少成功的试点经验，创造了神木、子长、宿迁等诸多典型试点模式。然而，这些试点模式往往都是"昙花一现"，几乎没有一个试点样本可以较好地推广到其他地方，即便是这些试点的邻近城市。而医改经验已得到全国性推广的"三明模式"和"深圳模式"似乎有些"南辕北辙"。那中国医改未来的路，究竟是"三明模式"，还是"深圳模式"，或者其他的路呢？因此，需要检讨试点政策的得失及其背后的成因，探究建立卫生治理体系和提升治理能力的有效途径，实现在有限卫生投入基础上最有效率、最公平的卫生健康服务供给。这是一项具有重要性和紧迫性的工作。尽管政策评估有重要的理论和实际意义，但目前的政策评估还存在诸多问题，例如，研究思路比较传统，缺乏实地调查研究，第一手的研究资料不足，特别是没有深入政府"内部"进行细致观察，没有考虑到卫生治理体系内部各专业的特殊性，缺乏整体、全面、系统、全方位的研究。完整的社会政策过程包括政策制定、政策实施和政策评估。从中国社会政策改革的过程来看，中国比较注重政策的制定，而忽视政策的有效实施，也不重视政策效果的评估。更不要说，以往中国政府没有适时地对新社会政策和项目的执行效果进行定期的评估。①

因此，本书的核心研究任务是，通过实证分析国家公立医院综合改革国家级示范城市三明、深圳两市公立医院改革的现状与存在问题，研究两地公立医院改革中的政策创新与政策扩散，探讨试点政策的影响因素。通过对医改政策进行严谨的科学评价，增进对中国医改过程，尤其是公立医院改革的深入了解和认识，并在此基础上提出进一步改革的对策与建议，从而为推进公立医院改革提供政策参考。本书以三明、深圳两市为研究现场，通过实证的方法，比较分析试点政策的实施效果。

本书的研究目的是，通过解析公立医院改革的试点实践，规范和完善

---

① 岳经纶：《社会政策学视野下的中国社会保障制度建设——从社会身份本位到人类需要本位》，《公共行政评论》2008年第4期。

公立医院改革评估体系，引导和倒逼地方政府不断提升卫生健康服务的水平，为民众提供更优质的卫生健康服务，让全社会更好地分享公立医院改革工作所带来的实惠。

具体而言，本书的研究目的包括以下三个部分。

首先，构建公立医院改革理论框架。以公立医院改革试点的实践为基础，厘清医疗、医保、医药各领域中政府和市场所扮演的角色及承担的责任，探索"三医联动"机制，进而尝试构建医改的理论架构。

其次，全面了解三明、深圳两市、县（区）公立医院改革试点的具体做法和进展情况，以及改革试点过程中存在的困难与问题。发掘市、县（区）级层面乃至省级层面不同地区公立医院改革试点的创新之处，解析典型案例，为公立医院综合改革积累经验，为完善政策提供客观依据。

最后，分析公立医院改革试点政策的动力机制和内在逻辑，归纳总结各地试点改革的经验，为进一步推进公立医院改革工作提供参考。

第二节 研究方法

一 研究方法：以定性研究为主，辅以定量分析

本书主要采用定性研究方法，基于三明、深圳两市调查研究和数据分析，对问题进行研究论证。

定性研究也被称为质性研究，或者是质的研究（qualitative research），亦称"非数量分析法"。卫生健康事业属于人类实践的领域，既包括客观事实，又包括人文价值和意义，纯粹地把卫生现象等同于自然科学进行定量研究，很难揭示个体的独特性和本质性。21世纪以来，在新的发展范式指引下，中国社会领域发展迅速，医改也在紧锣密鼓进行中，各地的新政策、新措施、试点标杆层出不穷，仅用大范围定量研究方法来研究卫生政策过程，其局限性是显而易见的。新医改实施以来，许多卫生政策的出台背景、决策过程、影响与效果等基本内容都还没有得到很好的分析和研究，与此相关的国家卫生治理能力更是一个需要探索和研究的大问题。因此，公立医院改革问题更适合运用定性研究方法。

通过定性研究方法，可以更好地理解中国卫生政策试验过程和国家卫

生治理能力变化以及两者之间的关系，为进一步的深入研究打下基础。面对中国当前多层次、复杂的全面深化改革局势，适当运用定性研究方法，一方面有利于从整体上把握卫生政策试验的相关主体，有利于对各地的卫生政策试验、政策创新、政策学习现象进行比较全面的认识和把握；另一方面有利于了解和掌握中国卫生治理能力变化情况。在中国卫生政策制定过程中，我国经常有试点单位和标杆单位，虽然在某个时期这些单位具有特殊性，但是既然决策者希望通过一定数量的特殊单位的先行先试，探索出更多的适合中国国情的卫生政策制定路径，因此，对此类特殊对象进行研究就具有重要意义。为此，本研究采用的主导研究方法是定性研究。

本书在定性研究的基础上进行定量分析，这是出于方法论的考虑，通过方法论上的三角互证提高研究结果的信度和效度。政策试验往往存在太多争议，试验效果如何需要评定。定量研究方法能够回避无法深入调查研究对象的现实困难，[1] 还能以相对简洁但同样科学的推演逻辑直接给出政策试验效果，揭示并描述政策试验与治理能力之间的关系。三明、深圳两市公立医院改革试点的效果如何？能否有效解决"看病难""看病贵"？公立医院改革试点对于提升卫生治理能力有何意义？这些问题都需要通过收集数据加以验证。两市公布的丰富的数据也为这一验证工作提供了统计检验的基础。

本书的定量数据是在研究的第二阶段收集的。资料主要来源于广东省卫生健康委员会、福建省卫生健康委员会、三明市卫生健康委员会、三明市统计局、三明市深化医药卫生体制改革领导小组秘书处及三明市医疗保障局官方网站，全国公立医院综合改革培训班，以及历年的《广东省卫生健康统计年鉴》、《福建统计年鉴》、《福建省卫生健康统计资料汇编》、《三明统计年鉴》和现场调研数据。原始数据由两名研究者分别录入 Excel 软件，并进行了数据校对和逻辑检查，确保数据有效、完整与准确。在资料处理方面，主要采用描述性分析，利用 SPSS 22.0 软件得出构成比、折线图，观察不同时间段数据的变化趋势，进而评价政策试点效果。

定性研究包括很多的研究方式，或者说研究工具，如民族志研究、扎

---

① 陈向明：《质的研究方法与社会科学研究》，北京：教育科学出版社，2001。

根理论、叙事研究、现象学研究、历史比较分析、案例研究、文献研究等。本研究类似于扎根理论，如对三明、深圳试点研究，没有研究问题和理论预设，直接进入研究现场进行参与观察。不过，本书采用的主要研究工具还是案例研究。

二　研究工具：案例研究

中国卫生政策制定过程涉及面广、政策性和技术性强、难度大，因此，案例研究显然是个比较好的研究工具。就研究方法而言，历史研究法、实验研究法和案例研究法都适合研究有关"怎么样""为什么"的问题。不过，历史研究法适合探索历史问题，研究者不可能回到历史中进行观察和访谈，只能根据史料对问题进行描述和推断。而研究者只有在可以直接地、精确地、系统地控制事件过程时，才可以采用实验研究法。实证研究的方法有助于我们更深入地认识卫生领域的政策试验。[①] 虽然参与式观察可能会对卫生政策试验过程产生一些影响，但研究者并不能控制这一活动。对于卫生政策试验过程，我们是不需要进行控制的，它是当前正在发生的问题。因此，案例研究是最适合本研究的研究方法。

本书属于案例研究中的工具性个案研究，使用这种研究方法并不仅仅是因为其本身的内在意义，更是"给人们提供对一个问题的认识或重新得出一个推论"。[②] 因此，研究者希望通过工具性的个案研究可以帮助回答研究问题。本研究在广泛查阅中国公立医院改革试点的相关文献资料、书籍的基础上，通过实地调研、专家访谈等方法，分析政策试验实施的特点、优劣势以及存在的问题等。收集典型个例的资料，了解个例现状及发展历程，对单一研究对象的典型特征进行深入而细致的全面研究分析，确定问题症结。通过案例的分析区分不同的事件类型和解决方法，从而更深入地了解卫生健康领域政策试验的运行和影响机制，以及对政策试验与国家治理能力关系做深入的展示与演绎，在特殊的事件当中推演出分析或解决同

---

① Roberts，M.，Hsiao，W.，& Berman，P. et al. *Getting Health Reform Right：A Guide to Improving Performance and Equity*（Oxford University Press，2008）.

② Denzin，N. K.，& Lincoln Y. S. *Handbook of Qualitative Research*（Thousand Oaks，Calif：Sage Publications，2000）.

类事件的一般理论和模型，力求研究成果对实践具有参考与借鉴意义。

本书选择三明、深圳两市案例的原因，主要是基于案例研究的代表性以及研究的可行性与便利性。深圳、三明案例是本轮公立医院改革试点的典型案例，具有可比性、代表性、互补性、公开性等特征，并上升到省级乃至国家决策层面，产生了具有全国性影响的政策效果。在 2017 年公布的 35 个医改样板中，三明、深圳两市各有（或源于该市）4 个项目①入选。在社会科学研究中，个案样本要能够成为某一类型的典型。② 而三明、深圳两市案例正是具备了这种典型性的个案样本，也就是具备了研究中国卫生健康领域的政策试验的"类型代表性"。③ 本研究将用政策试验理论对两市的典型案例进行重点分析，目的是印证、检验本研究提出的卫生政策制定过程的分析框架，并提出一些政策改进的建议。

三　资料收集与分析方法

文献资料法。本书通过各种学术研究刊物、报纸、新闻媒体、数据库等多种渠道，收集与本研究主题相关的各种资料，并对其进行整理、归纳和分析，以确定本研究的基本内容、重点问题和分析框架等。

专家访谈法。选择熟悉公立医院改革的专家、学者，通过与其面对面的交谈，了解公立医院改革方面的现状、研究前沿动态、医改指标体系、评价方法以及存在的问题。

实地调查法。本研究选择福建、广东两省一些公立医院改革试点地区、试点医院，重点是三明和深圳两市，进行实地考察，以获取第一手资料，真实了解不同地区公立医院综合改革试点的具体做法以及存在的问题。此外，对一些不同层次的公立医院院长、医生、相关政府部门官员、医药公司、就医人群和普通民众进行访谈，倾听不同利益相关者对公立医院改革的看法和意见。

---

① 广东深圳：罗湖医疗集团落地"三个共同体"，公立医院管理中心履责办医，创新财政投入机制，推动监管方式标准化信息化；福建：构建医疗保障管理"中枢"，三明"三医联动"构建运行新机制，省属医院管委会"大集权"，三明实行药品流通"两票制"。
② 王宁：《代表性还是典型性？——个案的属性与个案研究方法的逻辑基础》，《社会学研究》2002 年第 5 期。
③ 王宁：《个案研究的代表性问题与抽样逻辑》，《甘肃社会科学》2007 年第 5 期。

统计分析方法。本研究在福建省医改办、广东省医改办的协助下，收集两省有代表性的公立医院改革试点地区和试点医院的面板数据信息，重点是三明和深圳两市的数据信息，运用统计分析方法科学合理地评价不同地方公立医院综合改革的具体政策效果。运用 Excel、SPSS 22.0 对采集的医院财务数据、卫生健康部门官方数据、实地调研结果等进行汇总和处理，以实证分析两省改革现状。

概而言之，本书通过调研中国公立医院改革试点现状、取得的效果及存在的问题，通过文献资料、专家访谈等方法，研究公立医院改革过程，对卫生治理能力的影响进行分析，并推演出中国公立医院改革政策运行的内在逻辑和机制。

四　研究特点

本研究使用的具体方法呈现以下五个方面的特点。

一是以实证分析为主，辅以规范分析的方法。研究过程会涉及各项试点政策的实际效果，以及众多卫生评估指标的问题。因此，实证研究是本研究的基本方法。本研究将在实证分析结论的基础上，提出有针对性的政策建议和意见。

二是以定性研究为主，辅以定量分析的方法。在本研究中，既有来自深度访谈的定性研究，也有来自统计数据的定量分析。两者互相印证、互为支持，有不可替代的作用。

三是以数据研究为主，辅以文献研究的方法。本书根据《中国卫生健康统计年鉴》、《广东省卫生健康统计年鉴》、《福建省卫生健康统计资料汇编》、健康三明网站等提供的数据以及现场调研数据进行分析研究。同时，也对国内外的研究文献进行收集、整理和消化。

四是以动态分析为主，辅以静态分析方法。从宏观、微观角度，主要考虑供方，兼顾需方、第三方，既有 2010～2018 年动态变化的情况，又有描述试点政策实施若干年后的截面情况。

五是以局部分析为主，辅以整体分析的方法。从局部角度，本研究重点分析三明、深圳两市的试点经验；从整体角度，本研究分析梳理全国层面的改革状况。

五 研究的效度和信度

案例研究遵循的是归纳性逻辑，而不是样本的代表性原则，它的研究信度主要考察它是否遵守了已有的定性研究规范。因此，我们需要在研究过程中严格遵循定性研究与案例研究的规范和数据分析原则。同时，采用三角互证的方式，从多个角度进行案例研究，数据来源多元化，进一步提高研究的信度和效度。

本书主要采取了以下措施，来提高案例研究的信度和效度。首先，在建构效度方面，采用多元化的数据来源，这些数据来源包括参与式观察、个人访谈、集中会议和文献资料。研究者不断地在参与式观察、深度访谈、文献研究之间进行循环论证；注重被研究对象的反馈，及时调整研究的论证方向和思路；在访谈前充分收集、了解被访谈对象的背景材料，增强深度访谈的效果，尽可能扩大访谈对象和范围；对同一事物进行不同方面的证据补充，通过多重证明，以求能够多角度、多方位地提高研究效度。这些数据相互补充、相互印证、相互结合，从不同的来源结合成完整的证据链。

其次，尽管案例研究遵循的是归纳性逻辑，而不是样本的代表性原则，但基于本研究的可及性和便利性，我们选取了具有充分的典型意义的深圳、三明两市公立医院改革试点案例，它们都是公立医院改革试点的明星模式，更产生了全国性、全局性的影响。此外，我们还注重与国务院医改专家咨询委员会的专家们讨论。专家咨询委员会的专家作为此轮医改的国家级智库成员，可以指导、帮助研究者消除偏见，对于研究对象有较为全面、客观的认识。他们在本研究中多次给予指导，并及时纠偏。

当然，每个研究难免存在局限性，本研究也不例外。不过，我们认为，本研究的局限性并不妨碍研究的有效性。声明研究的局限性只是向读者说明本研究所适用的条件和范围，表达研究的严谨性。本研究只选取了两市案例研究，对于研究的信度和效度难免会有一定影响。而且，案例研究具有很强的归纳性，这需要进一步的研究进行检验。为了克服方法论上的局限，本书在第二个阶段进行了数据分析，以求在方法论上的三角互证。

第三节　研究思路

新医改以来，不仅党中央、国务院医改政策措施频出，各级地方政府也进行了多方位、多角度的探索，在实践中积累了极为丰富的经验，也涌现了不少成功的试点经验，创造了神木、子长、宿迁等诸多典型试点模式。但是，这些模式往往都是"昙花一现"，几乎没有一个试点样本可以很好地推广到其他地方。

医改试点政策缺乏有效的推广与有效的政策评估的缺失有很大的关系。尽管这些年来中国的卫生政策研究、卫生健康服务研究不断取得进步，但是卫生政策评估研究总体的发展态势滞后于医改的实践进程。同时，卫生政策的调整与创新已经超越一般的医学范畴，它不仅是社会问题，而且是公共治理问题，甚至可能是国家安全问题，因此需要从政治学、行政管理、公共政策、心理学的角度进行反思，从决策管理的角度展开研究，从政策学习和制度变迁的角度进行阐释。通过系统研究典型公立医院改革试点的经验，认识公立医院改革的趋势，梳理卫生政策的发展脉络，对于中国卫生政策和制度格局的进一步变革，甚至社会领域的国家治理能力的提升，具有重要的借鉴意义。

福建、广东两省是中国改革开放的前沿阵地，它们在卫生健康事业领域改革中取得了不少的经验和教训。本书选取这两省的公立医院改革中最为典型的三明和深圳两市案例，分别从全市、县（区）、公立医院等角度进行剖析。为了全面系统地评估医改政策措施的效果，本书采取了多方面的视角、包括政府规制视角、公平与效率视角、政策执行视角，以及政策创新和扩散视角。

本书内容主要包括五个部分，共十三章。

第一部分"绪论"主要描述了本书的研究背景、研究目的、研究方法。分析探讨以往各类研究的优点以及值得继续改进和深入研究的地方，在此基础上形成本书的研究思路和创新点。设计贯穿全书的研究路线，介绍和阐述本书的基本研究方法，并对本书的整体框架、谋篇布局进行简单介绍，论述公立医院改革的理论研究。

第二部分"公立医院改革试点"详细描述了中国关于公立医院综合改革的总体部署，研究分析了国内具有代表性的三明、深圳两市公立医院改革模式，总结两市不同层级（包括三明、三明尤溪、深圳、深圳罗湖等地）在公立医院改革试点方面的经验和不足之处，分析公立医院改革试点的基本特点，把握试点的基本规律，总结分析试点的背景、制度框架、具体做法、进展、成效和主要问题，提炼改革发展趋势。

第三部分"试点政策评估"主要运用定量分析的方法对三明、深圳等地试点政策进行效果评估。科学合理评估现有公立医改革政策对医院经济运行、公平、效率、健康等效果的影响，对于下一步推进和完善公立医院综合改革，回应民众的就医需要，具有重要的参考价值和现实意义。

第四部分"综合分析"主要运用定性研究的方法论证了三明、深圳等地成功的试点政策如何实现扩散，同时也讨论了政策试验与国家卫生治理的关系。卫生健康领域的试点政策如何能突破困境，事关如何实现社会政策的落地，如何让更多的民众共享医改的红利。在中国，通过试点的路径，可以更准确地确定国家（政府）的角色，更好地了解国家（政府）能做什么和不能做什么，从而为推进卫生政策创新和国家卫生治理现代化提供理论支持。

第五部分"结论"主要对全书进行总结，并对公立医院改革提出政策建议。

第三章　卫生改革：基本概念及理论争论

第一节　基本概念

一　卫生健康服务

卫生健康服务是各级各类医疗卫生机构为社会公众提供的诊断、治疗、康复及公共卫生服务等的总称。卫生健康服务贯穿人的生、老、病、死，涉及人生存的方方面面。卫生健康服务作为一种服务类产品，具有一些与其自身性质、内涵、法律法规、消费者要求相适应的特性。这些特性实现和满足消费者需要的程度，决定着消费者的感受、认知和评价，决定着消费者对医疗服务的满意程度，最终决定着卫生健康服务的质量。[①] 一般认为，卫生监督、计划免疫、传染病防控、食品安全等公共卫生服务属于纯粹的公共产品（"纯公共品"），临床医疗中的基本医疗服务属于"准公共品"，特需医疗服务属于"非公共品"。从经济学的角度来说，"非公共品"特性适合应用市场规律来调节，"准公共品"则需要市场失灵情况下的政府干预，而"纯公共品"则需要由政府保障。

二　基本医疗卫生制度

建立健全覆盖城乡居民的基本医疗卫生制度，为群众提供安全、有

[①]　侯胜田：《医疗服务营销》，北京：经济管理出版社，2010。

效、方便、廉价的卫生健康服务，是党和政府的责任。按照 2009 年新医改方案的表述，我国深化医改的基本框架是"四大体系"和"八项支撑"即"四梁八柱"。"四大体系"是指建设覆盖城乡居民的公共卫生服务体系、医疗服务体系、医疗保障体系和药品供应保障体系。"八项支撑"是指建立医药卫生管理体制、医药卫生机构运行机制、多元卫生投入机制、医药价格形成机制、医药卫生监管体制、医药卫生科技创新机制和人才保障机制、医药卫生信息系统、医药卫生法律制度。"四大体系"构成中国"四位一体"的基本医疗卫生制度。"八项支撑"则保障四大体系有效规范运转。新医改的重点工作是开展分级诊疗制度、现代医院管理制度、全民医保制度、药品供应保障制度、综合监管制度等基本医疗卫生制度建设。这是中国社会政策体系的重要组成部分。

三 公立医院改革

公立医院是一个综合体，由筹资系统、卫生健康服务系统、监督管理系统、药品器械耗材供应系统，以及配套的人才培养、信息化等功能子体系构成。其改革的内容非常广泛，包括：破除以药补医，改革管理体制，建立分级诊疗模式，构建协同型医疗服务体系，改革人事薪酬，完善药品供应保障，改革医保支付，调整医疗服务价格，推进信息化建设，等等。[1]具体改革任务则包括取消药品加成，降低医用耗材和大型医用设备检查检验价格，提高诊疗、手术、护理等体现医务人员技术劳务价值的项目价格；完善公立医院管理体制，实行政事分开和管办分开，逐步取消公立医院行政级别；建立规范高效的运行机制，建立符合医疗卫生行业特点的人事薪酬制度，做到多劳多得、优绩优酬；建立以质量为核心、以公益性为导向的医院考评机制；控制公立医院医疗费用不合理增长；等等。因此，本研究所指的公立医院改革，不仅仅是指公立医院本身供给侧的改革，更是指与公立医院相关的整个卫生治理体系改革，即相对于基层医卫生机构范畴的综合性医改。

---

[1] 根据《关于全面推开县级公立医院综合改革的实施意见》（国办发〔2015〕33 号）、《关于城市公立医院综合改革试点的指导意见》（国办发〔2015〕38 号）等文件整理。

四 试点

试点就是指在正式进行某项工作之前，先做试验，先行先试，以取得经验。具体还可以细分为探索型试点、测试型试点和示范型试点三个类型。[1] 公立医院改革试点[2]是一个由多个周期构成的，持续不断发展、调整、完善的过程。前一阶段试点为后一阶段试点积累经验。而且医改一般都经历了一段时间的试点实践，再根据地方试点情况加以完善进而适时向更大范围、更高层级推广。具体而言，医改试点指的是各种类型的改革试点项目。比如，卫生健康服务标准化试点、高通量基因测序产前筛查与诊断临床应用试点、药品集中招标采购试点、远程医疗政策试点、健康医疗大数据中心与产业园建设国家试点工程、"保险＋医疗"试点、按疾病诊断相关分组（C－DRG）试点等。试点可以发现卫生政策执行上的难点以及政策在逻辑上的缺陷。[3]

五 卫生政策评估

政策评估作为衡量公共政策成效的重要工具，具有检验公共资源分配

---

[1] 周望：《中国政策试点研究》，南开大学博士学位论文，2012。

[2] 根据原卫生部等 5 部委下发的《关于公立医院改革试点的指导意见》（卫医管发〔2010〕20 号），九项公立医院综合改革试点的主要内容为：一是完善公立医院服务体系，加强公立医院规划和调控，优化公立医院结构布局，建立公立医院之间、公立医院与城乡基层医疗卫生机构的分工协作机制；二是改革公立医院管理体制，明确各级政府举办公立医院的职责，积极探索管办分开的有效形式，逐步实现公立医院统一管理，建立协调、统一、高效的公立医院管理体制；三是改革公立医院法人治理机制，明确政府办医主体，科学界定所有者和管理者责权，探索建立以理事会等为核心的多种形式的公立医院法人治理结构，制定公立医院院长任职资格、选拔任用等方面的管理制度，探索建立医院院长激励约束机制；四是改革公立医院内部运行机制，完善医院内部决策执行机制和财务会计管理制度，深化公立医院人事制度改革，完善分配激励机制；五是改革公立医院补偿机制，合理调整医药价格，逐步取消药品加成政策，加大政府投入，实现由服务收费和政府补助两个渠道补偿，完善医疗保障支付制度；六是加强公立医院管理，确保医疗安全，提高医疗服务质量，改善医院服务；七是改革公立医院监管机制，加强公立医院医疗服务安全质量监管和经济运行监管，充分发挥社会各方面对公立医院的监督作用；八是建立住院医师规范化培训制度，开展住院医师规范化培训；九是加快推进多元化办医格局，鼓励、支持和引导社会资本发展医疗卫生事业，鼓励社会力量举办非营利性医院。

[3] Roberts, M., Hsiao, W., & Berman, P. et al. *Getting Health Reform Right: A Guide to Improving Performance and Equity* (Oxford University Press, 2008).

的实效性、合理性的重要意义。所谓政策评估，是指有系统地运用社会研究程序，以评价社会干预计划的理念、设计、执行及效用。[①] 政策评估依据一系列特定的标准对政策（项目或技术）的运行过程及其结果进行系统的评估，其所取得的信息可以为政策（项目或技术）实施者或制定者提供证据，以促进政策（项目或技术）的改进，决定政策（项目或技术）是进一步扩大还是缩小，是推广还是终止。系统的政策评估的出发点是，力求这是一种科学的、规范的研究。不管是定量（如卫生指标、回归分析、群众满意度调查等）还是定性（如专家访谈法等）评估，都要严格按照人们已经接受的科学研究方法进行。良好的政策评估要求长时间持续性的监测，以便及时调整计划活动，适应实际变化。政策评估的目的不仅仅在于检查某项政策是否达到预期效果，更在于检验政策的执行是否合适。[②] 邓恩（Dunn）指出，政策评估有四项特质，使其区别于其他政策分析方法：以价值为焦点，事实与价值相互依赖，目前与过去取向，价值的双重性。[③]

卫生政策评估，在很多时候泛指卫生技术评估（Health Technology Assessment，HTA）、卫生项目评估（Health Program Evaluation）。国际卫生技术评估机构网络（International Network of Agencies for Health Technology Assessment，INAHTA）认为，卫生技术评估的定义是：一个多学科领域的决策分析，评估卫生技术在开发、传播和应用过程中的医学、社会、伦理和经济影响。[④] 卫生技术评估的主要内容包括安全性、有效性（功效和效果）、经济性和社会影响（包括社会、法律、伦理学与政治影响等）。[⑤] 卫生技术评估作为一种科学决策工具，在国际上已经得到普遍认可和广泛应用，其理论和方法已经渗透到卫生政策乃至广泛的社会政策的研究、制定、实施过程中。[⑥] 卫生项目既可以是一项政策，如取消药品加成政策，

---

① Rossi，P. H.（ed.）*Standards for Evaluation Practice*（San Francisco：Jossey-Bass，1982）.

② 戴维·H. 罗森布鲁姆等：《公共行政学：管理、政治和法律的途径》，张成福等译，北京：中国人民大学出版社，2002。

③ 威廉·N. 邓恩：《公共政策分析导论》，谢明等译，北京：中国人民大学出版社，2002。

④ INAHTA. HTA Resources. Definitions.（2014 - 2 - 20）. http://www. inahta. net /HTA.

⑤ Goodman，C. S.，& Ahn，R. "Methodological Approaches of Health Technology Assessment." *International Journal of Medical Informatics* 56（1999）：97 - 105.

⑥ 耿劲松、陈英耀、刘文彬等：《发展我国卫生技术评估的构想：基于评估能力视角》，《中国卫生质量管理》2015 年第 1 期。

又可以是一个具体的技术措施，如孕妇服用叶酸对于新生儿出生缺陷的影响，甚至是一项研究课题，如对中小学生进行控烟干预。卫生政策评估就是对卫生政策的实施背景、执行过程、产出、效益和影响进行系统、客观的调查分析，测量卫生健康服务在质量、效率和可接受性方面的改进情况。[①] 本书认为，从这几个概念的范围大小来划分，依次为卫生项目评估、卫生技术评估、卫生政策评估。不过，本书中很多时候将这三者互用。

第二节　几个重大理论之争

社会各领域改革的核心问题——政府与市场二者关系的定位和调整，是医改各种理论力图探讨和多数政策实践力图解决的主要问题。中国医改的理论探讨和政策实践，要解答卫生治理体系运行到底是由市场主导，还是由政府主导这一重大问题，由此也产生了"政府主导"与"市场主导"之争、"补需方"与"补供方"之争，以及医疗保险基金管理权之争等。

一　政府主导与市场主导之争

近年来，群众抱怨"看病难""看病贵"的呼声日渐高涨。对此问题产生的原因，有两派不同的观点。"政府主导派"认为卫生治理体系中出现问题的原因在于过度的市场化，改革的关键在于强化政府责任；"市场主导派"认为卫生治理体系中出现问题的原因在于竞争不足，改革的重点在于引入市场竞争机制。

"政府主导派"的代表人物李玲提出，健康和医疗服务是每个公民应当平等享有的基本需要和社会权利，而国家应当保障这一权利。但实际上，政府对医疗机构投入太少，以药养医在某种程度上也是无奈之举。李玲等还认为，医疗服务具有其特殊性，医患双方地位和信息不对等，医生有绝对权威；而患者看病为避免风险往往不惜代价，买贵不买贱，但价高不一定质优。在这些特殊情形下，价格规律不适合在卫生健康服务领域运

---

① 段明月、计虹：《卫生项目评估的有关问题研究》，《中国卫生经济》2000年第4期。

行，因此它是需要政府保障的社会福利；而市场化则将医疗机构引向营利性，远离公益性，关注经济效益和私利，造成了"看病难""看病贵"的问题。① Ramesh 等认为，公立医院是政府非常宝贵的政策工具，只要能创造一个医院自主与政府管控有机结合的良好环境，公立医院就可以表现出很好的绩效。②

"政府主导派"开出的药方是：公立医院的行为和目标需要与政府意志一致。政府是保障公益性的主体，要按非营利模式设计公立医院改革，③保障充足的财政支持和适宜的财务制度。④ 不同的财政保障模式的运行效率不同，要鼓励政府"拿钱买机制""勇于做'减法改革'"。⑤ 在给予充分物质保障的前提下，国际上通常采用加强政府投入及第三方监督和管理的方法保持公立医院的公益性。⑥ 葛延风等也认为，公立医院改革最重要的是解决补偿问题，增加政府财政投入，完善医保支付和价格调整并举，系统解决以药补医等影响医院健康发展的突出问题。⑦ 总结而言，"政府主导派"的观点是，让医疗事业回归公益性和非营利性，保持社会中公立医院占多数的现状，由国家增加对公立医院的投入，实现全民医疗保障，从而保障老百姓获得健康和医疗服务的社会权利。如此，医院不再担心自身的盈亏问题，从而遏制了为追逐利益，开高价药、滥检查和高价服务等问题。

"市场主导派"则认为，医疗市场竞争不足、不公平、不充分是导致"看病难""看病贵"的主要原因。朱恒鹏认为，中国医疗服务供给的主

---

① 李玲、江宇：《关于公立医院改革的几个问题》，《国家行政学院学报》2010 年第 4 期。

② Ramesh, M., Wu, X., & d He, A. J. "Health Governance and Healthcare Reforms in China." *Health Policy and Planning* 29 (2013): 663 – 672.

③ 王虎峰：《按非营利模式设计公立医院改革》，《中国卫生》2009 年第 12 期。

④ 李玲等：《公立医院的公益性及其保障措施》，《中国卫生政策研究》2010 年第 3 期；李华、俞卫：《政府卫生支出对中国农村居民健康的影响》，《中国社会科学》2013 年第 10 期。

⑤ 李玲、陈剑锋：《财政补偿方式、公立医院运行机制和政府保障经费测算：基于 G 省县级公立医院数据的分析》，《中国卫生经济》2014 年第 33 期。

⑥ 李玲等：《公立医院的公益性及其保障措施》，《中国卫生政策研究》2010 年第 3 期；李玲等：《公立医院管理与考核的国际经验及启示》，《中国卫生政策研究》2010 年第 3 期；郑大喜、张文斌：《基于公益性的公立医院成本核算与财政补偿关系研究》，《医学与社会》2011 年第 24 期。

⑦ 贡森、葛延风：《福利体制和社会政策的国际比较》，北京：中国发展出版社，2012。

导体制是"国营医院 + 国有医生"模式，即"官医"制度。[1] 刘国恩指出，"看病难""看病贵"的实质是卫生健康服务供不应求。其主要原因是过多的政府干预和行政垄断所导致的市场竞争不足。[2] 顾昕认为，将医疗改革失败归咎于市场化有失公允，其真正原因反而是行政僵化、管制太多造成医疗服务质量下降，准入过高、竞争不足造成物价上涨。[3] 中国所有医院中公立医院占比高，接近九成，而医生、设备、床位等指标也依然占据压倒性优势。"市场主导派"指出，市场化的基本特征是民营化、自愿合约、公平竞争加适度的监管，但医疗卫生行业却几乎找不到这些特征的痕迹。周其仁也认为，如果医疗服务真的已实现市场化，那么其高需求、高回报必能吸引大量的医院、医务人员和服务涌入。而在我国现行机制下，绝大多数医院管理人员是由政府任命，医生执业资格、医务人员编制由政府控制，价格也受行政管制，机制僵化；而在服务准入方面，新医疗机构须经行政审批，对境外大医院、民营医院的进入开放不足，价格机制和竞争机制无处可寻。价格管制下的劳动力、技术、知识和判断已不值钱，医院医生的收入要与经营挂钩，从而形成以药养医的现象。所以"看病难""看病贵"的症结在于行政化而非市场化。[4]

"市场主导派"开出的药方是：通过市场机制对卫生健康服务进行准确定价才是解决中国卫生体制问题的关键，[5] 要尽快取消对卫生健康服务和药品价格的各种直接与间接的规制措施。[6] 把医疗服务的提供留给市场，而政府则将资金投入到医疗保险补贴或购买服务上，吸引民众参加公立医疗保险，让健康者和患者分摊医疗费用；同时推动市场化，鼓励社会资本进入，增加供给。"市场主导派"还认为，中国已建立全民医保体系，公立经办机构一统医保体系的局面应随公立医院改革而改革。他们还提出了产权改革的解决方案。[7] 按照这个观点，公立医院改革可以参照国企改革，

① 朱恒鹏：《必须建立竞争性的社区首诊制替代医联体》，《健康管理》2014 年第 6 期。
② 刘国恩：《公立医院的改革发展，解放生产力是关键》，《中国卫生产业》2010 年第 7 期。
③ 顾昕：《走向有管理的市场化：中国医疗体制改革的战略性选择》，《经济社会体制比较》2005 年第 6 期。
④ 周其仁：《中国医改的根本问题》，《中国医院院长》2011 年第 21 期。
⑤ 汪丁丁：《医生收入的市场化是医疗改革当前急务》，《财经》2005 年第 21 期。
⑥ 朱恒鹏：《管制的内生性及其后果：以医药价格管制为例》，《世界经济》2011 年第 7 期。
⑦ 蔡仁华、李卫平：《医疗机构产权制度改革探讨》，《中国医院管理》2000 年第 1 期。

把现代医院管理制度作为目标加以确立。① 产权改革的最终目的是建立现代医院管理制度。② 贾康等还认为，公私伙伴关系（PPP）的管理模式能够有效提高公立医院经营管理效率。③

二 补供方与补需方之争

深化医改如何体现政府的投入行为，一直是社会各界关注的焦点，并引发了政府究竟是补供方，还是补需方的争论。

葛延风、李玲等认为，政府主导就是政府直接提供卫生健康服务。这主要体现在，政府财政应该直接补贴医疗供方，加大对医疗供方的财政补贴力度，政府投钱给公立医院，维护其公益性；应该继续由政府举办医疗机构，包括医院和社区卫生机构等；政府免费或部分免费提供公共卫生和基本医疗服务。④ 为确保公立医院的行为和目标与政府意志一致，葛延风等认为，政府必须保持公有产权和必要的财政投入，并合理利用各种政策工具。⑤

与补供方思路相反，刘国恩、顾昕等认为政府财政应该补贴医疗需方，增加需方购买能力。⑥ 对于"政府主导派"增加政府投入的观点，"市场主导派"认为，由于公立医院现行的管理体制和核算方式无法提供详细的成本信息，政府无法获得可靠的数据支撑，很难避免政策制定的主

---

① 彭瑞璁：《我国现行医疗保健体制改革的研究》，《中华医院管理杂志》1994 年第 5 期；常文虎：《产权制度与医院产权制度改革》，《中华医院管理杂志》2002 年第 6 期。

② 顾昕：《全球性公立医院的法人治理模式变革——探寻国家监管与市场效率之间的平衡》，《经济社会体制比较》2006 年第 1 期；何子英、郁建兴、顾昕：《公立医院改制理论和政策》，杭州：浙江大学出版社，2014；顾昕：《全球性公立医院的法人治理模式变革——探寻国家监管与市场效率之间的平衡》，《经济社会体制比较》2006 年第 1 期。

③ 贾康、孙洁：《公私伙伴关系（PPP）的概念、起源、特征与功能》，《财政研究》2009 年第 10 期。

④ 李玲、江宇：《公立医院改革如何破题》，《中共中央党校学报》2009 年第 4 期。

⑤ 和经纬：《"医改"的政策学习与政策工具——中国公立医院改革与新加坡经验》，《东南学术》2010 年第 3 期；贡森、葛延风：《福利体制和社会政策的国际比较》，北京：中国发展出版社，2012；葛延风等：《中国医改：问题·根源·出路》，北京：中国发展出版社，2007。

⑥ 刘国恩：《公立医院的改革发展，解放生产力是关键》，《中国卫生产业》2010 年第 7 期；顾昕：《走向有管理的市场化：中国医疗体制改革的战略性选择》，《经济社会体制比较》2005 年第 6 期。

观性和盲目性。① 政府主导主要体现在筹资和政府对医疗服务的购买上，确保全民享有基本医疗服务和公共卫生服务；政府应该增加对医疗保险和大病救助的财政补贴，促进医疗供方之间的竞争。医疗服务价格决定机制和医疗费用支付制度应建立在第三方购买与医疗供方之间谈判的基础上。政府作为医疗筹资的主体，应通过补贴需方尤其是低收入人群等弱势群体来实现全民医保，让医疗保险成为强有力的谈判者，向医疗机构购买医疗服务，并建立相应的以市场和谈判为基础的价格决定机制和费用支付制度。②

三 医疗保险基金管理权之争

人社部相关研究报告显示，在实行社会医疗保险制度的 74 个国家中，其管理体制主要有以下 4 种：一是由社会保障部门主管，有 39 个国家，占 52.7%；二是由卫生部门主管，有 18 个国家，占 24.3%；三是由卫生与社会保障部门主管，即卫生和社会保障两项事务由同一个部门统一管理，有 7 个国家，占 9.5%；四是由社会保障部门和卫生部门分别管理，有 4 个国家（包括中国），占 5.4%。③ 长期以来，中国的基本医疗保险制度按城乡进行区隔，分为城镇职工基本医疗保险、城镇居民基本医疗保险、新型农村合作医疗等不同体系。其中，城镇职工和城镇居民医保由各级人社部门统筹管理，新农合则由各级卫生部门统筹管理。人社部门倾向于保持医保的社会保险性质。而卫生部门则强调医保向健康保障发展，强调直接提供医疗服务和公共卫生服务。2016 年，《国务院关于整合城乡居民基本医疗保险制度的意见》出台，要求整合城镇居民医保和新农合两项制度，实现"六统一"，即统一覆盖范围、统一筹资政策、统一保障待遇、统一医保目录、统一定点管理、统一基金管理。而在各方最为关注的医保管理

---

① 郑大喜：《从新医改方案看公立医院落实公益性的难点及其对策》，《中国卫生政策研究》2009 年第 8 期；贾慧、唐晓东：《论公立医院补偿机制存在问题与对策》，《卫生经济研究》2011 年第 5 期。

② 朱恒鹏、昝馨、向辉：《财政补偿体制演变与公立医院去行政化改革》，《经济学动态》2014 年第 12 期。

③ 冯虹、张玉玺：《山西省城乡居民医保整合管理路径研究》，《经济问题》2016 年第 2 期；金维刚：《城乡居民医保整合该由谁管》，中国经济社会论坛，http://www.china-esc.org.cn/c/2016-05-12/808109.shtml，最后访问时间：2019 年 12 月 30 日。

权归属问题上，国务院的这个意见并没有给出明确的答案，但划出了一条时间红线：各省（区、市）要于 2016 年 6 月底前对制度整合做出规划和部署，各统筹地区要于 2016 年 12 月底前出台具体实施方案，同时鼓励有条件的地区理顺医保管理体制，统一基本医保行政管理职能。很明显，国务院的态度是将城乡居民医保归属的决定权下放给省级政府。由于国务院对医保管理权没有明确的要求，一些地方还尝试另设独立的医保管理机构。对此，由国家人社部主管的《中国医疗保险》杂志等多次发表文章，旗帜鲜明地反对另设医保管理部门。① 各省（区、市）城乡居民医保管理主导部门一览表如表 3 - 1 所示。

表 3 - 1 各省（区、市）城乡居民医保管理主导部门一览
（截至 2017 年 10 月）

序号	主导部门	省份	备注
1	人社部门（18 个）	上海、天津、重庆、浙江、湖北、山东、广东、宁夏、青海、河北、内蒙古、北京、广西、新疆、黑龙江、山西、湖南、吉林	新疆、黑龙江、山西、湖南、吉林 5 个省份计划由人社部门主导
2	卫生部门（1 个）	陕西	
3	混合管理（9 个）	四川、贵州、云南、江苏、江西、河南、西藏、甘肃、辽宁	
4	独立试点（3 个）	福建、安徽、海南	

资料来源：根据网络资料整理。

郑功成、郑秉文等倾向于人社部门管理医保基金。他们认为，卫生部门既管医疗机构，又管医保基金支付，相当于既是"裁判员"又是"运动员"，会产生角色冲突。② 同时，他们对于福建探索将医保挂靠在财政部门的做法也不认可。"社会保险还是要和财政保持一定距离。……不赞成将

---

① 《从"三可"视角看三明医改》、《管理体制回避不得也回避不了——关于整合城乡居民医保制度的深度思考》、《医保管理体制另起炉灶纯属瞎折腾》和《从国情出发理顺医保体制：三大医保应由人社部统一管理》，分别载于《中国医疗保险》2014 年第 12 期、2016 年第 6 期、2016 年第 8 期，以及《东方早报》2013 年 5 月 14 日等。

② 郑秉文：《城乡居民医保划归人社部门有利于医疗保险的长期健康发展》，《中国医疗保险》2016 年第 9 期；田青：《从国情出发理顺医保体制：三大医保应由人社部统一管理》，《东方早报》2013 年 5 月 14 日。

社会保险和各级政府的财政捆绑在一起，这不是近 30 年的改革所要走的路。政府可以支持，可以监督，但如果将两者捆绑，那么这两种机制可能会发生混乱。"[1] 应亚珍等则倾向于卫生部门管理医保基金。一些专家认为，大部门体制将是中国政府改革的趋势，人们的健康问题未来势必由一个综合部门统一管理。卫生部门具有监管医疗服务专业上的优势，医疗保险归卫生部门管理，有助于实现医保筹资方和服务方的合作。[2] 人社部门和卫生部门管理医保的优缺点比较如表 3 - 2 所示。

表 3 - 2　人社部门和卫生部门管理医保的优缺点比较

类别	优点	缺点
人社部门	有完善的征缴机制；与医疗服务提供者代表利益不同，有利于建立医保经办机构与医疗机构、药品供应商的谈判机制	约束医疗机构机制仅有经济手段和准入机制。在医疗服务市场竞争不充分，尤其是在基层医疗资源高度垄断的情况下，仅靠经济手段很难实行医疗服务监管和医疗费用约束，第三方支付机制受限；部门利益的道德风险高
卫生部门	具备专业知识和资源配置能力，对医疗服务监管有力；在约束医疗机构行为上更有优势，不仅有经济手段，而且有考核、人事等行政手段	卫生行政管理部门与医疗卫生机构联系密切，供需同管易出现合谋风险；部门利益的道德风险高

医保管理体制之争，实际上就是选择"大社保"还是"大卫生"的路径之争，即政府对医疗保险和医疗服务的管理是统一还是分离，是更加侧重于医疗保险的"保险属性"还是"健康属性"。[3] 更深层次地讲，卫生政策改革涉及伦理和社会价值观。政府间财政关系复杂，财政支出责任高度分权化，而且社会保障的责任主要由地方来承担，这些情况进一步加大了医保管理体制改革的难度。

这个争论在 2018 年党和国家机构改革后暂时得到了一定程度的平复、消减。新组建的国家医保局整合了三种基本医疗保险职责，消除了资源分割格局，使医疗保险基金使用效率得到提升，统一的信息系统将大幅度降

① 吴施楠：《"三明模式"复制难？或掀起医药行业"腥风血雨"》，搜狐健康网，https://www.sohu.com/a/119703203_452205，最后访问时间：2019 年 12 月 30 日。
② 降蕴彰：《医保整合分步分类　新农合归属尚不明确》，《经济观察报》2014 年 4 月 11 日。
③ 韩璐：《医保管理体制重建步伐加快》，《健康报》2017 年 11 月 4 日。

低制度运行成本。不过，对于副部级建制的国家医保局在未来政府机构改革的去向和定位，不少专家有新的猜测。

第三节　卫生治理体系与卫生健康服务的关系[*]

卫生健康服务的重要性是不言而喻的。当代世界，不管从理念还是实践上，对此都有一个基本共识。从理念上讲，《世界人权宣言》认为，取得医疗服务（medical care）与达到有利于健康（health）和福祉（wellbe-ing）的生活水平是人的基本权利。健康公平是衡量社会公正和社会发展的重要维度，是实现社会稳定和谐的重要机制，在医学伦理价值体系中居中心地位。政府有责任和义务保障每一个社会成员在享有这一基本权利上的平等，这也是医学人道主义的基本原则和卫生健康服务公平性的根本依据。在中国，这也是社会主义制度所追求的终极目标之一。从实践上看，卫生健康服务支出是政府最主要的支出项目。在西方福利国家，政府在卫生健康服务领域支出一般可以占到 GDP 的 6%~9%，即使在不太富裕的国家，政府的相关支出占到 GDP 的 4%~7% 也是平常事。一般而言，公共医疗支出比公共教育支出要高。可以说，没有人怀疑卫生健康服务的重要性，但是怎样提供卫生健康服务却充满争议。为全体公民提供不受限制和无条件的卫生健康服务就算是最富裕的国家也无法做到。卫生体制，或者说医疗卫生体制、健康体制、卫生治理体系，对民众取得卫生健康服务有重要的影响。其中，政府对民众卫生健康服务的可得性起到了决定性的作用。这不是说，政府一定要垄断卫生健康服务。实际上，政府介入卫生健康服务也是近现代以来的事情。以前卫生健康服务没有太多的政府介入，但是，从 20 世纪以来，政府介入是一个大趋势。也正是由于政府在卫生健康服务上的作用不断提升，民众健康的水平才得到了极大的提高。

政府作用在很大程度上显示在医疗筹资上，不同的筹资模式能够对健康需要的满足带来不同的影响。在英国，全民健康服务（NHS）主要是通过一般税收来筹集资金。在多数国家，比如德国、日本，卫生健康服务主

---

* 本节根据岳经纶、朱亚鹏主编《中国公共政策评论》（第 12 卷）的《为健康投资——公立医院改革的社会学思考》一文修改而成。

要是依靠社会保险来筹资；在美国，主要是依靠商业保险筹资，公共健康支出的比例比较小，但人均健康支出比英国多很多。即使是在公共医疗系统占主导地位的国家，也有多种不同的筹资机制，不一定都是财政给钱。从高收入国家来看，卫生健康服务提供体制大概有三种类型，与埃斯平 – 安德森对福利资本主义三个世界①的划分一样。但是，具体到每个国家，情况则不太一样。比如说在埃斯平 – 安德森的"三个世界"里，英国整体来说属于自由主义型福利体制，但是它的卫生健康服务属于社会民主型福利体制。在社会民主型福利体制国家中，卫生健康服务被视为政府的责任，国家在卫生健康服务中占支配地位，差不多是卫生健康服务的垄断性提供者。医疗设施由政府拥有，经费来自税收。而且，卫生健康服务的提供依据普惠原则，公民有权基于需要而不是支付能力去使用服务。在自由主义型福利体制国家，卫生健康服务更多地被视为个人责任，是应该由市场解决的问题；医疗设施大多由私人拥有；卫生健康服务的获得以支付能力为前提，自己掏腰包看病或者是购买商业保险；卫生健康服务的平等不是卫生体制考虑的问题。当然，国家也尽可能提供基本医疗安全网，比如为穷人提供免费医疗服务。另外一些国家的卫生体制则介于社会民主型福利体制与自由主义型福利体制之间，属于共责型福利体制。在这种体制下，国家通过建立医疗保险制度来提供医疗服务的经费，承担个人发生的医疗成本。卫生健康服务由多部门提供，国家的主要责任是筹集资金。不管是哪一种卫生体制，对于政策制定者来讲，面临的问题都是一样的，首要目标都是回应公众的健康需要和健康利益。从英国的历史发展来看，早期推行医疗保险计划的时候，目的比较简单，仅仅是补偿工人的治疗费，而不考虑其家庭成员的需要。当时的医疗保险计划的目的只有一个，就是让生病的工人尽快复工，属于劳动力再生产的一部分。到了 1948 年实施全民健康服务（NHS）的时候，就更多的是为了回应民众的健康需要，保障民众卫生健康服务，之后进行的改革则是进一步增加卫生健康服务的选择性，让病人能够选择接受治疗的地点和提供治疗服务的医务人员，从而让公众的健康需要能够得到更好的满足。从前文的介绍可以看出，全球几

---

① 哥斯塔·埃斯平 – 安德森：《福利资本主义的三个世界》，苗正民、滕玉英译，北京：商务印书馆，2010。

种主要模式各有所长，也各得其所，但在医疗管理上有至少两个共同的成功经验可以借鉴，首要的是国外医疗机构的分层管理、双向转诊模式，也就是病人的入口首先是在社区医院或者诊所。

在计划经济时期，我国政府高度重视卫生健康服务，积极开展爱国卫生运动，实施以预防为主的健康方针。对体制内的民众实行劳保医疗和公费医疗，对体制外的民众（主要是农民）实行合作医疗。不管是城市还是农村，公立医院都是卫生健康服务供给的重要政策工具。那时的公立医院属于政府在卫生健康服务方面的一个强制性工具，相当于公共企业，即事业单位。当时，卫生健康服务被视为政府责任，医院由政府拥有，医院经费由财政提供（分两部分：一部分是国家划拨的卫生事业经费，另一部分是国有单位或者政府部门通过报销支付给医院的费用）。但是，对公众来说，卫生健康服务的获得不是基于普惠原则，也不是基于支付能力，而是更多地基于户籍身份和职业身份。在这种体制下，它不可能充分满足民众的卫生健康需要。到了改革开放的后计划经济年代，公立医院的经费得不到满足。因为国家财政没钱，拨钱少了，通过单位来报销的费用也没有了，所以医院经营变得困难。之后，政府就改变政策，把劳保医疗、公费医疗改成社会医疗保险制度，试图通过医疗保险基金来支付个人发生的医疗成本，国家的主要责任是确保基金的收集和管理。顾昕认为，中国"看病贵"问题归因于政府卫生筹资责任的弱化。[①] 卫生健康服务提供依然是以公立医院为主，但是这时候的公立医院已不再是计划经济年代那种提供卫生健康服务的公共企业。它更多的是一个市场主体，是一个自愿性工具。为了赚取服务收益，公立医院更习惯于提供过度医疗服务，由于收费受到政府的管制，公立医院更多地倾向于以药养医、以检查养医，导致"看病难""看病贵"，由此也带来了卫生健康服务领域的公立医院问题。公立医院问题的表现形式是，公立医院作为政府卫生健康服务工具，其性质遭到一定程度的扭曲。公立医院从"公共企业"变成了一个"准市场主体"，挂着公立的牌子，实际上是像市场主体一样具有营利性。公立医院问题实质上是政府在卫生健康服务领域中角色的缺位、越位、错位问题。

---

① 顾昕：《公共财政转型与政府卫生筹资责任的回归》，《中国社会科学》2010 年第 2 期。

从缺位角度来讲，表现为政府对卫生事业投入不足，财政对医保基金没有直接贡献，也没有发展出多元的卫生健康服务提供主体；从错位角度来讲，就是管办不分、政事不分，卫生部门继续办医院、管医院，医疗机构不能走向法人化，无法建立法人治理结构；从越位角度来讲，就是政府对卫生健康服务的过度管制，对公立医院内部运行机制的直接控制，对民营医院发展的限制。中国公立医院改革需要坚定"健康需要"的出发点，政府要乐意"为健康投资"，要把卫生健康服务作为基础性服务，让公立医院回归公共企业、法人机构。在市场使一切商品化的同时，需要一种去商品化的力量来平衡社会发展的方向，这种力量就是社会政策，其中就包括卫生政策。卫生政策是通过国家干预公民卫生福利，增进全民健康福祉的行为，出发点是满足人的健康需要，让每一个社会成员都得到基本的医疗服务保障。

第四章　理论分析框架：卫生治理
体系的整合

第一节　中国卫生治理体系：内在冲突与分歧

卫生治理体系改革最终目的是解决卫生健康服务的可及性（accessibility）和可支付性（affordability）的问题，也就是解决"看病难""看病贵"问题。由于中国政府行政官僚体系的碎片化，各个政府部门试图最大化自身利益，在政策制定、形成和实施过程中，部门间的协调和合作特别不稳定且困难重重。[1] 卫生健康服务系统要接受多个政府部门的管理，而这些部门颁布的指令往往含糊不清，有时甚至相互冲突，之所以如此，是因为没有清楚界定公立医院的职能、责任，法律和政策框架不健全，管理体制不完善，治理结构不明晰，且颁布指令的政府部门的政策和利益关注点也不一致。[2] 黄严忠认为，中国医改之所以进展缓慢，一个重要原因是相关政府部门之间的"卸责"行为（buck-passing），尤其是主管医疗机构的卫生

[1] Lieberthal, K. , & Oksenberg, M. *Policy Making in China*: *Leaders*, *Structures*, *and Processes*. Princeton（N. J.：Priceton University Press，1992）.

[2] Winnie, C. Y. , Hsiao, W. , & Chen, W. et al. "Early Appraisal of China's Huge and Complex Health-care Reforms. " *The Lancet* 379（2012）：833 – 842；李玲、张维、江宇等：《公立医院管理与考核的国际经验及启示》，《中国卫生政策研究》2010 年第 5 期；Allen, P. , Cao, Q. , & Wang, H. "Public Hospital Autonomy in China in an International Context. " *International Journal of Health Planning and Management* 29（2013）：141 – 159。

行政部门和主管医疗保险的人社部门之间协同不力。[1] 萧庆伦（William Hsiao）认为，改革开放后，卫生行政部门对公立医院的控制力已经减弱到技术监督（technical supervision）和道德劝服（moral persuasion），缺乏强有力的工具进行政策干预。[2] 早在"两江"试点时，针对当时新建的职工基本医疗保险基金管理权的博弈结果反映了最高决策层对于卫生行政部门管理能力的疑虑。[3] 不过，和经纬研究发现，卫生行政部门并非如外界批评的那样缺乏主导改革的能力，在没有其他强势部门的配合下，是可以独立组织实施医改措施的。[4]

李玲等认为，卫生健康领域是最能体现国家治理能力的领域，医改反映的是国家治理体系和能力的问题。[5] 卫生政策改革之所以没有提上政府政策议程，除了政府的主观意愿之外，更是政府治理能力低下所带来的必然结果。[6] 在以探索为主要特征的渐进式改革中，中国卫生体系亟须加强治理，制度碎片化、机构之间的协调问题抑制了改革创新。[7] 卫生治理改革目标十分全面，但没有改革相关政府部门责权不一致的具体方案，基本无法操作。[8] 新医改后成立的医改领导小组任务过于单一，缺乏长期视角，也不够稳定，难以支持长期的卫生体系改革。[9] 一些地方试点治理结构比

---

[1] Huang, Y. "An Institutional Analysis of China's Failed Healthcare Reform." In Wu, G., & Lansdowne, H. (eds). *Socialist China, Capitalist China: Social Tension and Political Adaptation under Economic Globalization* (New York: Routledge, 2009), pp. 75 – 86.

[2] Hsiao, W. C. "The Chinese Health Care System: Lessons for Other Nations." *Social Science & Medicine* 41 (1995): 1047 – 1055.

[3] Aitchison, L. R. *Bureaucratic Reform in a Transitional Economy: The Role of Urban Chinese Health Care* (Harvard University, 1997).

[4] 和经纬：《"医改"中的卫生部门：组织力量、行动策略与政策输出——以福建省卫生厅为例》，《公共行政评论》2011 年第 2 期。

[5] 李玲、王欣：《求解公立医院改革》，《中国医院院长》2014 年第 22 期。

[6] 刘鹏：《合作医疗与政治合法性——一项卫生政治学的实证研究》，《华中师范大学学报》（人文社会科学版）2006 年第 2 期。

[7] Allen, P., Cao, Q., & Wang, H. "Public Hospital Autonomy in China in an International Context." *The International Journal of Health Planning and Management* 29 (2014): 141. Qian, J. "Reallocating Authority in the Chinese Health System: An Institutional Perspective." *Journal of Asian Public Policy* 8 (2015): 19 – 35.

[8] 俞卫：《我的期待：体制与治理都要创新》，《中国卫生》2017 年第 2 期。

[9] Qian, J. "Reallocating Authority in the Chinese Health System: An Institutional Perspective." *Journal of Asian Public Policy* 8 (2015): 19 – 35.

较简单，治理工具缺乏长期有效性。① 卫生政策应该是致力于提高整个卫生治理体系的功效，而不是试图提高每个公立医院的效率，更不是让所有公立医院提升自筹资金的能力。②

卫生健康服务是专业技术问题，而卫生制度安排则是一个公共管理问题，应以公共治理、公共服务的理念来指导卫生体系改革，③ 把确立有效的治理体系放在卫生体系改革的首位。④ 政府提供卫生公共品的效率与卫生治理能力相关，公共治理才是卫生改革的目标范式。⑤ 有学者认为，应设置独立政府规制机构，负责对卫生健康服务提供者进行管制，⑥ 并防范医疗保险金的风险。⑦ 提高卫生治理效率的关键在于控制医院风险点。⑧ 一是应外部治理和内部治理并重，通过行政问责等手段，提高管理效能。⑨ 二是应协调好卫生健康领域中上游与下游之间的利益分配，⑩ 统筹进行药品生产流通、医疗保障、卫生健康服务等体系改革。⑪ 世界银行等研究报告认为，中国可以探索建立与以社会医疗保险为主要筹资方式的卫生保障体系相适应的治理体系。⑫ 全民医保体系通过其社会筹资功能，可以解决"看病难"问题；而通过合理设计付费机制则能有效约束卫生健康服务行

---

① 毛瑛、杨杰、刘锦林等：《公共治理视角下的"子长医改"》，《中国卫生经济》2014年第4期。
② 李卫平：《公立医院的体制改革与治理》，《江苏社会科学》2006年第5期。
③ 王虎峰：《解读中国医改》，北京：中国劳动社会保障出版社，2008。
④ 林闽钢：《我国医疗卫生体制改革的路径和模式探讨》，《公共管理高层论坛》2006年第2期。
⑤ 杨燕绥、岳公正：《中国医疗服务治理机制的目标范式》，《中国医院管理》2006年第9期。
⑥ 林闽钢：《我国医疗卫生体制改革的路径和模式探讨》，《公共管理高层论坛》2006年第2期。
⑦ 方鹏骞、陈婷：《我国公立医院政府规制失灵分析与优化策略》，《中国卫生经济》2010年第11期；胡颖廉：《管制与市场：中国医疗卫生体制改革困境的实证分析及应对策略》，《经济体制改革》2006年第6期。
⑧ Weiner, B. J., & Alexander, J. A. "Corporate and Philanthropic Models of Hospital Governance: Ataxonomic Evaluation." *Health Service Research* 28 (1993): 325 –355.
⑨ 李玲、江宇：《关于公立医院改革的几个问题》，《国家行政学院学报》2010年第4期。
⑩ 刘鹏：《超越计划与市场之辩：新医改方案的产业政治学观察》，《中国处方药》2008年第10期。
⑪ 王虎峰：《新医改应统筹进行药品生产流通体制改革和医疗制度改革》，《医院领导决策参考》2010年第17期；赵云、农乐根：《医疗保险付费方式与公立医院管理体制改革》，《中国医院》2013年第6期。
⑫ 世界银行集团、世界卫生组织、财政部、国家卫生计划生育委员会、人力资源和社会保障部：《深化中国医药卫生体制改革——建设基于价值的优质服务提供体系》，2016。

为，缓解"看病贵"问题。[①]郝模等提出"采取总额预算和按服务量支付方式促使医院注重内涵发展"的"三医联动"系统理论，[②]只要改革按项目收费方式，形成"总额预算＋按服务单元（或病种、人头）"支付方式，就可解决"看病贵"等问题。[③]

第二节 他山之石：境外卫生治理体系改革路径与趋势

卫生政策是影响公共福利的国家行为，也是市场经济成功运作的基本条件之一；是实现社会公正与社会和谐的重要治理工具，也是市场经济条件下现代政府主要职能的体现。世界上医疗保障和医疗管理模式主要有全民福利型、市场主导型、社会保险型、储蓄基金型四种。本节重点介绍这四种主要的卫生治理体系（包括医疗保障模式及其相应的医疗管理体制），即以英国为代表的全民福利模式，以美国为代表的市场主导模式，以德国为代表的社会保险模式，以新加坡为代表的储蓄基金模式。

一 四种主要模式

（一）全民福利模式（医疗服务模式）

全民福利模式强调政府主导，公平性得以保障。在这一模式下，由政府直接举办医疗保险事业，通过税收形式筹集医疗保险基金，并采用国家财政预算拨款的形式将医疗保险资金分配给医疗机构，向国民提供免费或低收费的医疗服务。卫生行政部门直接参与医疗服务的计划、管理、分配和提供。卫生资源的配置具有较强的计划性，市场机制对其基本不起调节作用。医疗转诊模式为先由社区医院转诊到区综合医院，再到区域专科性医院。医生与医院之间是雇佣关系。这一模式被加拿大、澳大利亚、北欧等福利国家以及中国香港地区采用，以英国为典型。

其主要特征有以下几点。一是福利性。医疗卫生机构均为政府所有，

[①] 岳娟：《中美新医疗体制改革对比研究》，北京交通大学硕士学位论文，2011。

[②] 郝模等：《"三医联动"改革快速突破的政策研究概述》，《中国医院管理》2002年第9期。

[③] 郝模、林尚立、刘俊：《解决看病贵等技术非常成熟，关键是政府的决心》，《中国卫生资源》2007年第3期。

统一受中央政府全权管理，医疗管理网络经费投入的主要来源是政府的公共财政拨款。在大多数福利国家政府免费向全体国民提供医疗服务，在有些国家，政府免费向特定人群提供医疗服务。政府可以根据资金投入量来控制医疗费用总量。二是公平性。政府是该制度的直接组织者。从风险机制上看，将全体人口纳入风险集合，在出险与未出险的不同人群中分散风险。从医疗资源分配上看，强调根据病人的需求给予医疗服务，而不考虑其收入多少，不存在"第三方支付"。缺点是：第一，由于公立医院的完全垄断、竞争的缺乏，医疗供给效率低下；第二，由于价格失灵造成资源配置的调节滞后，不能及时响应患者需求，患者看病等待时间加长，尤其是住院手术需排长队等候，体现出一种对大多数人的变相的不公平；第三，卫生资源浪费、医疗费用无限度增长困扰着政府。①

（二）市场主导模式（商业医疗保险制度模式）

市场主导模式强调市场主导、效率优先。商业医疗保险是由商业保险公司承办的、以营利为目的医疗保险形式，由投保人自愿选择保险项目，属于自愿保险。政府不承担财务风险，完全靠市场化运作。商业医疗保险供求关系由市场调节，保险公司根据社会的不同需求开展业务。医疗转诊模式为由私人诊所转诊到医院。医生独立行医，与医院之间是业务合作关系，而不是雇佣关系。这种模式以美国为代表。

其主要特征为：市场化程度高，医疗服务的提供以市场为主。参保自由，灵活多样，有钱买高档的，没钱买低档的，适合多层次需求。市场化的运营减少了国家的包袱，因而其运作效率很高。缺点是：在市场运作的基础上，政府公共管理职能发挥不到位，导致在医疗服务越来越好的同时，医疗费用也越来越高。保险公司以营利为目的，对参保人身体条件要求十分严格，体弱多病者和老年人往往被排除在外。虽然美国的医疗费用投入占 GDP 的比重已相当高，但现在大约还有 4600 万美国人没有医疗保险，其中 65 岁以下的无保险人口约占总人口的 16.5%，② 以至于有人指出，"美国是目前唯一没有实现全民医疗保险的发达国家"。

---

① The King's Fund. "The NHS—No Room for Failure." *The Lancet* 380 (2012): 1968.

② 高芳英：《美国医疗保险体系的特点及对中国的启示》，《江海学刊》2006 年第 4 期。

（三）社会保险模式

所谓社会保险模式，是指国家通过立法形式强制实施，由雇主和个人按一定比例缴纳保险费，建立社会医疗保险基金，支付雇员（有时可包括其家属）医疗费用的一种医疗保险制度。医疗保险机构与医药服务提供者建立契约关系，促使医药服务提供者提供优质的医疗服务，对控制医疗服务提供者的垄断行为较为有效。医疗转诊模式为由社区医院/私人诊所转诊到专科医院。医生与医院之间是雇佣关系。这种模式在欧洲大陆和日本通行，以德国为典型。我国现行的医疗保险模式接近此种模式。

其主要特征有以下几点。一是通过法律强制参保和筹集医疗保险基金。权利和义务对等，只有参加保险才能享受医疗保险待遇，其中，以法定保险（强制）为主，以私人保险（自愿）为辅。这种模式讲究社会互助共济、风险分担。二是基金由医疗保险机构统一筹集、管理和使用，不以营利为目的。其中，资金来源于参保人（包括单位和个人）的缴费，筹资讲究公平，支付追求效益；政府只扮演财务兜底人的角色；实行"第三方支付"管理。三是基金管理的原则是以收定支，力求当年收支平衡，一般不会有积累。这一模式鼓励多元竞争，强调自我管理。四是医疗服务内容一般包括基本医疗服务、大多数病种的住院治疗及必要的药品。缺点是：从20世纪80年代以来，这种广覆盖、高福利、强制性、几乎免费的医疗保障制度存在两大难题。第一，医疗费用的过快增长使政府背上沉重的财政负担。第二，重治疗轻预防，医生权力过大、收入过高，从而导致医疗消费的不合理。[①]

（四）储蓄基金模式

这是依据法律规定，强制性地以家庭为单位建立医疗储蓄基金，并逐步积累，用以支付日后患病所需的医疗费用的医疗保障模式。这一模式通过强制性的储蓄积累满足国民的卫生健康服务需要，实现全民覆盖分层保障的免费医疗。医疗转诊模式为由社区医院/诊所转诊到综合/专科医院。医生与医院之间是雇佣关系。这种模式以新加坡为代表。

其主要特征有以下几点。一是多元投资。政府对医疗领域不设准入门

[①] 李珍、赵青：《德国社会医疗保险治理体制机制的经验与启示》，《德国研究》2015年第2期。

槛，鼓励竞争并保护竞争，既不给予非营利性医院任何的特殊优惠政策，也不给予营利性医院各种不公平的限制，让患者拥有自由择医的权利。二是科学管理。所有医院交由专业的医院管理公司进行全面的经营和管理。三是共同负担。储蓄基金模式强调以个人责任为基础，政府分担部分费用。每个公民都必须个人承担医疗费用，每个企业都必须为所雇的员工缴纳规定的医疗保险金，政府利用每年合理的公共财政预算，向每个公民提供适当的医疗补贴。缺点是：医疗储蓄基金账户制缺乏互济性和保值增值功能，降低患者寻求医疗服务的意愿；医疗保障与就业、储蓄挂钩，劳动者负担较重，缺乏劳动能力的弱势群体医疗保障不足。①

不过，这些模式没有一种是完美的，它们更多的只是符合了一些国家和民众某个特定时间段的主流价值观。事实上，在国务院发展研究中心和世界卫生组织关于中国医改不成功的报告公布之际，2004 年，在对全球 27 个国家 700 名卫生健康领域的领导者进行访谈的基础上，普华永道（Price-waterhouse Coopers）在《Health Cast 2020：创造可持续发展的未来》调研报告中阐述：全球健康系统正面临成本不断上升、资源越来越少、需求日趋增长等问题，如果没有重大改变，15 年内很多资源将不可持续。②

二 世界各国卫生治理体系的改革

从 20 世纪末期以来，世界各国都在为了公平与效率均衡发展而努力实践着。不同国家根据自身不同类型的医疗保障及医疗管理制度特点，进行了相应改革，不断寻求政府和市场的平衡点，以寻求两者的统一。卫生治理体系的改革不仅仅是一个技术过程，更是社会价值和个人承诺的一个试验场。③

（一）经验和发展规律

二战后，世界各国普遍建立了公立医院服务体系，用以满足国民的基

---

① 和经纬：《"医改"的政策学习与政策工具——中国公立医院改革与新加坡经验》，《东南学术》2010 年第 3 期。

② Health Research Institute of Pricewaterhouse Coopers. Health Cost 2020：Creating a Sustainable Future London，UK，2005.

③ Roberts，M.，Hsiao，W.，& Berman，P. et al. *Getting Health Reform Right：A Guide to Improving Performance and Equity*（Oxford University Press，2008）.

本医疗卫生服务需要。尽管其在整个卫生健康服务提供方中所占比重和重要性不尽相同，但公立医院都是各国基本医疗保障不可或缺的部分。按照新古典经济理论，在市场失灵的领域，政府可以替代市场更好地实现社会目标，公立卫生健康服务提供方正是这一理论的具体实践。不过，和其他公立机构一样，各国公立医院系统均普遍存在资源利用效率低下、对患者需求缺乏反应、对成本缺乏有效控制等一系列问题，基本医疗服务的公平性也常常无法得到保证。世界各国医药卫生体制改革趋势如图 4-1 所示。

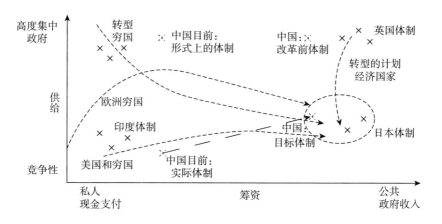

图 4-1　世界各国医药卫生体制改革趋势

资料来源：贺红权、刘伟、吕红：《医药卫生体制改革主流理论演进及启示》，《重庆大学学报》（社会科学版）2012 年第 1 期。

从 20 世纪七八十年代起，各国纷纷对公立医院进行市场化改革。[①] 公立医院的治理变革是全球性公共管理大变革的一个组成部分，自主化、公司化和民营化三种模式在世界各地的改革中得到了广泛试验。[②] 世界各国医药卫生体制转型呈现"医疗保障系统走向普遍覆盖、卫生健康服务系统走向有管理的市场化"的大趋势。这就是要进一步在筹资和服务提供两个环节调整政府和市场之间的关系，即政府应加大对保障环节的投入力度，减少对卫生健康服务的直接提供参与程度。所谓市场化组织变革，主要是

① Preker, A. S., & Harding, A. (eds). *Innovations in Health Service Delivery: The Corporatization of Public Hospitals* (World Bank Publications, 2003).

② 顾昕：《全球性公立医院的法人治理模式变革——探寻国家监管与市场效率之间的平衡》，《经济社会体制比较》2006 年第 1 期。

指将决策控制权转移到供方组织，并让其承受市场或类似市场的竞争压力，以提高其对市场需求的敏感性和控制成本的积极性，进而提高其服务绩效。

从各国的实际经验来看，当经济水平很低时，提高效率的同时可以改进公平性；但当一国经济达到一定的水平时，公平和效率问题就难以兼顾了。国际上各国改革本质内涵体现了试图有效运用市场"无形之手"和政府"有形之手"的力量，即政府的宏观调控和市场的微观搞活的力量，针对卫生健康服务提供和消费的特点，通过追求社会福利最大化的公立医疗机构和追求利润最大化的私立医疗机构的服务的混合提供，并积极以私立非营利机构作为补充，以达到卫生健康服务的提供既兼顾公平又提升效率。从平衡公平与效率的角度来看，个人与社会的责任应当在卫生费用分摊上保持适当的比重。近年来，包括美国在内的医疗卫生服务系统展现出不同程度、不同维度的整合，既包括地区层面医院系统的水平整合，也包括不同功能医疗机构的垂直整合（如医院收购诊所）。因此，关键在于政府该如何取舍，充分融合市场的力量，让卫生治理体系有效运作，从而兼顾卫生健康服务提供的公平性和效率。

（二）在保障公平的基础上提高效率

英国等福利型医疗保障国家、德国等社会型医疗保障国家，均在保证基本公平的情况下努力提高卫生健康服务效率。改革的手段和世界改革潮流一致，利用市场"无形之手"的自然力量，从开始的单方着手调整供方发展到供需双方双管齐下综合治理。这些国家运用市场机制，促进竞争，约束费用上升，提高效率；同时努力扩大医疗保险覆盖面，提高卫生提供效率，以满足民众的健康保健需要，提高他们的满意度。由于大包大揽式的制度曾让财力雄厚的英国政府难堪重负，20 世纪 90 年代初英国保守党政府进行了一系列改革，主要内容是在卫生健康领域逐步导入市场机制，推行"管办分离"的政策，尝试将原有模式中提供者和购买者角色重合的结构进行分离，通过引入内部市场或者公共合同形式形成医院之间的相互竞争提高服务效率，以及通过吸引私人资金增加供给。部分公立医院采取公私合作模式，按照经济合作与发展组织（OECD）的私有化定义，即国有资产所有权全部或部分转移到私人部门，公私合作是公立医院的部分私有化，采取 PPP 的公立医院不应列入公立医院范畴。之后的工党政府将 NHS 的重心转向社区卫生服务，并创建了基础托拉斯（NHS Foundation Trusts），公立医院进一步从公立垄断走向自治。英国 NHS 改革使医院效率得到较大的提高，病人等候医疗服务现象减少，平均住院时间缩短。它的经验与教训是：如果没有全科医生的积极参与和强有力的市场制约，卫生健康服务市场就很难形成有效的竞争，社区卫生服务组织与医院间的双向转诊制度就建立不起来。德国卫生体系改革的重点是通过改革合同关系，将购买者的角色由被动的支付者变成寻找成本有效服务的主动谈判者来加强成本控制。在 1974 年以前，新加坡的医疗保障制度是借鉴英国的福利型医疗保障制度，但在 20 世纪 70 年代，新加坡的医疗卫生费用急剧增长，迫使新加坡政府将过去国家的大包大揽转变为强调以个人责任为基础、政府分担部分费用保障基本医疗服务。新加坡政府将强制储蓄机制移植到医疗保障制度中，并与新加坡公有制的公司化医院管理体制改革密切结合，建立了具有新加坡特色的、由医保储蓄、个人账户管理、付费个人授权制和医生问责制等构成的公民健康保障和医疗行为治理制度，强化参保患者权利主体的地位和责任。

（三）在维持效率的基础上实现公平

以美国为代表的市场型医疗保障国家则在经历了效率优先、兼顾公平时代之后，采取新型的合同安排和更主动的购买谈判方式，并着手发展以公平为导向的医疗保险制度。1994 年克林顿政府建立全民医保制度的提案被否决后，退而求其次，转向解决个别人群的医疗保险覆盖问题。根据美国法律规定，任何医院都不能拒收病人，都必须先治病、后结算，看完病后该由哪个保险买单就由哪个保险买单，病人没有医疗保险，又付不起单，是可以赖账的，由医院随后向政府申请费用补贴。因此，从严格意义上说，在美国即使没有任何医疗保险的人也是有一定保障的。

美国模式市场化程度高，医疗资源配置效率高，政府财政不必为如何配置医疗保障资金而犯愁。但这种模式存在的问题是：由于营利性医院占大多数，政府职能发挥不到位，未能保证所有国民享有卫生健康服务，缺少公平性；医疗开支数额巨大，且费用也越来越高。针对这些问题，2008 年奥巴马政府上台后推动医改由追求效率的完全市场化，转向关注服务公平性，主要改革措施有以下两方面。一是强化政府保障责任，着力扩大政府提供的医保覆盖面，增加政府在医疗方面的投入，降低个人保险费用，强化政府在医疗费用筹资以及控制医疗费用中的作用。备受争议的奥巴马医改法案规定：从 2014 年起，所有美国人都必须购买医保，雇主必须为雇员提供保险，否则将被罚款。奥巴马医改法案把医保覆盖到全美国之前没有医保的 3200 多万人，实现全民医保的目标，从而在满足社会成员尤其是弱势群体的卫生健康服务需要方面起着主导作用。二是由保险公司、医院、病人共同组建健康维护组织（Health Maintenance Organization, HMO），这类组织既提供医疗保险，也拥有供会员看病的医院，发展集预防、保健、治疗于一体的卫生健康服务体系，以便集中控制成本和医疗风险。

不过，奥巴马医改法案的强制福利必须以自由空间来置换，这是反对者反对的根源，也是一个很大的社会问题，包括政府的权限问题。共和党反对奥巴马医改法案不是在反全民福利，而是在坚守美利坚传统价值观和公民自由意志的选择空间。所以，特朗普就任总统后，第一时间就废除了奥巴马医改法案，以扩大选择、增加可接入性、降低成本的医改法案来替代它。

医改是世界性难题。由于各国社会制度不同、经济发展水平不等和文化、宗教、历史存在的差异，各国的卫生体系和改革路径也不同。不过，这些国家改革的经验和教训仍有很多方面值得我国学习和借鉴。从各国医改情况来看，主要呈现以下四个趋势。一是普遍坚持公立与民营相结合的改革方向。公立医疗机构提供基本医疗服务，民营医疗机构提供多层次、多元化服务。二是高度重视医保制度改革。医改理念上从"保疾病"向"保健康"转变；方式上从"后付制"向"预付制"转变；标准上从"按项目付费"向"按病种付费为主的复合型支付方式"转变。三是医疗服务模式由以治疗疾病为中心逐步向以健康促进为中心转变。医改更加强调提供预防、保健、康复、健康管理等综合性卫生健康服务，建立整合型、一体化的卫生治理体系。四是大数据、云计算、移动互联、人工智能等新兴信息技术以及精准医学技术为医改提供了重要技术支撑。

第三节　整合是实现卫生治理的路径选择

自中华人民共和国成立以来，中国的卫生治理体系一直带有碎片化特征，基本上停留在各级政府、各相关政府部门（尤其是那些相关行业的主管或监管部门）根据各自的职责、资源、人员和偏好在决策中谈判，为争取自己的权利近乎肉搏式的讨价还价。[①] 体制机制创新在"条""块"治理模式下各自独立，整合性不足，跨部门、跨府际决策较为困难。

一方面，部门利益不一致。这些年来，"一些重点领域和关键环节的改革依然滞后，这与有的部门固守自身利益，不愿触及利益有关，而且观念上的障碍比较多"[②]。卫生问题，或者说健康问题，是具有广泛社会性的大问题。改善健康状况，单靠卫生行政部门的工作是远远不够的。政府各部门、各行业和全体人群都要关心卫生和健康问题。卫生健康领域的改革通常牵涉的相关利益群体非常多，情况异常复杂，往往导致强势利益集团阻碍改革或绑架决策。[③] 多年来，从政府领导体制层面来看，在绝大多数地方，涉及医改的主要工作往往由两个或更多的政府部门领导分管，很容易导致政令不一，相互推诿扯皮，决策和管理效率低下。从管理机制来看，相关政策竟然涉及 20 多个行政部门。卫生和中医药部门负责医疗服务、公共卫生、干部保健、新农合、计划生育和疾病应急救助，财政部门负责公费医疗、资金和财务管理，人社部门负责人事制度、薪酬分配、城镇职工和居民医疗保险制度，编制部门负责机构、职能和编制核定，发展改革（物价）部门负责医疗发展规划、健康产业、基本建设项目管理、医疗服务价格的制定和管理，食品药品监管部门负责药品、医疗器械的审批、质量和监管，民政部门负责医疗救助，同时还牵涉商务、教育、经济和信息、国资委、工会、残联、宣传、组织、农业、林业、军队、武警等

---

① 余晖：《一个独立智库笔下的新医改》，北京：中国财富出版社，2014。

② 夏冠男：《中国改革：在利益调整中破冰前进》，人民网，http://legal.people.com.cn/n/2013/1108/c188502-23472736.html，最后访问时间：2019 年 12 月 30 日。

③ 王绍光、樊鹏：《中国式共识型决策："开门"与"磨合"》，北京：中国人民大学出版社，2013。

多个部门和系统，职责交叉和多头管理现象严重，造成了医改"九龙治水"的乱象和人人都是"龙王爷"的怪象。比如，这些年来，职工医保、新农合和城镇居民这"三保"由两个不同的部门管理，导致资金在使用效益上存在问题。"三医联动"本质上是为了解决医改中遇到的一个共性问题，即卫生政策碎片化及由此导致的部门之间各自独立运作，甚至利益冲突。甚至可以认为，医保鼓励医院以个体为单位进行充分竞争，通过竞争来倒逼医院改善服务。医疗希望以医联体形式，依靠控制和垄断医疗资源、筹资来改善服务。医药追求市场利润行为，受制于医保、医疗的政策变化影响，在理性人的思维下，不断采取灰色手段来谋求自身利益。三者需求和出发点不一样。

另一方面，府际关系协调不畅通。中国行政管理体制是五级政府体系。这些年政府改革都是从横向的部门设置的科学性、上级对下级放权上考虑，而没有从纵向上考虑问题。并且，纵向的行政设计没有扁平化。中国纵向上是五级政府，有五级财政，很难建立起规范的财政转移支付制度。各级医疗卫生机构隶属于各级政府，投入责任也在对应层级的政府。同时，行政管理体制安排又是多元化的，存在城市管理体制和农村管理体制，或者说都市管理体制和市县管理体制。在城乡二元体制下，有两种不同的资源配置制度。长期存在的二元财政制度导致我国对于医疗卫生等公共服务的投入机制障碍，无法有效打通，城乡差距长期存在，进而形成了城乡不一的卫生治理体系。中国社会是以一线城市、省会城市等为首的陌生人社会，以三、四线城市为主的熟人社会。同时，在人口快速老龄化和慢性病呈"井喷式"暴发的严峻挑战面前，不仅部门分治格局已难担引领医改之重任，而且现有以医院为核心的卫生服务体系也难以应对居民以慢性病为主的卫生服务需求。此轮新医改第一阶段后，卫生服务体系碎片化的状况更为明显，医院是公益二类单位，乡镇卫生院是公益一类单位，两类医疗卫生机构相互割裂，各管一段，居民的健康管理存在服务空白。

这些都对我国卫生治理提出了更高的要求。如果政策方案无法合理平衡各方的利益或协调各种分歧，改革就很容易被拖延、变味，甚至无疾而终。这种相互冲突的利益集团大量聚集的现象，是许多国家医改过程中无法突破、跨越的主要决策难题。① 这种多头管理与分散管理加大制度运行成本，造成制度运行的不经济。萧庆伦提出了"控制旋钮"（Control Knobs）诊断框架。这个诊断框架塑造如何概念化的卫生治理体系，包括卫生筹资、卫生支付、卫生组织、医患行为，以便政策制定者可以使用，进而实现卫生体系的目标。② 根据世界卫生组织 2000 年报告中卫生体系的功能目标框架，卫生治理体系包括监管体系、卫生筹资体系、卫生资源体系、卫生健康服务体系。③ 在吸收各方面意见的基础上，2007 年世界卫生组织"系统模块"（Building Blocks）框架认为，国家在卫生健康领域的干预范围包括监管规制（leadership/governance）、卫生健康服务提供（service delivery）、卫生人力资源（health workforce）、卫生信息（information）、"医疗产品、疫苗和技术"（medical products，vaccines & technologies）、卫生筹资（financing）。④ 在我国，我们习惯上把这些干预范围重新解构为医疗、医保、医药、患者，即卫生健康服务提供体系、卫生筹资与支付体系、药品供应体系、公众。其中，卫生健康服务提供体系的内容比较丰富，包括健康教育与促进、预防保健、治疗、康复干预。卫生筹资与支付体系则包括保险费缴纳、账户管理、报销流程、不同类型医保的范围和标准、医疗服务价格标准等。医药供应体系包括医药的研发、生产、销售、定价、监管等。其中，公众是最容易被忽略的干预范围，中国公众的健康素养不高，亟须进行干预和提升。⑤ 国际主流观点认为，社会和个人都对健康负有责任。⑥ 医改既要改变供方的结构，又要有效引导需方形成健康习惯和行为。不过，接受专业技术训练的卫生政策改革者通常很

---

① 王绍光、樊鹏：《中国式共识型决策："开门"与"磨合"》，北京：中国人民大学出版社，2013。

② Hsaio, W. C. *What is a Health System? Why should We Care?*（Cambridge, Massachusetts：Harvard School of Public Health. 2003）.

③ WHO, UNAIDS. The World Health Report 2000. *Health Systems：Improving Performance.* Geneva. 2000.

④ WHO. The World Health Report 2007 – A Safer Future：Global Public Health Security in the 21st Century. Geneva. 2007.

⑤ 世界银行集团、世界卫生组织、财政部、国家卫生计划生育委员会、人力资源和社会保障部：《深化中国医药卫生体制改革——建设基于价值的优质服务提供体系》，2016。

⑥ 王虎峰：《解读中国医改》，北京：中国劳动社会保障出版社，2008。

难设计出适当的政治策略来塑造公众（包括患者）的认知。① 各个子体系之间可谓"你中有我、我中有你"，唇齿相依，谁也离不开谁，却又在改革的方向、目标、政策手段上存在冲突。

卫生治理是指在卫生服务利益相关人之间建立长期合作与实现共赢的契约机制。从治理结构的角度来看，关键问题在于"谁参与"（治理主体）、"参与什么"（权责划分）和"参与多少"（权力比重）等，即强调各利益相关人有效参与卫生服务重大事务的有关决策权分配。从治理过程的角度来看，关键问题在于"（治理主体）如何治理"和"（治理主体）关系如何"，即强调治理的方式、方法、手段与程序。卫生治理水平主要体现在健康方面，影响因素包括医保、医疗、医药、患者等。但卫生治理并不是政府包办，其精髓在于让政府充当协调者，将市场、社会、个人整合起来，通过制度和政策安排形成合力，以真正实现"病有所医"，实现满足美好生活健康需求的愿景。从政府的影响力和干预力来讲，医保属于政府政策直接调整范围，是受政府干预最明显的领域；其次是医疗，公立医院占主体，因而这也是受政府干预较为明显的领域；最后是医药，涉及市场经济中的各个企业，是受政府干预最弱、自主性最强的领域。因而，政府可以通过重点强化医疗、医保干预，让受市场影响明显的医药自动适应医疗与医保两者的变化，形成三者的有效整合，解决卫生健康领域的制度碎片化和治理碎片化问题，实现有效卫生治理。因此，卫生健康领域改革，如同其他政策变革，是一个深刻的政治过程，② 需要突出治理体系的改革。

卫生治理体系改革或许比其他改革更困难。除了因为专业技术的复杂性之外，还有良好组织团体（比如医生或者药品行业）的集中成本和没有组织团体（比如穷人或者农民等）的分散利益联合的集体行动困境。③ 不过，中国有体制优势和政治优势，可以克服强势利益集团的重重阻碍，建

---

① Roberts, M., Hsiao, W., & Berman, P. et al. *Getting Health Reform Right*: *A Guide to Improving Performance and Equit*（Oxford University Press, 2008）.

② Roberts, M., Hsiao, W., & Berman, P. et al. *Getting Health Reform Right*: *A Guide to Improving Performance and Equit*（Oxford University Press, 2008）.

③ Roberts, M., Hsiao, W., & Berman, P. et al. *Getting Health Reform Right*: *A Guide to Improving Performance and Equit*（Oxford University Press, 2008）.

立各方有效互动与制衡的机制。中国此轮改革的一个重要特点是，从以往的分权式改革转向集权式改革。①"市场起决定性作用"主要适用于经济领域，社会领域虽然也需要运用市场机制，但与经济领域的市场机制是两回事。政府应当做的事情，比如教育、医疗、公共住房等是不应该完全由市场主导的。在社会领域，政府需要"发挥更好的作用"。从"以治病为中心"转变为"以人民健康为中心"，需要政府、市场、社会和个人的合力，更需要政府发挥主导作用。② 中国在经历了30多年的医疗、医保、医药"三医"各自独立发展之后，现在已到了需要进行治理体系整合的时候。这种整合，不是单纯的机构调整，不是为变动而变动，不是为精简而精简。单纯的机构调整和人员精简只是治标，而医改需要的是治本。而治本之道则涉及政府与市场关系、政府与社会关系的调整。所有改革均涉及以新型的契约关系取代原有体制下政府与医院之间的行政关系，③ 要重视市场机制的作用，发挥社会的活力。

整合（integration）是治理的基础，治理促进整合。④ 整合是指通过对卫生管理体制进行规范，对割裂的卫生服务体系进行重构、衔接，对卫生健康服务的区域差异进行统一，形成更加科学完备的卫生健康政策体系，提高卫生健康效率，促进卫生健康制度向着更加公正、可持续的目标发展。它指同一层级或不同层级机构之间，基于共同目标、治理机制和问责机制，利用政府规制、市场激励、社会网络等手段，建立不同整合模式的合作机制，使其流程的设计模式和架构更趋合理，为目标人群提供连续的健康服务。它是与碎片化（fragmentation）对应的。它的前提是要达成共同的且可实现的政策目标。整合可以实现卫生筹资方和卫生服务提供方的契约内部化，降低契约不完全的程度，有利于激励相容，降低交易成本。社会领域需要政府主导，进行治理体系整合，促使医疗、医保和医药的协

---

① 郑永年：《集权为了改革，改革需要分权》，《南风窗》2014年第24期。
② 李红梅：《来一场健康服务供给侧改革——共建共享我们的"健康中国"》，《人民日报》2019年8月19日。
③ 顾昕：《全球性公立医院的法人治理模式变革——探寻国家监管与市场效率之间的平衡》，《经济社会与体制比较》2006年第1期。
④ 杨燕绥、胡乃军、赵欣彤：《以城乡居民医保整合为起点构建综合治理机制》，《中国医疗保险》2016年第4期。

同改革。赋权医保履行卫生治理体系的重要主体和主要载体，发挥着保障患者权益、收集医疗信息的重要作用，实现医保和患者合理"共谋"，利用信息化手段消除医疗信息不对称弊端，促使医疗提高服务供给质量，降低用药成本，有效化解"看病难""看病贵"难题，也有助于弥补落后地区政府卫生财政投入不足的困境。中国地区差异大：熟人社会适于以信任为基础的强人治理，需要更多的政府干预，而陌生人社会适于以诚信为基础的法治治理，可以更多地借助市场的力量。按照整合的紧密程度，可以区分为松散式、契约式和并购式。整合模式包括市场（market）、层次（hierarchy）和网络（networks）等。

整合的形式包括府际的纵向整合和部门间的横向整合。在横向方面，指突破部门利益限制，整合"碎片化"行政管理机构职能。就狭义而言，横向整合可以实现卫生筹资方和卫生服务提供方的内部契约化，有利于形成激励相容，降低交易成本。就广义而言，把健康融入一切政策的制定过程，就是把卫生服务体系变成健康服务体系，是更大范畴的横向整合。在纵向方面，"三医"各自需要进行纵向整合。就医疗而言，是指组建医疗（健康）联合体、三级卫生服务网络，促进分级诊疗，融合公立医院与基层医疗服务机构，提供一体化、均等化的卫生服务。融合医疗机构与公共卫生机构、养老机构，提供疾病预防、健康促进、治疗、康复和临终关怀等连贯性健康服务，对供给侧服务进行纵向整合，真正做到以健康为中心。患者、家属和所在社区共同参与，围绕健康需要提供人性化、个性化、一体化的服务。通过横向整合卫生服务体系、医疗保障体系、药品供应体系、政府管理体制和运行机制，纵向整合不同层级、不同分工、不同阶段的各个子体系，可以提升社会功能的一致性、公共政策的协同性和行政管理效能。[①] 其中，实现医疗服务公平的功能应该主要由医疗服务的需求面，也就是医疗保障体系来承担。[②] 医保在"三医联动"中发挥着至关重要的杠杆作用，其支付方式和控费措施直接影响医疗诊疗行为、成本及药品销售，对医疗、医药两方产生了"牵一发而动全身"的配置调节功

---

① 王春晓：《三明医改：政策试验与卫生治理》，北京：社会科学文献出版社，2018。
② 顾昕：《全球性公立医院的法人治理模式变革——探寻国家监管与市场效率之间的平衡》，《经济社会与体制比较》2006 年第 1 期。

能，起到"引擎"功效。这些年学界对于医保应从传统的防范经济风险向防范健康危害风险的方向转变的共识正在逐步形成。纵向整合的关键是确定机构定位、分工与协作机构。纵向整合要合并部分机构，以减少角色和职能的交叉与重复。在服务流程、临床路径和规范等方面对体系进行重构。另外，统筹和整合医疗、医药、医保信息是一条非常有效可行的路径，可以为政府公共决策提供支撑，并及时发布监测与预警信息。不同的地方实践和学者对于整合概念的表述可能有所不同，但其理念、结构和最终达到的效果是一致的。随着中国经济实力的不断增长，特别是社会医疗保险管理的升级和互联网技术的发展，势必打破传统医疗服务模式，推动整个卫生健康服务提供体系的解构、融合与重构，从单打独斗的各个子体系向整合型卫生治理体系过渡，最终达到有效的卫生治理，实现人民健康。

第二部分
公立医院改革试点

公立医院改革是一项复杂、浩大的系统工程，通过改革卫生服务体系的管理、服务提供、筹资和资源配置等，可以改善卫生服务的效率、公平、质量和可持续性。当一个国家的经济社会发展水平、政策环境差异较大时，我国作为后发国家，通过自下而上的模式借鉴其他国家的经验做法，探索形成自己的政策，不失为一条可行路径，可以达到事半功倍的效果。在这些年相继出台的一系列改革政策文件中，"试点"成为一个高频词。做试点的最重要目标是在最关键的领域和体制机制上探索出一条路子，形成一个具有可复制性、可推广性的试点经验。

历经 30 多年市场化改革试点后，卫生行政管理体制、药品生产与流通体制有了很大的变化，服务目标从以追求公益性为主转变为全面追求经济效益，公立医院追求个体效益，整体社会效益并不能得到充分体现，特别是整个社会卫生公平性在下降。在逐利机制的影响下，公立医院和药商等既得利益集团逐渐形成，它们对现有运行机制进行改革创新持保留态度。比如，仅仅试图通过大幅降低药品价格来减少医保支出，不可能解决"看病难""看病贵"问题。中国发现公立医院改革需要政府充分介入，才能有效推动各方整合。究竟该如何有效实施各方联动的改革，如何进行有效整合？中央决策者再次选择了政策试验的方式，期待地方可以寻找出答案。在这里面，三明和深圳应该算是最为耀眼的两颗试点明星。它们结合自身的社会经济条件，分别充分运用政府和市场的手段，逐步形成了整合型的卫生治理体系。

本部分详细描述了中国政府关于公立医院综合改革的总体部署，研究分析了国内具有代表性的三明、深圳两市公立医院改革模式，总结两市不同层级（包括三明、三明尤溪、深圳、深圳罗湖等地）在公立医院改革试点方面的经验和不足之处，分析公立医院改革试点的基本特点，把握试点的基本规律，总结分析试点的背景、制度框架、具体做法、进展、成效和主要问题，提炼改革发展趋势。

第五章　中国公立医院改革试点：
一个简要的历史回顾

　　公立医院的社会功能是一个国家的政府和社会赋予它的使命和任务，反映了公立医院在卫生治理体系乃至整个社会经济中的功能定位和作用，是一个国家卫生政策价值取向的集中反映。[①] 公立医院定位为非营利性医疗机构，承担着政府的部分福利职能，因而提高社会效益，特别是社会的满意度，是其追求的主要目标之一。公立医院的布局和运行是否合理、服务是否良好、行为是否规范，直接关系到老百姓的生命健康和就医感受。在中国卫生治理体系中，公立医院一直占据主导地位，起着"主力军"的作用，但是也集医患矛盾、过度医疗、医药费用上涨等问题于一身，历来是医改的重点和关键。因此，公立医院改革的目的在于解民之忧，固国之本。这是事关民众利益的民生工程，关乎社会稳定与公平正义，需要公共政策予以保障和实现。

　　自1949年以来，中国不断进行公立医院改革的政策试验，以求找到合适的卫生治理体系，探索提升卫生治理能力。在计划经济时代，中国效仿苏联模式，建立了公共筹资、公共服务、公共管理三位一体的卫生管理体制。改革开放以后，为适应市场经济转型，中国政府在卫生健康领域引入市场机制，以求通过提升效率来提供更多的卫生健康服务。尽管卫生健康领域仍然存在"看病难""看病贵"等诸多问题，但也正是这孜孜不倦的改革探索，才使中国人均期望寿命、孕产妇死亡率、婴儿死亡率三项健

---

　　① 吴小南、刘菲菲、方鹏骞：《浅议公立医院法人治理结构与医院管理体制改革》，《福建医科大学学报》（社会科学版）2007年第2期。

康指标位居发展中国家的前列，达到中高收入国家的平均水平。不过，就像人类追求健康的理想永远不会停止步伐一样，这场改革也将永无止境，探索仍会持续下去。

本章将探讨 1978 年至今我国公立医院改革试点政策的制度变迁过程。自改革开放以来，我国公立医院改革中至少有两个比较明显的政策试验阶段。以 2009 年新医改方案出台为时间分界点，可划分为市场化、产业化政策试验阶段和政府主导政策试验阶段。两个阶段政策试验的宏观社会背景、问题界定、价值取向、政策目标、政策工具和政策试验过程都有一定差异，但又存在千丝万缕的内在联系。通过试验方式，不断寻求合适的卫生治理体系和提升卫生治理能力的思路一直贯穿在改革过程中。本章希望通过对改革开放以来我国公立医院改革试验历程进行检视，为后续章节中的案例分析和理论探索奠定一个历史制度主义的分析语境。

第一节　市场化、产业化政策试验阶段（1978～2009 年）

这一阶段，中国在经济、社会政策行动中引入一定的市场机制。相应地，这一时期公立医院改革的最大特点在于卫生政策市场化、产业化。具体又可以 20 世纪 90 年代末为分界点，细分为两个时期。第一个时期的试验主要集中在医院内部管理、承包制等方面，第二个时期主要集中在产权改革方面。

一　快速市场化阶段（从 20 世纪 70 年代末到 90 年代中期）

在改革开放初期，伴随各个领域经济体制改革的深入展开，卫生健康领域不可避免地受到解放思想潮流的影响。试点没有规定动作，都是自选动作。一般认为最早的医改始于 1979 年，时任原卫生部部长钱信忠极力主张的"运用经济手段管理卫生事业"的思路开始在全国卫生体系内部生根发芽。① 就在那一年，原卫生部、财政部、原国家劳动总局联合下发《关于加强医院经济管理试点工作的意见的通知》，在公立医院试行定任

---

① 刘娜：《中国医改 30 年：运用经济手段管理卫生事业》，《中国商界》2008 年第 3X 期。

务、定床位、定编制、定业务技术指标、定经济补助、完成任务奖励的"五定一奖"政策措施，并提出政府对医院的经费补助采用"全额管理、定额补助、节余留用"的方式，吹响了医疗改革市场化的号角。

为了推动改革，中央从黑龙江、吉林、山东、河北、浙江5个省中选取5所公立医院作为示范点，赋予医院"剩余索取权"（residual claimant rights）。也就是说，公立医院收入"剩余"控制权实际上开始转移到了医院管理者的手中，而政府只是挂名的所有者而已。公立医院管理者通过基础设施建设、设备设施更新和技术水平提高等措施，不断增强医院的经济实力，从而提高员工的收入及福利待遇。同时，在非营利性经营的前提下，"剩余"不再是由所有者（政府）直接获得回报，而是被医院管理者用于医院发展和继续扩大规模，使医院的资产得到迅速增长。

这种放权的结果是，一方面，政府无形中把发展医院的责任推卸给了医院管理者；另一方面，医院管理者和员工普遍产生了"政府不给钱，医院的钱都是他们辛苦加班挣来的，医院资产也有他们的一份"的观念。这直接导致政府作为所有者的地位在医院员工心目中逐渐淡化和模糊。

在这方面进行探索，北京首钢职工医院和哈尔滨医科大学附属第一医院两个比较典型的案例首先涌现出来。前者将"提高医疗质量、改善服务态度和加强医院管理"作为实行岗位经济责任制的具体举措，将指标层层分解，具体细化到科室、班组和个人。后者则实行"定额管理、质量控制、逐级包干、计分算奖、超（额）节（约）提成"的技术经济责任制。[1]

后来，转换经营机制的"协和经验"和后勤服务社会化的"昆明经验"两个新的试点典型又出现了。1983年，原卫生部派人蹲点北京协和医院，在管理体制、人事制度等方面开始新的探索、新的试点。北京协和医院与其上级主管单位——中国医学科学院签订"定额补助、增收提成"责权利相结合的合同书，实行"上级拨款包干、超收自行支配、亏损不计"的承包制。[2] 另一个典型经验来自昆明市第一人民医院。主要的经验做法

---

[1] 曹荣桂：《中国医院改革30年——历史进程、主要成就与面临的挑战》，《中国医院》2008年第9期。

[2] 常同钦、周汉卿、宋松超等：《医院承包经营责任制的现状与深化改革的设想》，《中国卫生经济》1990年第6期。

是将卫生保洁、洗涤等小范围、低程度的普通后勤服务社会化，并逐渐扩大到病人餐饮、员工食堂等餐饮服务。在此基础上，原昆明市卫生局出台了《昆明市级医院改革试行方案（草稿）》（俗称昆明医改"20条"）。这应该是全国公立医院改革实践中首个比较健全的政策体系，进而吸引了原卫生部于1987年、1988年先后两次派专家组赴昆明考察，并向全国推广"昆明经验"。原卫生部一位老干部是这样评价这一时期的医改的："核心思路是放权让利，扩大医院自主权，基本上是复制国企改革的模式。"①

不过，这一阶段改革的政策诉求主要来自卫生行政部门和医务界，由政府强制措施来保障实施，并没有进入公众议程。也是在这一时期，国务院批转下发了原卫生部《关于允许个体开业行医问题的请示报告》，公立医院一统天下的局面逐步瓦解。

随着改革开放的深入，各种商品价格逐步由市场来决定，包括药品、医用器械、卫生耗材在内的物耗价格飞速上升。由于此时整个国家各行各业百废待兴，财税体制改革也才刚刚开始，无论是政策方针路线还是国民经济的实际运行，政府都把重心放在主导经济发展上。这一时期，政府仍背负着国有企业比重过高的包袱。为此，政府将卫生政策的目标总体上确立为扭转"政府办医院"的局面，"简政放权，多方集资"。通过财政实行"分灶吃饭"，政府逐渐退出了卫生健康领域，财政支持力度被不断削弱，导致整个卫生治理体系出现全行业的政策性亏损。而同时，政府却仍维持对医务人员数量和医疗服务价格的严格管制，这直接影响了卫生健康服务的公平与效率。② 因此，政府只能连续出台多项卫生政策，鼓励公立医院采用"使用者付费"（fee for service）方式来维持自身运转，并在医院内部实行各种形式的承包责任制，以调动医院及其员工的积极性和主动性。

① 陶建群：《医改20年：路在何方？》，《时代潮》2005年第18期。
② 戴平生在《厦门大学学报》（哲学社会科学版）2011年第6期《医疗改革对我国卫生行业绩效的影响——基于三阶段DEA模型的实证分析》一文中，运用三阶段DEA模型实证分析了1985～2009年中国实施的卫生政策改革措施与健康服务供给公平、效率的变化具有很强的关联性，政策效应明显。单纯的市场化不一定有利于提高卫生体系的资源配置效率，因为卫生领域具有很强的外部性和信息不对称特点；健康服务还具有准公共品特点，在卫生资源分配上公平性更加重要，市场化无法直接解决公平性问题。研究证明重大医改政策出台都将对健康服务提供的公平与效率产生重大影响。这不仅又一次证明了科学决策的重要性，而且说明了社会变革的复杂性。

在 20 世纪 70 年代末到 90 年代中期，先后出现了承包经营责任制、技术经济责任制、租赁经营和股份合作制等多种形式的承包制，公立医院管理体制、运行机制开始发生变化。1985 年，国务院批转下发原卫生部于 1984 年 8 月起草的《关于卫生工作改革若干政策问题的报告》，明确要求卫生工作参照国企改革模式，并提出"必须进行改革，放宽政策，简政放权，多方集资，开阔发展卫生事业的路子，把卫生工作搞好"。实行医疗服务与经济收入相挂钩的经营模式，并开始允许公立医院以实际购进价为基础，顺加不超过 15% 的加价率作为药品销售价。

由于之前的改革大都是聚焦在医院内部管理方面，有学者甚至将 1985 年称为"中国医改元年"，全国各级各类公立医院进行由点到面、由浅到深、由单项到综合的改革。[①] 1988 年 2 月，原卫生部、财政部颁布了《医院财务管理办法》和《医院会计制度（试行）》，医院财务实行"统一领导、分级负责、归口管理"，并实行总会计师责任制。政府对公立医院的管理也发生了较大改变，由直接管理转变为间接管理。5 月，原卫生部出台了《关于部属医院试行承包责任制的意见（试行）》，正式拉开国家层面公立医院改革试点的序幕。11 月，国务院批转了原国家教委、国家科委、卫生部等部委《关于深化改革鼓励教育科研卫生单位增加社会服务的意见》。

"医院实行承包责任制参照两权分离的原则，以承包合同形式确定国家、医院的责权利关系，使医院做到经费包干、自主管理的经营制度。"以上海为例，1989 年初，全市 544 个医疗机构中有 166 个单位试行总体承包责任制。[②] 试点经验证明，实行承包责任制可以挖掘内部潜力提高社会效益和经济效益，进而改善医院员工的生活待遇，各地很快纷纷进行了效仿、学习。

同年，国务院进一步批转了原卫生部等《关于扩大医疗卫生服务有关问题的意见》，要求公立医院积极推行各种形式的承包责任制。在落实与

[①] 曹荣桂：《中国医院改革 30 年——历史进程、主要成就与面临的挑战》，《中国医院》2008 年第 9 期。

[②] 蔡秉良、刘国卫：《加强医院管理，提高服务质量——上海部分医院实行承包责任制效果显著》，《中国卫生事业管理》1989 年第 4 期。

卫生行政主管部门达成的合同任务的情况下，公立医院可自主经营、自行管理并拥有决定本单位集体福利和薪酬奖励等分配形式的财务权，可从事相关有偿服务，并根据多劳多得、按劳付酬等方式发放奖金、补贴。这种结余留用和经济激励政策引发公立医院的扩张冲动。

1990 年全国卫生工作会议召开后，公立医院的承包经营责任制和技术经济责任制大都被规范为综合目标管理责任制，并进一步加以推广。与此同时，原卫生部开始在全国开展医院分级管理和医院评审，出台了《医疗机构分级管理办法（试行）》，对分级管理的依据、原则、分级与分等评审程序、分级与医疗收费等做出了规定。自此，公立医院不再按行政隶属关系划分，而是根据其功能、条件、技术和服务质量等综合水平进行评定等级，进而按级别分级管理。

不得不承认，作为中国改革开放初期的标志性事件以及现代企业经营管理中的常见模式，承包制在较短时间内实现了大批医院管理人才的集聚，将有限的卫生资源盘活并达到效益最大化，但由此也产生了一些非常严重的逐利性倾向问题：实行向经济倾斜的承包指标；优化组合被简单扭曲为利益再分配；工作社会化呈单一封闭状态；承包陷入盲目性、竞争性等。这种以经济效益最大化为目标的指导思想，过分强调医院自主经营、自负盈亏，开始出现"大处方"等一些医疗乱象。

1992 年邓小平南方谈话后，全国掀起新的改革浪潮，卫生健康领域进一步向市场化加速推进。1992 年 9 月，国务院下发《关于深化卫生改革的几点意见》，进一步扩大公立医院自主权，调整收费结构，鼓励医院创收，实行药品加成，甚至要求公立医院积极兴办延伸服务的副业或其他产业。公立医院进入大建设、大扩张、大贷款的"裸奔"时期，"看病难""看病贵"问题开始显现。市场化一个明显的表现是政府在卫生事业中地位和作用的弱化。由于政府财政补贴只占医院总收入的 10% 左右，中小型公立医院面临运营困难。1997 年，中共中央、国务院《关于卫生改革与发展的决定》在坚持市场化的基础上进行卫生管理体制改革，树立了以产业模式为标准，建立商业化、市场化的卫生服务制度的政策目标。

这一时期公立医院改革的基本思路是进一步模仿国企改革，其核心内容仍然是"放权让利，扩大医院自主权，放开搞活，提高医院的效率和效益"，而改革的基本做法是"只给政策不给钱"。按"建设靠国家，吃饭靠自己"的指导思想，原卫生部要求公立医院在"以工助医、以副补主"等方面大胆尝试。这些措施基本上很好地延续并升级了 1985 年以来的改革措施，在卫生治理体系内引入承包责任制，实行企业化商业运作，并进一步放开医疗服务市场，允许社会资本进入，鼓励市场竞争。[1] 因此，在很短的时间内，包括公立医院乃至公共卫生机构在内的所有医疗卫生服务机构，都成为实行独立经济核算、具有独立经营意识的利益主体。也就是说，整个医疗卫生事业都融入了市场竞争体系。

从 20 世纪 90 年代开始，虽然政府财政支持不足，但大部分大型公立医院充分用足、用活上述政策，依靠业务创收与银行借贷等金融方式筹集资金，进入了快速壮大和膨胀扩张期，实现"跨越式发展"，进而走上"营利性"道路。不过，这种经济激励方式是一把双刃剑。它一方面确实提高了医务人员的工作积极性和主动性，缓解了服务提供不足现象；另一方面，将医生个人收入与医院收入、科室收入挂钩的方式在很大程度上诱导形成了"过度扩张、过度特需、过度医疗"的现象。

这一时期属于以扩大医院经营自主权为主的政策放开阶段。"效率优先、兼顾公平"的发展模式使整个中国社会对医疗卫生等健康产品与服务的供给模式出现了分歧。市场经济具有盲目性和竞争性，如果把全社会的健康投入产出作为一个整体来看的话，不管采用何种机制配置卫生资源，从量化健康指标上看，相比之前的投入产出效率这一阶段都是低下的，符合边际效用递减规律。[2] 效率的下降意味着成本的提升，在政府对公立医院的投入大幅度减少和医院"自主经营、自负盈亏"的情况下，公立医院被迫进入市场成为竞争主体，不得不通过一些营利性、逐利性的行为来弥补收入的不足，以维持医院的正常运作。其服务目标自然由追求公共性社会转变为全面追求经济。为了弥补不断增加的成本，公立医院只能将成本"转嫁"给患者。在这个过程中，卫生健康服务公共性基本丧失，逐步演变为纯粹的私人物品。

---

[1] 夏冕、罗五金：《我国医疗体制改革的路径分析》，《卫生经济研究》2009 年第 9 期。

[2] 戴平生：《医疗改革对我国卫生行业绩效的影响——基于三阶段 DEA 模型的实证分析》，《厦门大学学报》（哲学社会科学版）2011 年第 6 期。

与此同时，由于整个社会市场经济发展导致收入差距的扩大而出现两极分化，不同社会成员卫生健康服务需要的被满足程度也开始两极化。对于绝大部分国民来说，卫生健康服务需要能否被满足以及被满足的程度，不再依靠国家、单位（集体），而基本上依赖个人和家庭的力量，在边远及农村等贫困地区这种现象尤为突出。这一现象带来的后果是，在还没能很好地解决"看病难"老问题的同时，又产生了"看病贵"的新问题。

二　政府控制下的市场阶段（从 20 世纪 90 年代末期到 2009 年）

21 世纪初，伴随全面推进和深化市场经济体制改革，政府在卫生筹资方式、卫生管理体制等方面进一步进行探索、试验。在这一阶段，决策者认为，公立医院是由政府财政投资建设的，产权分别隶属于其举办主体的政府行政管理部门和国有企事业单位，公立医院实际上并不具有法人产权，存在产权主体虚位现象，即出资人缺位且职责不落实，没能建立和完善法人治理结构，也就无法形成"自主管理、自主经营、自我发展、自我约束"的法人实体，所有权与经营权没有分离。在产权主体缺位的背景下，公立医院实际上存在形形色色的代理人。委托人与代理人之间的信息不对称使政府难以对公立医院管理者的行为和经营绩效进行有效考核、监管，容易形成软预算约束。医院管理者在决定医院重大投资和项目发展、资产处置、资金利用、奖金分配上有过大的权力，可以随意支配国有资产，过度在职消费、行为短期化等行为无疑都导致代理成本增加。这些都成为这一时期公立医院改革试点的着眼点。

自 20 世纪 90 年代以来，国际上公立医院改革的主流是走向放权，并主要采取了自主化（autonomous）和法人化（corporatised）的改革形式。[①]中国政府也尝试对公立医院实施权力下放，加快了对卫生健康领域的"去公益性"和"去福利性"的改革步伐，进一步强化了产业卫生政策的范式，以求提升医院微观层次的活力、动力。不少地方提出"管办分离"，将公立医院的所有权、经营权与监督权"三权分离"。不过，这些试验往往以失败而告终，之后政府又试图收回权力，几轮博弈下来都是以政府的

---

① 李卫平：《公立医院的体制改革与治理》，《江苏社会科学》2006 年第 5 期。

管制措施乏力而告终。这一时期，公立医院改革先后出现了几种模式。在管理体制方面，上海市成立了申康医院发展中心，北京市成立了医院管理局，探索"管办分开"形式。在运行机制方面，上海、镇江、马鞍山、厦门等地探索建立了医院法人治理结构；北京、深圳、潍坊等地尝试公开招聘院长。这些不同模式的试验，分别探索如何合理界定政府与公立医院之间的责权。但因体制问题，这些试验措施步履维艰、效果不佳。

事实上，中国一直处于自主化改革阶段，且政策试验还很不规范，没能有效建立与自主化改革相匹配的制度规范。而法人化改革要求政府有更强的公共治理能力和更高的公共治理水平。① 试验一直在"三权分离"上做文章，而没能建立起有效的绩效评估体系，不能正确引导公立医院管理者追求所有者的目标，导致公立医院继续在单纯追求经济收入、盲目扩张和低效率运行的发展路径上"裸奔"。实际上，"三权分离""管办分开""政事分开"都是借用了国有企业改革的概念，目的是把履行医疗卫生行业监管与公立医院出资人职能的机构分开，建立公立医院法人治理结构。不过，从理论上讲，两者之间的一个本质区别被忽视了。国有企业"三权分离"的主要原因是政府为了追求资产收益，把资产的占有、支配权让渡给职业经理人。而由于公立医院是非营利性机构，政府并不追求其资产收益，所以公立医院"三权分离"的基础并不存在。② 相应地，收益权和执法权的矛盾也就不存在。通俗点讲，就是不存在"裁判员"和"运动员"的矛盾。

然而，在实践上，如火如荼的国有企业产权改革（股份制试点）开始延伸到卫生健康领域。政府开始考虑在怎样的制度约束下可以将市场引入公立医院，从而既实现社会政策目标又可以提高运行效率。政策导向也更加侧重于市场化与经济效益，一些地方政府开始实行完全市场化的公立医院改制试点，并得到国家层面一定的认可和鼓励。2000年，《关于城镇医药卫生体制改革的指导意见》明确提出实行医药分开原则，并"鼓励各类医疗机构合作、合并"，"共建医疗服务集团、营利性医疗机构"，"医疗服务价格放开，依法自主经营，照章纳税"等。因此，从20

---

① 李卫平：《公立医院的体制改革与治理》，《江苏社会科学》2006年第5期。
② 李玲、江宇：《关于公立医院改革的几个问题》，《国家行政学院学报》2010年第4期。

世纪 80 年代政府"只给政策不给钱"逐步发展为"产权改革",即民间通俗说法"卖医院"。

由于大城市大医院体量大、影响范围广、改革风险大,小城市小医院就变成了先行试验对象。1999 年,辽宁海城拍卖了 18 家乡镇卫生院和 3 家市属医院,浙江萧山甚至出售了全部乡镇卫生院,山东临沂、四川通江及射洪也陆续拍卖乡镇卫生院。2001 年,无锡市出台《关于市属医院实行医疗服务资产经营委托管理目标责任制的意见(试行)的通知》,明确提出了托管制的构想;2002 年,上海出台《上海市市级卫生事业单位投融资改革方案》,也开始产权化改革的探索;还有不少地方开始热衷于"医药分家"的试点,将药房从医院中剥离。① 其中最受关注且引起最大争议的是后来被称为完全市场化的"宿迁模式"。从 2000 年开始,江苏省宿迁市开始尝试以拍卖公立医院为主要内容的医院改制,并在此后的 5 年里,全市 135 家公立医院(含卫生院)卖了 133 家。用当地政府的话说:"医疗事业基本实现政府资本完全退出。"

当然这一切的主要根源还是地方政府财政投入不足。国务院发展研究中心社会发展研究部部长丁宁认为:"卫生费用主要来自地方财政,地方财政卸包袱的冲动,是医改市场化方向的重要动力之一。"② 这种卖掉公立医院的做法是否有悖基本健康权的公平正义,也随即引发了全国性的广泛争议。

实际上,这一阶段中国公立医院运行体制机制呈现二元化的特点,处于行政型市场化的制度格局中,③ 即从管理上看,其运营受制于众多政府行政部门的干预。特别是公立医院人事管理仍然高度集中、僵化,较好地保留了计划经济的烙印。但从收支来源上看,其又非常接近国外的私立医院,市场化运作娴熟。公立医院依然背靠政府占据垄断地位,享有政府保护,却让收费走向市场。这种状况以至于让包括原卫生部副部长黄洁夫在内的政府官员和不少学者认为,中国已没有一家真正意义上的公立医院。④

---

① 周梅沙、李亚青、李卫平:《我国公立医院政策演化评述》,《中国医院管理》2005 年第 8 期。
② 刘娜:《中国医改 30 年:运用经济手段管理卫生事业》,《中国商界》2008 年第 3X 期。
③ 顾昕:《行政型市场化与中国公立医院的改革》,《公共行政评论》2011 年第 3 期。
④ 凤凰卫视:《问答神州》之《专访人体器官捐献与移植委员会主任委员黄洁夫》(下集),最后访问时间:2019 年 12 月 30 日。

因此，这个阶段的公立医院改革颇受非议。

这一阶段的改革从一开始便定位为市场化取向，希望借助市场配置资源的高效率来解决卫生健康服务供需矛盾，试图以"利润最大化"建立良好的供求关系。事实上，政府几乎不再把医院视为事业单位，而视为企业，大量采用了经济刺激的政策和手段，比如：允许公立医院利用收支结余自由发放奖金；允许公立医院向社会筹资，利用各种贷款发展建设；允许公立医院利用特需服务、药品加成、高新技术补偿基本卫生健康服务等。这一系列措施的实施在很大程度上调动了医院微观层面的积极性，释放了卫生健康服务的供给能力。公立医院的运营已不再完全依赖政府投入，服务供给效率有了显著的改善，在较短的时间内弥补了资源不足，提高了服务供给能力，为满足国民不断增长的卫生健康服务需要打下了坚实的物质基础。但这种"只给政策不给钱"的做法，并未触及体制和机制的深层次问题。

从医学专业的角度来看，商业化、市场化倾向的体制变革以利益为导向，导致公立医院公益性淡化、逐利性增强，公立医院的服务重点和技术路线选择逐步偏离基本社会需求和医学本质，轻预防、重治疗，轻适宜技术、重高新技术等倾向越来越突出。

从费用的角度来看，在创收的利益驱动下，"大处方"、"大检查"、大量高新技术引入等导致卫生费用逐年攀升，超过了 GDP 的增长率和居民可支配收入增长率。卫生费用的攀升所带来的严重后果之一是卫生筹资公平性大幅度降低，导致患者的卫生费用负担逐步加重。这一时期，城乡居民未就诊率、未住院率呈逐步上升趋势，特别是收入越低未就诊比例越高。也就是说，一个规模日益扩大的陷入"生不起病、看不起病"境地的群体产生了。[1]

从卫生资源配置的角度来看，卫生资源总量相对集中、结构失衡。一方面，由于城市资源配置过度，不能被充分有效利用，服务供大于求，卫生健康服务设施出现闲置现象，同时这又引发了供给者诱导需求和消费者过度消费行为，造成极大的损失和浪费。另一方面，市场化改革扩大了公

---

① 曹建华等：《卫生服务公平性理论及方法研究》，《西北医学教育》2006 年第 6 期。

立医院的规模，提升了服务供给能力与技术水平，较好地体现了效率原则。这种片面追求微观效率的做法，尽管使一些公立医院在短时间内取得了较好的经济效益，但从长远来看，这不过是一种"杀鸡取卵""竭泽而渔"的运营方式。更多边远、贫穷地区的基层医院开始陷入"入不敷出""捉襟见肘"的困境，造成了社会总体效率下降的局面。

事实上，为了解决医疗市场化、产业化带来的卫生资源布局和结构不合理的问题，从 20 世纪 80 年代起，中国政府在宏观上实施区域卫生规划，试图通过国家制定的卫生资源配置标准来实现卫生资源高效、公平、合理、分类配置。然而，石光的调查显示，区域卫生规划调整卫生资源配置、病人流向以及控制大型医用设备过快增长的目标没有实现；[①] 在被调查对象中，54.3% 认为全国区域卫生规划政策执行没有成效，45.7% 认为当地区域卫生规划政策执行没有成效。[②]

学界对地方政府执行区域卫生规划的政策评价则更差。他们认为，只要政府投入不到位，公立医院就要依靠"以药养医""以检养医"生存，那么区域卫生规划中关于设备控制等基本建设方面的目标就很难避免落空。医疗服务是人道主义服务的领域，对市场机制的适用性难免受到社会质疑。不过，也有一些学者认为，在整个国家的经济体制向市场经济的全面转轨中，在公共财政补助比重持续下降的过程中，公立医院改革试点存在的问题能否简单归咎于市场化，还是值得商榷的。毕竟，它事实上是一个缺乏市场规则、缺乏监管和价格政策不合理的扭曲市场。[③] 这一阶段，改革的出发点既强调医院在市场中的发展，也强调它的社会保障功能，但结果是强化了医院的逐利行为。不少学者认为，公立医院改革再也不能"摸着石头过河"了，而要从社会发展角度进行系统的整体设计。[④]

因此，可以说，这一阶段中国卫生治理体系过分推崇"效率优先"模式。它不仅没能解决卫生健康服务分配不公、人人享有卫生保健等问题，也没能解决因病致贫、因病返贫的恶性循环问题。单纯依赖市场机制的作

---

① 石光：《我国区域卫生规划政策的实施效果评价》，《中国卫生经济》2005 年第 7 期。

② 石光：《区域卫生规划政策执行效果的定性调查分析》，《中国卫生经济》2005 年第 8 期。

③ 李卫平：《公立医院的体制改革与治理》，《江苏社会科学》2006 年第 5 期。

④ 李卫平：《公立医院的体制改革与治理》，《江苏社会科学》2006 年第 5 期。

用，卫生资源的配置往往以牺牲公平为代价来换取最大的效率，而且会因为市场对卫生健康服务价格体系的诱导，出现医疗卫生行业效益与社会健康利益矛盾的激化，进而导致卫生治理体系运作的混乱和社会公平机制的破坏。这使卫生健康服务供给效率在低位徘徊了 10 年之久，[①] 对卫生健康服务资源和服务供给公平、效率均产生了消极影响。

就整个社会而言，这一阶段的改革不但影响了医院微观效率的提高，而且在一定程度上造成了宏观效率的低下，卫生费用不合理增长。这直接影响了社会成员最基本卫生健康服务需要的满足，也带来了贫困、公众不满情绪增加、群体间关系紧张等一系列社会问题。

事实上，人们在批评公立医院效率低下的时候，往往忽视了它们不仅有保值保本压力，而且要惠及穷人、边远地区。正如美国国会如果不要求全美铁路公司服务人口稀少的农村郊区，这些公立公司很有可能是赢利和有效率的。[②] 所以，公立医院效率不高，应该客观分析其真正的原因。李玲认为，这一时期，中国卫生治理体系最大的矛盾已经不再是改革开放前的效率低下和供给不足，而是公平性不够和控制成本不力。[③]

自从实施以市场为导向的经济改革后，对公平的定位已远远低于效率，前者作为社会规范的支持力量逐渐丧失。[④] 随着改革的不断深入，卫生行政管理体制、药品生产与流通体制有了很大的变化，服务目标从以追求公益性为主转变为全面追求经济效益，商业化、市场化、产业化特征明显。同时，一些弊端也显露出来，尤其是"非典"的暴发。2005 年 7 月 28 日，《中国青年报》一则《国务院研究机构称，我国医改基本不成功》的报道，将舆论推向沸点。这份由国务院发展研究中心和世界卫生组织合作课题组所作的题为《中国医疗卫生体制改革》的研究报告认为，医改困局的形成，是近 20 年来医疗服务逐渐市场化、商品化引起的，与政府对

---

① 戴平生：《医疗改革对我国卫生行业绩效的影响——基于三阶段 DEA 模型的实证分析》，《厦门大学学报》（哲学社会科学版）2011 年第 6 期。

② Fukuyama, F. "What Is Governance?" *Governance*: *An International Journal of Policy, Administration, and Institutions* 26 (2013): 347 – 368.

③ 李玲、江宇、陈秋霖：《改革开放背景下的我国医改 30 年》，《中国卫生经济》2008 年第 2 期。

④ 王绍光：《政策导向、汲取能力与卫生公平》，《中国社会科学》2005 年第 6 期。

卫生医疗事业的主导不足、拨款不足有关。所以，报告认为，核心问题在于强化政府责任，医改路向选择上应以政府为主导、以公有制为主体，坚持医疗卫生事业的公共品属性。随后，对于应由市场主导还是政府主导的争论也达到了一个新的高峰，并为下一个阶段的政策试验埋下了伏笔。1984~2007 年中国历次重大公立医院改革事件如表 5-1 所示。

表 5-1　1984~2007 年中国历次重大公立医院改革事件

时间	发文单位	改革指导文件	相关内容特征
1984 年 8 月	卫生部	《关于卫生工作改革若干政策问题的报告》	简政放权、多方集资
1988 年 5 月	卫生部	《关于部属医院试行承包责任制的意见（试行）》	经费包干、自主经营
1992 年 9 月	国务院	《关于深化卫生改革的几点意见》	减少各级财政支出、完善市场补偿机制
1997 年 1 月	中共中央、国务院	《关于卫生改革与发展的决定》	以产业模式为标准，建立商业化、市场化的卫生服务制度
1998 年 12 月	国务院	《关于建立城镇职工基本医疗保险制度的决定》	企事业单位减负，提高个人支付水平
2000 年 2 月	国务院	《关于城镇医药卫生体制改革的指导意见》	加强行业管理，控制药品价格
2002 年 10 月	国务院	《关于进一步加强农村卫生工作的决定》	增加财政卫生支出，建立农村医疗保障和医疗救助制度
2007 年 7 月	国务院	《关于开展城镇居民基本医疗保险试点的指导意见》	增加财政卫生支出，扩大医疗保障范围

总体上，这一阶段公立医院改革试点是一个渐进式改革过程，也是一个"摸着石头过河"的不断"试错"过程。因而，它更多的是狭义上的政策试验，是各地为了印证某个已经成型的政策文本在当地实施的正确性、可行性，在一定范围内进行的一种局部性的决策实施行为没能上升到国家政策生成环节。这一阶段的改革事实与裴敏欣的观点是不同的，[①] 政策试验特别是社会领域政策试验并不都是为了突破现有制度障碍而进行的"试对"，"试错"也是可能的答案。而下一阶段公立医院改革历程又证

① Pei, M. "Is CCP Rule Fragile or Resilient?" *Journal of Democracy* 23 (2013): 27-41.

明，政治层面对于政策试验的宽容并不等于政治权力不会干预政策试验内容的选择和政策试验结果的评估。[①]

这一阶段试点的失败说明，政府在卫生健康服务领域中角色的缺失与扭曲，其实反映的是政府在卫生健康服务领域缺乏社会政策的理念和价值。第一，对健康需要作为人类的第一需要，缺乏足够的认识；第二，没有把卫生健康服务作为国家向所有公民提供的一个基础性服务、普惠性服务；第三，没有把"为健康投资"作为最具优先性的公共支出；第四，没有建立起基于公民健康需要的卫生体制；第五，缺乏卫生健康服务多元供给的政策理念和政策设计；第六，缺乏对如何更好地发挥政府在卫生健康服务中的作用的政策辩论。

第二节 政府主导政策试验阶段（2009 年至今）

尽管公立医院改革的步伐从未停止，但不管是官方还是学界都认为，这些年来公立医院改革仍严重滞后，特别是 2009 年的新医改以来，在基层医改快速推进且不断暴露出新问题的背景下，批评公立医院改革还没有真正开始的声音逐渐增大。与政府财政不断增加的巨额投入不相符的是，许多城市群众对"看病难""看病贵"的认识似乎没有改变。

反思前 30 年的改革历程，中央决策者似乎觉察公立医院改革不能仅仅是"摸着石头过河"了，确实需要从社会发展的角度进行系统的整体设计。原国务院医改办专职副主任、国家卫健委体改司司长梁万年曾表示："我们对看得准的东西要全力推进。对有的改革，一时顶层上还看的不准，具体路径上还没有形成共识的情况下，基本的做法是试点先行。"[②] 做试点的最重要目标是在最关键的领域和体制机制上探索一条路子，形成一个具有可复制性、可推广性的试点经验。但是中国幅员辽阔、人口众多，各地的社会经济、卫生资源与民众的卫生健康需要和条件不完全一致，所以试

---

① Mei, C., & Liu, Z. "Experiment-based Policy Making or Conscious Policy Design? The Case of Urban Housing Reform in China." *Policy Sciences* 47 (2014): 321 - 337.

② 国务院新闻办公室：国家卫计委 2016 年深化医改重点工作任务等发布会，http://www.scio.gov.cn/xwfbh/gbwxwfbh/xwfbh/wsb/Document/1476075/1476075.htm，最后访问时间：2019 年 12 月 30 日。

点过程中特别考虑到分类的问题。因此，从 2012 年以来，国家层面连续出台了多份公立医院改革试点的指导性政策文件，采取先易后难、先外围再攻坚的"层层剥笋"的方法，从一县、一市、一省，分级分层试点，一城一池，逐个突破。按照"试点"和"推广"的两个核心步骤，以"县级"和"城市"两路并进的形式推进此轮中国公立医院改革试点。在鼓励地方积极探索实践的同时，中央紧跟试点的进程，密切地指导、关注、总结、提炼试点经验。这种在中央政府强势主导下的卫生政策试验与之前有何不同？效果如何？分析如下。

一 县级公立医院改革

（一）"先试先行"：试点的展开

"先试先行"，指的是启动政策试验，实施第一轮试点工作，它构成了广义上的整个政策试验过程的前半阶段。先试先行一般包括选点、组织、设计、宣传和培训、督导和评估、校正六个环节，它们共同构成了实施一个周期的试点工作完整且依次递进的基本步骤。[①] 当然，这六个环节及其先后顺序并不是绝对的，在实际操作过程中可能会跳过某一环节，或者同时实施几个环节。

1. 选点

由于受到旧体制机制的严重束缚，试点往往是需要在一定的优惠条件下才取得突破和实质性的进展。与大部分政策试验类似，此次县级公立医院改革试点也挑选各方面条件和基础都较为优越的县和县级公立医院作为试点。

2012 年 6 月，国务院办公厅印发了《关于县级公立医院综合改革试点的意见》（国办发〔2012〕33 号），要求在全国选择 300 个左右的县（市）进行改革试点。在各地政府申报的基础上，原国务院医改办确定了第一批 311 个试点县（东部 6 省市 83 个县，中部 7 省市 136 个县，西部 5 省市 92 个）。同时，各省（区、市）还自行选取了 454 个县（市）作为省级试点县。2014 年 7 月，国家又确定了第二批 700 个试点县（东部 6 省市 156 个

---

① 周望：《中国"政策试点"研究》，天津：天津人民出版社，2013。

县，中部 8 省市 250 个县，西部 11 省市 294 个），相应各省（区、市）自行选取了 352 个县（市）作为省级试点县。不过，与经济政策试点是从各地或各部门主动申报中挑选出来的不同，此轮改革试点"地方政府申报试点的积极性并不高，大都是中央主动与我们省沟通后，由地方政府在我们省里的要求下被动申请，甚至是上升到'政治任务'高度以'派工'的方式才将试点工作任务完成"。①

2. 组织

为了克服中国行政体制的最大弊端——官僚碎片化和协调问题，2006年 6 月 30 日，国务院第 141 次常务会议决定，成立由国家发改委和原卫生部牵头，财政部、原人事部等 16 个政府部门参加的深化医药卫生体制改革部际协调工作小组。在此基础上，2008 年 12 月，国务院在国家层面成立由政治局常委、时任国务院副总理李克强任组长的国务院深化医药卫生体制改革领导小组（简称"国务院医改领导小组"），下设领导小组办公室（简称"国务院医改办"），具体工作由国家发改委承担，国家发改委负责人任国务院医改办主任，原卫生部、财政部、人社部负责人任副主任。2010 年 7 月，中央编办批复国务院医改办的机构设置，明确了编制和职责。2013 年 4 月，国务院重新调整了医改领导小组成员，由政治局委员、副总理刘延东任组长，由国家卫计委、财政部、发改委、人社部 4 个部门的负责人任副组长，民政部、国家食品药品监管总局等 16 个部门的负责人参加。根据中央深化改革领导小组中长期改革实施规划，公立医院改革工作由原国家卫计委、财政部牵头负责。各有关部门按照各自职责，密切配合，共同做好改革试点组织推动工作。原国家卫计委新设立了体制改革司承办国务院医改领导小组及其办公室的具体工作，除了研究提出深化医改重大方针、政策、措施的建议，督促落实领导小组会议议定事项的职责外，还特别明确"承担组织推进公立医院改革工作"。国务院医改办下设 4 个小组，分别是综合组、政策组、公立医院改革组、督导组（后来，进一步细分为综合协调处、信息宣传处、政策研究处、改革指导处、绩效督导处和公立医院改革处 6 个处室）。从专门的公立医院改革机构设

---

① 来源于个人访谈资料。

置上，我们可以看出公立医院改革的重要性与艰难程度。正因为如此，此轮公立医院改革试点得以在中央的强力驱动下推进。

3. 设计

2009 年 3 月，中共中央、国务院《关于深化医药卫生体制改革的意见》（中发〔2009〕6 号）明确提出要推进公立医院改革试点。2010 年 2 月，原卫生部等 5 部门联合印发了《关于公立医院改革试点的指导意见》（卫医管发〔2010〕20 号）。《"十二五"期间深化医药卫生体制改革规划暨实施方案》（国发〔2012〕11 号）明确要求，"十二五"期间要全面推进县级公立医院改革。2012 年 6 月，国务院办公厅印发了《关于县级公立医院综合改革试点的意见》（国办发〔2012〕33 号）。同期，原卫生部、财政部、国务院医改办联合印发了《关于确定县级公立医院综合改革试点县的通知》（卫医管发〔2012〕43 号），在全国确定了第一批试点县，县级公立医院综合改革试点正式启动。上述 5 份文件为县级公立医院综合改革试点做出了方向性的政策指引。

为使试点工作更有实操性，原国家卫计委牵头起草了《关于推进县级公立医院综合改革的意见》，3 次征求国务院医改领导小组各成员单位意见后，于 2013 年 12 月 25 日经国务院医改领导小组组长办公会审议通过。会后，各有关部门反复修改，直至 3 个月后，经国务院同意，原国家卫计委、财政部等 5 部门联合印发了文件，明确了拓展和深化县级公立医院综合改革的时间表和路线图。之后，原国务院医改办还下发了《关于县级公立医院综合改革试点工作安排分工方案的通知》，明确部门责任分工。2014 年 4 月，原国家卫计委、财政部、原国务院医改办根据具有较好改革基础、有一定的代表性等遴选原则，兼顾各省份提出的优先次序，确定了第二批 700 个试点县，使国家级试点县总数达到 1011 个。同年 12 月，原国家卫计委、财政部、原国务院医改办增补了福建省福清市等 37 个县（市）作为国家公立医院综合改革试点县（市）。也就是说，到 2014 年底，国家级试点县（市）总数达到 1048 个，覆盖了全国一半以上的县（市）。试点县分布在全国 29 个省（区、市），东部地区 276 个、中部地区 386 个、西部地区 386 个。各级政府财政也在试点上给予了资金方面的支持。国家财政每年给每个试点县公立医院综合改革补助资金 300 万元。以 2014

年为例，中央财政补助 33.73 亿元支持县级公立医院综合改革试点和城市公立医院改革试点。

4. 宣传和培训

为推动试点工作，原国务院医改办聚焦宣传引导和培训指导，试图营造舆论氛围。2012 年 6 月 19 日，原卫生部、原国务院医改办联合中央编办、财政部、人社部召开县级公立医院综合改革试点电视电话会议，启动部署县级公立医院综合改革试点工作。当天，原卫生部、原国务院医改办还召开县级公立医院综合改革试点工作座谈会。江苏、湖北、江西、安徽、甘肃、青海、河南、山西、山东、辽宁 10 省代表围绕推进改革试点的思路、进展和建议发言。7 月 23～26 日，原国务院医改办在成都举办了全国医改办系统公立医院改革专题培训班。31 个省、自治区、直辖市医改办负责人参加了培训。7 月 31 日～8 月 1 日，原卫生部在北京举办县级公立医院综合改革试点政策培训班。有县级公立医院改革试点任务的 18 个省（市）卫生厅（局）相关工作的负责人、311 个县级公立医院综合改革试点县（市）人民政府分管负责人、卫生局主要负责人和试点医院院长共计近 1000 人参加了会议。

同样地，此后每年原国务院医改办均会组织 20～30 次国家层面公立医院改革相关会议，比如，推进县级公立医院综合改革试点电视电话会议、城市公立医院改革座谈会、城市公立医院综合改革试点座谈会，以及县级公立医院综合改革工作片会等。并针对全国范围内的县级公立医院进行规模化、系统化和集中化培训。以 2014 年为例，原国家卫计委培训中心受原国务院医改办委托共举办 23 期培训班。试点县分管领导和卫生部门、公立医院负责人等共 4400 人次参加培训。为了进行系统的培训，提升卫生治理能力和科学决策水平，中央举办省部级领导干部专题研讨班，对公立医院改革重点问题进行宣传和政策解读。2014 年 11 月 14～17 日，原国家卫计委专门安排在公立医院综合改革先行先试的明星城市三明市进行培训，全国各省、自治区、直辖市和新疆生产建设兵团的部分市、县政府分管领导、医改领导小组成员单位相关负责人，各级医改办及公立医院负责人共计 700 余人参加培训。2014 年 12 月，系统总结了三明公立医院综合改革基本思路与实践的《三明市公立医院综合改革》一书，由福建人民出版社出版。

5. 督导和评估

在政策执行过程中，随着政策开展和推进，相关部门对政策执行程序及效果进行随时评估，分析政策有无缺陷，是否有利于改善民生及推动社会的进步和发展。在试点期间，国家层面印发《县级公立医院综合改革效果评价实施方案》，部级领导带队开展现场督查，先后开展了两轮评估。

第一轮评估：2013 年 8 月 6 日~9 月 13 日，原国务院医改办会同有关部门，组织专家对第一批 18 个省（市）311 个县级公立医院改革试点县进行综合评估。评估分为两部分：先由各省（市）自行组织试点县对公立医院综合改革的推进情况及实施效果开展自评；在自评的基础上，原国务院医改办选择 48 个试点县进行现场评估，并选择 8 个较为典型的县级医院的经济运行情况开展"解剖麻雀"式的调研分析。通过听取汇报、一对一访谈、实地调查、查阅文件、发放调查问卷等方式，收集评估数据 10 万余个。报告认为，"改革试点总体方向正确，政策基本符合实际，基本路子逐渐形成，以药补医机制开始破除，新的补偿机制初步建立，人事制度、收入分配等方面改革进一步深化，实现了改革的预期目的，为下一步全面推开改革打下了基础"。[1] 不过，报告还认为，"由于地方政府认识不到位、改革缺乏内在动力、相关领域改革相对滞后等三方面原因，导致出现有些地方采取单项改革措施，系统性和综合性有待加强，政府办医责任难以有效落实到位，科学的补偿机制尚未建立，药品招标采购机制需要完善，人事分配制度改革亟须深化，法人治理结构制度建设亟待规范，人才队伍建设滞后，债务负担沉重，监管手段单一"等诸多问题。[2]

第二轮评估：2014 年 10~12 月，由原国务院医改办牵头，会同国家发改委、财政部、人社部、原国家卫计委、国家食品药品监管总局、国家中医药管理局，对有试点县的 29 个省份开展督查评估工作。和第一轮评

---

① 原国家卫计委：《县级公立医院综合改革试点评估报告》，《国务院深化医药卫生体制改革领导小组简报》2015 年第 90 期。

② 原国家卫计委：《县级公立医院综合改革试点评估报告》，《国务院深化医药卫生体制改革领导小组简报》2015 年第 90 期。

估程序一样，第二轮评估分为自评和复评两个阶段。原国务院医改办共派出 12 个督查组开展现场督查。该份评估报告认为，全国 66% 的县（市）取消了药品加成，国家试点县基本已全面取消，试点存在的困难和问题主要有，"一是破除'以药补医'的改革有待进一步深化，县级医院逐利机制不同程度存在；二是县级公立医院债务负担较重，影响运行机制的建立；三是改革的综合性有待加强，政策设计的可操作性需要进一步提升；四是分类指导尚需强化，针对性有待提高；五是组织实施机制尚未理顺，改革存在'肠梗阻'；六是县级医院服务能力亟待提升，改革的技术和管理支撑不够，制约了体制机制改革发挥作用"[1]。

以广东省为例，自 2012 年起，该省开始部署推进县级公立医院综合改革试点。然而，绝大多数医院（广州市 5 家医院于 2013 年 9 月启动）是在再三推动下，才于 2013 年 12 月 1 日正式启动实施药品零差率销售。根据省医改办文件要求，所有县级公立医院需要在 2014 年底前取消药品加成。而实际上到 2015 年 11 月，尚有部分县级公立医院没有落实该政策。实施药品零差率政策，政策设计者期望的重要结果之一是降低患者的医药费用。沈荣生、张丽青、于春富、杨敬等研究表明，公立医院实施药品零差率后，次均门诊费、次均住院费均有不同程度的下降。[2] 但从 2015 年 2 月广东省县级公立医院评估的结果来看，78 家医院实施药品零差率政策后，次均门诊费用、次均住院费用与上年同期相比并未达到政策设计者期望的结果，[3] 药品零差率政策并没有使患者的医药费用降下来，这一结果与田立启、金春林等人的研究结论一致。[4] 改革的目的是在维持医院

---

[1] 原国家卫计委：《县级公立医院综合改革试点评估报告》，《国务院深化医药卫生体制改革领导小组简报》2015 年第 90 期。

[2] 沈荣生：《公立医院改革药品零差率后对药品使用的影响》，《中国医院》2013 年第 1 期；张丽青、陈颖、徐延成等：《修武县公立医院改革的成效及思考》，《中国卫生事业管理》2012 年第 11 期；于春富、牟蔚平：《陕西省县级公立医院改革的做法与启示》，《中国卫生政策研究》2012 年第 8 期；杨敬：《开启公立医院改革的破冰之旅——浙江省开展县级公立医院综合改革探索和思考》，《卫生经济研究》2012 年第 5 期。

[3] 岳经纶、王春晓：《堵还是疏：公立医院逐利机制之破除——基于广东省县级公立医院实施药品零差率效果分析》，《武汉大学学报》（哲学社会科学版）2016 年第 2 期。

[4] 田立启、修海清、陈长忠等：《现行药品加成政策对医药费用的影响研究》，《经济师》2011 年第 12 期；金春林、陈卓蕾、贺黎明等：《上海市实施医疗机构药品零差率与相关补偿政策研究》，《中国卫生政策研究》2010 年第 10 期。

正常运行的同时，最终切实减轻患者就医负担，而不仅仅是降低药占比。患者药品费用并没有因为取消药品加成政策而下降，可以认为单纯的药品加价率控制政策对药品费用的控制作用有限。显然，通过降低药品加成率，仅仅在一定程度上渐进地调整了政府和医院的关系，没有深入推进改革。[①]

6. 校正

有了这两轮全面评估，国家层面对县级公立医院改革进展情况有了一定程度的了解。试点近 3 年，却尚有 1/3 的试点县连第一步的取消药品加成政策都没有落实。面对试点推进缓慢的情况，中央层面显然有些着急，不断组织专家分析，寻找原因，以求校正试点政策中存在的问题。"甚至刘延东副总理也深入介入。比如，2014 年 2 月 13 日，刘延东副总理专门主持召开公立医院改革座谈会，包括李玲在内的 10 位专家受邀参会。"[②]当年 2 月初，詹积富进京先后分别向楼继伟部长、刘延东副总理汇报三明医改情况。"詹积富部长给延东副总理汇报只有一个主题：为什么三明试点经验在其他城市无法推广？10 月 16 日，刘延东副总理又主持召开医改理论和实务专家两个座谈会。"[③] 12 月 21 日，原国务院医改办向各省份、各成员单位下发《关于全面推开县级公立医院综合改革的实施意见（征求意见稿）》。随后，国务院医改办密集召开专家座谈会，收集征求意见，研究全面推开县级公立医院综合改革的政策措施。

不仅如此，原国务院医改办还特别注重智库的专家学者建议和意见。从 2013 年开始，按照国务院医改领导小组第一次会议的要求，原国务院医改办定期梳理需要研究的医改相关政策研究课题，每年委托相关机构和单位开展若干政策课题研究，为进一步完善医改政策决策，巩固医改成果，推进医改深化，提供循证基础和决策依据。课题委托给具有跨学科、多单位的研究团队，要求其具备丰富的理论和实践经验，并有研究重大政策问题的经历。医改办追踪研究进展，由专门的联络员与委托研究机构定

---

① 赵德余、梁鸿：《政策利益相关者行为模式与规则的渐进调整——来自上海医疗卫生改革的经验》，《公共管理学报》2009 年第 2 期。

② 来源于个人访谈资料。

③ 来源于个人访谈资料。

期沟通联系，并要求提交研究简报和中期报告，确保研究报告具有理论高度，政策建议具有可操作性，从而为政策制定提供依据。课题结束后，医改办组织召开课题报告会，听取专家、相关司局和部分地方的意见，进一步修改完善，形成最终研究报告并提交。

（二）由点到面：试点成果的推广

1. 设计

2015 年 5 月，国务院办公厅正式下发《关于全面推开县级公立医院综合改革的实施意见》（国办发〔2015〕33 号），在全国全面推开县级公立医院综合改革。中山大学吴少龙认为，"这份文件包括了众多此前进行小规模政策试点或希望进行改革但尚未进行大动作的热门词汇，可谓将试点过的政策全面而详细的落地，例如医药分家、分级转诊、降低药占比、改革医保支付方式、按病种付费、减少药品流通环节、企业自主定价行为、建立信息公开机制等"。[①] 事实上，众多学者都表示，该意见与此前方案相比更加细致，目标也更加具体，国家层面文件很少将这么详细和具体操作的内容呈现在一个政策文件中。原国务院医改办专职副主任梁万年也在几次全国培训会议上强调其非常具有可操作性，各地需要做的主要是落实政策，大力推进工作。"试点推进速度较快，不排除是考虑担心社会政策推进太慢会造成未试点地区与试点地区的民众无法享受到国家的政策，产生新的不公平。"[②]

在 2015 年全面推开县级公立医院改革的基础上，国家又进一步开展了示范县工作。《国务院办公厅关于印发深化医药卫生体制改革 2016 年重点工作任务的通知》明确，在巩固完善县级公立医院综合改革方面，将加强分类指导和示范引领，选择江苏省启东市、安徽省天长市、福建省尤溪县、青海省互助土族自治县，开展县级公立医院综合改革示范工作，带动面上改革完善。2016 年 12 月 22 日，全国县级公立医院综合改革示范工作现场会在安徽省天长市召开。原国务院医改办主任王贺胜在会上充分肯定了 4 个样板县探索出的不同特色的改革路径。

也就是说，中央政府以直接或间接的方式，对地方政策试点工作的

---

① 来源于个人访谈资料。
② 来源于个人访谈资料。

内容和方式提出了明确的要求，"深度"参与到政策试验的整个过程中。中央政府对于县级公立医院综合改革的参与和干预程度高，推动政策试验的力度大。"每份大政策文件均须经过国务院医改领导小组组长会、全体会议，国务院常务会审定。"[①] 在 2016 年 2 月 23 日习近平主持的中央全面深化改革领导小组第二十一次会议上，福建省三明市专门汇报了关于深化医改情况，并获得充分肯定。[②] 全国各地纷纷涌入三明市试图学习、复制其经验。比如，河北省明确要求 27 家县级公立医院试点，借鉴福建省三明医改模式，探索改革医药、医保、医疗管理体系。

2. 宣传和培训

为配合对全面推开县级公立医院改革政策的认识、理解和落实，2015 年 6 月，原国家卫计委办公厅专门发文对相关培训进行了规范。同时，在国家层面，原国务院医改办通过组织编印县级公立医院改革《工作手册》《案例汇编》、举办县级公立医院改革培训班和师资培训班等形式，加大对改革政策的解读和培训工作力度。比如，2015 年 5 月 18～29 日，原国务院医改办便组织了 2 期县级公立医院综合改革师资培训班。对 385 名来自各省（区、市）和新疆生产建设兵团承担省级培训任务的师资、原国家卫计委领导医改重点联系省份司局联络员、省级医改办负责公立医院改革工作的相关处室负责人，江苏、安徽、福建、青海 4 个医改综合试点省的常驻联络员进行培训。此次培训重点对县级公立医院综合改革文件进行专题解读，并邀请了福建省三明市和石狮市、江苏省张家港市、陕西省子长县、福建省尤溪县、河南省息县、吉林省乾安县 7 个地方进行经验介绍。

2015 年 11 月 25 日～12 月 25 日，原国务院医改办组织了此轮试点以来最大型的培训，分期分批对 31 个省（区、市）、新疆生产建设兵团的医改、卫计、财政、物价等与医改相关部门的职能处（室）负责人、100 个试点城市的相关部门负责人及 44 家原国家卫计委预算管理医院、试点省

---

① 来源于个人访谈资料。

② 新华社：《习近平主持召开中央全面深化改革领导小组第二十一次会议》，新华网，http://www.xinhuanet.com/politics/2016-02/23/c_1118135058.htm，最后访问时间：2019 年 12 月 30 日。

所有省级医院、试点城市二级及以上公立医院、全国所有县级公立医院院长等进行集中培训。培训班共计 7 期，培训人数 1905 人。

在新闻宣传上，此次试点特别注意推进改革措施同步的宣传舆论引导。2015 年两会期间，包括中央媒体在内的各类媒体开始宣传以政府为主导的"三明模式"。2015 年 3 月 31 日，《求是》杂志刊发题为《深化医改正当时——三明模式的启示》的长文，高度肯定三明医改模式。文章肯定了三明市强化政府责任、取消以药补医机制等做法，赞赏了三明市委、市政府敢于动真碰硬的决心和勇气。文章强调，医改迷信市场、把公立医院推向市场的做法，和中国社会主义制度背道而驰。随后，新华社也发表新华时评，认为公立医院作为医疗服务体系的主体，要姓公，不能再搞市场化、商品化改革。

2016 年 2 月 26 日，《人民日报》发表的《三明医改破冰前行》一文试图用一门三兄弟的小故事来形容医疗、医药、医保"三医"的关系和现状。"有这样一门三兄弟：老大开店，老二供货，掌握着家里'钱袋子'的老三，则专职补贴老大的顾客。这是什么奇怪的生意？怎么还有补贴？这个老大叫医院，老二叫医药，老三叫医保。家门分户后，老二想赚钱，赚更多的钱。于是，便扯上老大，通过各种包装，把一种药变成五花八门的十种、百种，再借老大的手卖给患者，反正有老三在'兜底'。看着老二一副包赚不赔的神态，老大也不甘落后，除了帮着多卖药，还滥做检查、滥用耗材。最终，顾客受不了了，老三也兜不住了。"[1] 文章认为，这是"药价高""看病贵"的"病因"真实图谱。直接点明"药"是核心症结。文章详细介绍了三明市如何斩断医药与医院之间的利益链条。

3. 评估

2016 年 4 月，原国务院医改办会同原国家卫计委、财政部、中央编办、发展改革委、人社部共同组织进行了第三次评估。这次评估改为委托第三方评估，由原国家卫计委卫生发展研究中心承担对 2015 年度全国公立医院综合改革效果评价考核工作。以 1977 个公立医院综合改革县（市）

---

① 赵鹏：《三明医改破冰前行》，《人民日报》2016 年 2 月 26 日。

和 100 个公立医院综合改革试点城市为评价对象，采取省内自评和省间复核评价的方式。本次复核考评内容具体、规模空前、要求极高，是此轮公立医院综合改革以来最为全面的评估。原国务院医改办负责人在培训会议的发言中指出，此次评估以发现典型，并加以推广复制为主要目的，旨在全面了解各地公立医院综合改革进展、效果和推进过程中存在的困难、问题，发掘亮点，寻找典型案例，为公立医院综合改革积累经验，为完善政策提供客观依据。同时，此次评估是应财政部要求而开展的，因而效果第一次直接与奖惩措施和责任追究挂钩。

4. 督导

随着试点的推进，除了以往政府系统的督查室强力督导改革任务落实情况外，中央深改组也开始涉足公立医院改革任务落实情况。2015 年底，县级公立医院综合改革被中央改革办列为 2015 年度 20 个专项改革督查重点项目之一。时任中央改革办专职副主任陈一新带队督查广东省县级公立医院改革情况。2016 年，中央深改组和国务院督查室分别对各省份进行 24 项、26 项专项考核。其中，公立医院改革是原国家卫计委、原国务院医改办唯一被纳入国家考核的项目。考核结果作为国务院每年表彰激励真抓实干的地方的主要依据。

二　城市公立医院改革

（一）"先试先行"：试点的展开

1. 选点

2010 年 2 月 12 日，原卫生部、中央编办等 5 部委联合印发了《关于公立医院改革试点的指导意见》（卫医管发〔2010〕20 号），要求各省、自治区、直辖市分别选择 1～2 个城市（城区）作为公立医院改革试点城市。2010 年 2 月 23 日，按照地方党委政府重视、部门协同配合、工作基础较好、有一定的代表性等原则，原卫生部、原国务院医改办联合印发了《关于确定公立医院改革国家联系试点城市及有关工作的通知》（卫医管发〔2010〕23 号），确定辽宁省鞍山市等 16 个城市为首批公立医院改革国家联系试点城市。此次确定的 16 个国家联系试点城市分别是：东部 6 个，包括辽宁鞍山、上海、江苏镇江、福建厦门、山东潍坊、广东深圳；中部 6 个，包括黑龙江七台河、安徽芜湖和马鞍山、河南洛阳、湖北鄂州、湖南株洲；西部 4 个，贵州遵义、云南昆明、陕西宝鸡、青海西宁。2011 年，增补北京市为国家联系试点城市，试点城市总数达到 17 个。同年，原卫生部在 17 个国家联系试点城市建立了公立医院改革试点工作协作组，以期加强交流协作，发挥先行先试的示范引导作用，在体制机制上取得重大突破。

2014 年《政府工作报告》明确提出，"扩大城市公立医院综合改革试点"。根据每个省份有 1 个国家联系试点城市的原则，兼顾各省份申报试点城市时间的优先排序，同年 4 月，原国家卫计委、财政部、原国务院医改办印发了《关于确定第二批公立医院改革国家联系试点城市及有关工作的通知》（国卫体改发〔2014〕21 号），确定天津市等 17 个城市为第二批公立医院改革国家联系试点城市，试点城市总数达到 34 个。两批 34 个国家联系试点城市覆盖了除西藏外的 30 个省（区、市）和 3 个计划单列市，其中东部 12 个，中、西部各 11 个。从第二批国家联系试点城市开始，中央财政对每个新增国家联系试点城市按照 2000 万元的标准予以一次性补助；对所有国家联系试点城市有公立医院的市辖区按照每个 100 万元的标准给予补助。

2015 年《政府工作报告》进一步提出，"在 100 个地级以上城市进行公立医院改革试点"。2015 年 1 月，江苏、安徽、福建、青海被列为第一批医改综合试点省，将 4 个省的所有地级及以上城市纳入试点。同年 5 月 8 日，原国家卫计委、财政部、原国务院医改办联合确定了辽宁省本溪市等 66 个城市为第三批公立医院改革国家联系试点城市。至此，公立医院改革国家联系试点城市达到 100 个，覆盖中国大陆大部分的省份。

2016 年，全国公立医院改革国家联系试点城市扩大到 200 个，占全国 333 个地级及以上城市的 60%，波及面广、增加幅度大。2017 年 9 月底，全国所有城市公立医院综合改革全面启动，取消药品加成。

在国家层面开展试点城市的同时，各省（区、市）也相应开展了省级试点城市工作。各政府部门也同时开展了相关试点。在医疗服务价格改革方面，2016 年，国家发展改革委选取黑龙江省齐齐哈尔市、浙江省杭州市、安徽省滁州市、福建省三明市、山东省青岛市、重庆市、陕西省宝鸡市作为医疗服务价格改革联系示范市。在中医药改革方面，2009年12月，国家中医药管理局批准北京东城、上海浦东新区为国家中医药综合改革试验区；2011年7月，甘肃省被列为国家中医药发展综合改革试验省；2012年5月，河北省石家庄市被列为国家中医药发展综合改革试验市；2013年7月，重庆市垫江县被列为国家中医药发展综合改革试验县；2016年1月，成都市新都区、山东省威海市被列为国家中医药综合改革试验区。2014年8月，国家中医药管理局发布《关于进一步推进中医药综合改革试验区工作的指导意见》，并于12月召开国家中医药综合改革试验区建设工作经验交流会。在健康城市方面，2016年11月，全国爱卫办在浙江省杭州市召开健康城市健康村镇建设座谈会暨健康城市试点启动会，下发《关于开展健康城市试点工作的通知》，宣布了首批38个全国健康城市试点市的名单。

2. 组织及设计

鉴于城市公立医院综合改革的复杂性、重要性，原国家卫计委、财政部牵头组建跨部门的《关于城市公立医院综合改革试点的指导意见》起草工作小组。工作小组实施双组长制，组长由李斌、孙志刚（两位正部级）同志担任，副组长由马晓伟、王保安（两位副部级）同志担任。成员为原国家卫计委相关司局、财政部、中央编办、发展改革委、人社部、中医药局有关司局级同志，联络员为有关单位处级同志。这份文件的起草程序为：多部委商议、国务院医改领导小组审核、国务院常务会议审议、国家深改办审定。实际上，这份文件的出台可谓层层把关、一议再议。"在主要部门达成共识后，国务院医改办向刘延东副总理汇报《指导意见》讨论稿起草有关情况。之后，经国务院医改领导小组组长办公会研究讨论《指导意见》，并形成修改稿。在国务院医改领导小组办公室全体会议审议后，再次征求国务院医改领导小组成员单位意见，并修改完善形成送审稿。然后再分别由国务院医改领导小组全体会议、国务院常务会审议。"① 最后，2015年4月1日，中央深改组第十一次会议审议通过了《关于城市公立医院综合改革试点的指导意见》。

---

① 来源于个人访谈资料。

3. 宣传和培训

为加深各地和各部门对城市公立医院改革试点政策的认识和理解，每一批国家联系试点城市确认后，原国务院医改办都会通过组织编印城市公立医院改革《政策问答》、举办城市公立医院改革培训班和师资培训班等形式，加大对改革政策的解读和培训工作力度。2011 年 7 月，卫生部会同国务院医改办、中央编办等部门在京举办有 17 个国家联系试点城市政府和有关部门领导参加的公立医院改革试点政策与管理高级培训班。2014 年 6 月 13 ~ 14 日在福建省三明市由原国家卫计委、财政部联合召开城市公立医院综合改革座谈会。2014 年 8 月，分三期对 34 个国家联系试点城市人民政府分管负责同志，卫生、财政、医改部门主要负责同志，国家试点城市所在省卫生、财政、医改主要负责同志进行集中培训。2015 年 5 月，原国务院医改办组织了更大规模、更高规格的第三批城市公立医院综合改革培训班。来自 100 个试点城市的政府分管负责同志、卫生和医改等政府部门主要负责同志参加了培训。2016 年 9 月，原国家卫计委、原国务院医改办在福建省三明市联合举办 2016 年城市公立医院综合改革培训班。培训班分 4 期，对各省（区、市）、新疆生产建设兵团、新增 100 个试点城市的卫生计生委、医改办负责同志和相关处室负责同志、部分公立医院院长共 950 人进行了培训。

4. 督导和评估

此阶段改革试点，国家层面明显加大了卫生政策评估和督导力度。从 2014 年开始，基本上每年都进行一次公立医院改革试点评估。2014 年 6 月 9 日至 7 月 16 日，国家卫计委、财政部、国务院医改办会同有关部门，组织有关专家，对 17 个国家联系试点城市和福建省三明市公立医院改革情况进行了评估。评估采取自评与现场评估相结合的方式。通过与政府及相关部门负责同志、医院院长和医务人员座谈、发放调查问卷、比对药品价格等方式收集数据。评估以现有的政策为依据，以问题为导向，以体制机制改革为重点，强化量化考核，深度剖析原因，力求客观真实，为完善公立医院改革顶层设计提供科学依据。

从原国务院医改办发布的评估报告来看，试点改革取得了一定的经验。在管理体制方面，鞍山、七台河、芜湖、潍坊、遵义等地成立市政府公立医院管理机构，由市领导担任部门主任，相关部门参与，在卫生部门下设执行或办事机构，或者由卫生局负责同志担任办公室负责人；北京、洛阳等地在卫生局内成立管理公立医院的专门机构，管理医院人财物，行使出资人职能；镇江和宝鸡等地直接委托卫生行政部门履行出资人职责，政府不设立新的专门管理机构；深圳、马鞍山、昆明等地在卫生行政部门之外成立公立医院管理机构。在人事分配制度方面，三明市探索建立"年薪制"；镇江、昆明、宝鸡等地探索建立全员聘用制。在补偿机制方面，多数城市取消了药品加成，完善了补偿机制；北京、上海、绍兴、镇江等地通过调整医疗服务价格和改革医保支付制度，充分发挥医保基金的补偿、激励、约束作用；深圳、厦门等地通过医疗服务价格调整、财政投入和医院自我消化等多渠道补偿机制，对取消药品加成予以补偿。在鼓励社会办医方面，宿迁、昆明、东莞、潍坊等地积极探索多元化办医模式。此外，还有一些地区在优化医疗资源布局、分级诊疗、药品采购、医院信息化建设等方面进行了积极探索。①

虽然试点城市完成了医保、公共卫生、基层医疗服务体系、国家基本药物制度、公立医院改革试点五项任务，但每一项任务之间缺少配合，也带有很强的地域性特点。很少有城市能将公立医院改革的各项措施全面落实，通常只能在一两个方面做得相对较好。因此，《深化医药卫生体制改革 2014 年工作总结和 2015 年重点工作任务》对于成绩仅仅有寥寥数语表述，"从评估情况看，改革试点总体方向正确，各地对推动改革的认识不断深化，试点城市公立医院收支结构日趋合理，医务人员收入水平稳步提升，医药费用过快上涨的势头得到初步遏制。试点城市三级公立医院次均诊疗费用和人均住院费用增长率得到有效控制，分别从改革前的 9.14% 和 12.71% 下降到 5.34% 和 3.95%，群众医疗费用自付比较改革前降低了 10 个百分点左右"。②

而在存在问题方面，报告列了不少。特别是报告给了这样的定论："2014 年国家出台了一系列医改政策文件，有关部门开展了多次督导检查，

---

① 参见《国务院深化医药卫生体制改革领导小组简报》2014 年第 62 期。

② 国务院办公厅：《国务院办公厅关于印发深化医药卫生体制改革 2014 年工作总结和 2015 年重点工作任务的通知》（国办发〔2015〕34 号），2015 年 5 月 9 日。

发现仍有些政策停留在文件上，没有落地。"① 由此我们可以看出，17 个第一批公立医院改革国家联系试点城市实际上都没有取得应有的成果。这一点还可以从 2015 年 6 月的全国城市公立医院改革座谈会上决策者的发言中得到印证："通过前几年的城市公立医院改革试点，全国没有一个试点城市能够提供可大面积推广的模式和经验。"②

有意思的是，非试点城市福建三明的医改尝试引起了关注。2014 年 2 月，国务院副总理刘延东专门到三明考察。③ 随后，城市公立医院综合改革试点座谈会也选择在三明举行，原国家卫计委主任李斌和财政部原副部长王保安分别出席并发表讲话。此次会议被外界解读为两部委对"三明模式"的肯定，是这一模式即将推向全国的信号。

国家频繁通过座谈会形式推进公立医院改革试点。此类型座谈会一般都要求试点城市政府部门负责人参与，名义上是座谈会，实际上也是某种形式的督导。比如，2015 年 2 ~ 3 月原国务院医改办分别在广东省珠海市、河北省唐山市和甘肃省银川市分东、中、西三个片区召开了第二批公立医院改革国家联系试点城市工作座谈会，听取部分第二批公立医院改革国家

---

① 国务院办公厅：《国务院办公厅关于印发深化医药卫生体制改革 2014 年工作总结和 2015 年重点工作任务的通知》（国办发〔2015〕34 号），2015 年 5 月 9 日。报告认为，"医改是一项长期艰巨复杂的系统工程，特别是随着改革向纵深推进，面临一些较为突出的困难和问题。主要表现在：一是体制机制创新有待进一步强化。如，一些地方的改革仅聚焦于医保扩面提标、医院内部管理和发展等方面，深层次体制机制改革相对滞后；符合行业特点的人事薪酬制度尚未建立，基层卫生人才服务模式和激励机制改革有待拓展深化，人才队伍建设滞后等问题对改革的制约较为突出；有序的就诊秩序尚未建立，医疗资源浪费与不足并存。二是改革协调联动需进一步增强。例如，一些地方公立医院改革仅取消了药品加成，其他方面改革推进缓慢；各项医疗保障制度尚未形成无缝衔接，重特大疾病保障机制有待进一步建立健全；药价虚高现象仍不同程度地存在，综合施策控制医药费用不合理过快增长的机制尚待建立。三是改革推进力度有待进一步加大。一些地方医改重点工作任务推进缓慢，没有解决好政策落实'最后一公里'的问题。2014 年国家出台了一系列医改政策文件，有关部门开展了多次督导检查，发现仍有些政策停留在文件上，没有落地。四是改革的外部因素对深化医改带来深刻影响。随着工业化、城镇化、人口老龄化进程加快，经济发展进入新常态，经济下行压力加大与群众健康需求日益增长的矛盾不断凸显，医疗资源总量不足和结构性矛盾等问题更加突出，这些都对深化医改提出了新的严峻挑战"。

② 李张光：《"医改"试点的破局之困》，《民主与法制时报》，http://www.mzyfz.com/cms/ben-wangzhuanfang/xinwenzhongxin/zuixinbaodao/html/1040/2015 – 06 – 08/content – 1129368. html，最后访问时间：2019 年 12 月 30 日。

③ 新华社：《刘延东在福建考察：确保医改成果惠及全体人民》，中央政府门户网站，http://www.gov.cn/ldhd/2014 – 02/21/content_2617959. htm，最后访问时间：2019 年 12 月 30 日。

联系试点城市改革进展和面临困难的汇报。

2015 年 8 月，国家卫计委、财政部、中央编办、发展改革委、人社部 5 部委联合下发《关于印发城市公立医院综合改革试点效果评价实施方案的通知》，要求每年进行一次评价。评价方式包括地方自评和复核评估。年度评价结束后，对各试点城市评价结果进行定量和定性分析，并进行排序。在原国家卫计委 2015 年 8 月 6 日召开的例行新闻发布会上，原国务院医改办公立医院组和政策组负责人傅卫副司长介绍公立医院改革有关工作进展情况，并"要求各个省区都要建立相应的督导考核评估问责机制，来推动各个试点地区整体推进改革的任务。国务院医改办也要建立相应的改革通报制度，及时通报各地改革的进展，对改革滞后的这些地方要建立相应的约谈、通报，来认真查找工作落后的原因，并督促整改。对于一些相应的执行不力或者改革不到位的，也要建立相应的问责机制。对表现突出的也要给予一些政策倾斜的奖励"。①

正如前文所述，2016 年 4 月，国务院医改办组织相关部门委托原国家卫计委发展研究中心开展了一次大规模的对包括城市公立医院改革在内的督导评价。这是第一次由第三方进行评估。原国务院医改办制定了一系列关于改革效果评价的相应指标和办法，对各地改革落实情况进行督导。此次评估第一次将评估结果与中央财政资金拨付挂钩。按照要求，2017 年又进行了一次评估。但由于原国家卫计委发展研究中心是原国家卫计委下属事业单位，对于第三方评估的公正性难免有所影响。

除了官方组织的这两次评估外，学界也在密切关注试点效果。不少研究机构和学者等第三方也开展了评估。比如，2013 年 7 月，中国人民大学王虎峰教授主持的国家社会科学重点课题"我国公立医院改革试点目标、任务及配套政策跟踪调查研究"课题组就发布了《公立医院改革试点评估报告》。该报告对 17 个国家联系试点城市进行了面上评估，并对 3 个省级试点城市进行了点上跟踪调查。

---

① 国务院新闻办公室：国家卫生计生委就深化医药卫生体制改革等情况发布会，http://www.scio.gov.cn/xwfbh/gbwxwfbh/fbh/Document/1443994/1443994_1.htm，最后访问时间：2019 年 12 月 30 日。

（二）由点到面：试点成果的推广

2015 年 5 月，国务院办公厅印发《关于城市公立医院综合改革试点的指导意见》（国办发〔2015〕38 号），明确提出"到 2017 年，城市公立医院综合改革试点全面推开"，尽管当时各界普遍认为城市公立医院综合改革仍没有成熟的模式。

2015 年，国务院医改领导小组开始实行综合医改试点省。第一批综合医改试点省包括江苏、安徽、福建、青海 4 个省份。这些试点省行政区域内的所有公立医院全部参加改革试点，范围进一步扩大。以省为单位进行试点是政策试验传统的延续，同时也预示着政策创新的重点由碎片化政策试点向全面协同试验区转型。"2015 年 12 月 16 日，刘延东副总理听取了第一批综合医改试点省的工作汇报，要求原国务院医改办认真梳理总结试点经验做法，研究提出新增试点省份的建议。"① 因此，原国务院医改办一方面组织专家分赴 4 省调研，另一方面组织原国家卫生计生委、财政部、人社部等医改领导小组副组长单位听取了江苏、安徽、福建、青海情况汇报。专家调研和专题研讨分析都印证了一个观点，"以省域为单位开展综合医改试点的决策是正确的，要在系统总结推广成功经验的基础上，进一步扩大试点范围，形成连片示范效应，拓展改革成效"。② 不久，原国务院医改办将上海、浙江、湖南、四川、重庆、陕西、宁夏纳入第二批综合医改试点省份，区域联动推进综合改革，进一步增强改革的整体性、系统性和协同性。区域辐射带动作用相对较强，上海、浙江两省（市）可与江苏、安徽形成连片推动的示范效应。四川、陕西作为西部省份代表，具有一定的示范性和典型性。将上海列入综合试点显示了中央本轮医改的决心。毕竟上海市是全国公立医疗资源最为集中、发达的地区之一，医改必然触及众多利益集团的利益，而选择上海是否意味着本轮改革先选择了"啃硬骨头"？

2016 年 3 月 23 日，主持国务院医改办工作的副主任马晓伟在国务院医改领导小组会议上提出了"8 个必须"，将三明经验作为综合试点的基本经验进一步推广。

---

① 来源于个人访谈资料。
② 来源于个人访谈资料。

一是综合医改必须由党政"一把手"亲自负责，由一个领导分管"三医"工作。各级医改领导小组组长要由党委、政府主要负责同志担任，医保、医疗、医药相关部门由一位分管领导统一负责并充分授权，确保政策出台联动高效、执行有力。成立公立医院管理委员会，履行政府办医职责。

二是基本医保管理经办必须实现"三保"合一，成立相对独立的医保基金管理中心。医保基金管理中心承担基金管理、药品采购、价格谈判等综合职能，实行招采合一。由政府直管或暂由财政部门等第三方代管，实行垂直管理，地市级统筹。

三是流通领域改革必须实行"两票制"，进一步压缩药品价格虚高的"水分"。完善药品耗材集中采购，实行量价挂钩，鼓励跨区域联合采购，提高药品配送集中度。借鉴三明经验，推行"两票制"，压缩中间环节，降低虚高价格。积极推进高值医用耗材集中采购。

四是公立医院改革必须坚持"腾笼换鸟"，建立科学运行新机制。按照"腾空间、调结构、保衔接"的步骤，通过集中采购、医疗行为监控等措施降低虚高药价和不合理医疗费用，腾出空间主要用于调高反映医务人员技术劳务价值的医疗服务价格，调高部分与医保报销相衔接，推动公立医院建立运行新机制。

五是调动医务人员积极性必须改革人事薪酬制度，实行编制备案制。合理核定公立医院编制总量，实行编制备案制。落实公立医院用人自主权。加快建立符合医疗行业特点的人事薪酬制度，并实施综合绩效考核，考核结果与收入分配挂钩。实行院长年薪制，探索医务人员目标年薪制。对政府办基层医疗机构，允许收支结余一定比例用于绩效工资。

六是提升卫生系统整体效率必须加快推进分级诊疗。推广镇江等地经验，组建多种形式的医联体，规范医疗联合体的运行和管理，推动优质资源下沉基层。结合大丰、厦门等地全科医生签约服务经验，开展家庭医生签约服务，转变基层服务模式。按照"基层首诊、双向转诊、急慢分治、上下联动"的要求，改革现行不合理的医保、价格、绩效考核等相关政策，为推进分级诊疗制度建设提供支撑。

七是发挥医保激励约束作用必须加大推进支付方式改革力度。改革现行以按项目付费为主的医保支付方式，全面推行以按病种付费为主，按人头付费、按床日付费等多种付费方式相结合的复合型付费方式，鼓励实行按疾病诊断相关分组（C - DRG）付费方式。2016 年底前，综合医改试点省按病种付费不少于 100 种，病例数不少于 40%。

八是坚持公立医院公益性必须落实政府责任，增强财政投入保障力度。落实政府对公立医院的领导责任、保障责任、管理责任、监督责任，建立财政投入和考核的刚性约束机制。全面落实政府对公立医院的 6 项投入政策和建立运行新机制的财政补偿政策。提高政府卫生投入，政府投入增长幅度要高于经常性财政支出增长幅度。对符合规划的县级公立医院债务进行审计剥离，纳入政府债务平台统一管理、逐步化解，使公立医院轻装上阵。①

2016 年 4 月发布的《国务院办公厅关于印发深化医药卫生体制改革 2016 年重点工作任务的通知》明确指出，要总结完善福建省三明市改革做法和经验，在安徽、福建等综合医改试点省份推广。在其后的原国家卫计委医改专题新闻发布会上，原国务院医改办专职副主任、国家卫健委体改司司长梁万年再次表示，福建省三明市的经验可圈可点，要在全国推广。很有意思的是，在重点工作安排中，对 200 个公立医院改革国家联系试点城市不是强制推行，而是积极鼓励，因此，在政策推行的过程中，不排除还有更多的省份或地区积极响应中央精神跟进医改。由此可见，"三明模式"以从上至下、积极鼓励、主动跟进的方式在全国多点开花，要么将整体框架平行移植（福建、安徽），要么将主要做法（两票制、医保局等）向全国裂变，甚至其核心思想也影响了全国公立医院改革的走向。

2016 年 8 月 30 日，中央深改组第二十七次会议更是认为，"深化医药卫生体制改革取得了重大进展，改革过程中涌现出一批勇于探索创新的先进典型，形成了一批符合实际、行之有效的经验做法。要鼓励各地因地制

---

① 资料来源于时任国务院医改办副主任、国家卫生计生委副主任马晓伟在 2016 年 3 月 23 日国务院医改领导小组会议上的汇报材料（内部资料）。

宜推广，支持各地差别化探索，在公立医院运行机制改革、医保经办管理体制、药品供应保障制度建设、分级诊疗制度建设、综合监管制度建设、建立符合医疗行业特点的人事薪酬制度等方面大胆探索创新，全力取得突破"。[①] 2009～2019 年中国历次重大公立医院改革事件如表 5 - 2 所示。

表 5 - 2   2009～2019 年中国历次重大公立医院改革事件

时间	发文单位	改革指导文件	相关内容特征
2009 年 6 月	中共中央、国务院	《关于深化医药卫生体制改革的意见》	"一个目标、四梁八柱"，基本医疗卫生制度作为公共产品向全民提供
2010 年 2 月	卫生部等 5 部委	《关于公立医院改革试点的指导意见》	落实政府办医职责，破除"以药补医"机制
2012 年 6 月	国务院办公厅	《关于县级公立医院综合改革试点意见的通知》	落实政府办医职责，破除"以药补医"机制
2015 年 4 月	国务院办公厅	《关于全面推开县级公立医院综合改革的实施意见》	落实政府办医职责，破除"以药补医"机制
2015 年 5 月	国务院办公厅	《关于城市公立医院综合改革试点的指导意见》	落实政府办医职责，破除"以药补医"机制
2016 年 10 月	中共中央、国务院	《关于进一步推广深化医药卫生体制改革经验的若干意见》	推广福建省三明市，以及江苏、安徽、福建、青海等经验
2017 年 7 月	国务院办公厅	《关于建立现代医院管理制度的指导意见》	加强公立医院内部管理制度、医院治理体系以及党的建设
2019 年 11 月	国务院深化医改领导小组	《关于进一步推广福建省和三明市深化医药卫生体制改革经验的通知》	推广福建省和三明市深化医改的主要经验，包括：医改领导体制和组织推进机制，"三医"联动改革，薪酬分配激励机制，医疗机构监督管理，医保基金管理，中医和西医治疗同病同支付标准等

总体上，这一阶段公立医院改革试点仍然遵循渐进式改革思路，不断"试错"。但它是广义上的政策试验，不仅仅是一种政策测试，更包括政策生成和政策扩散。在中央政府主导下，各地在自己的权限范围内实施决策

---

① 新华社：《中央全面深化改革领导小组第二十七次会议召开》，中央政府门户网站，http://www. gov. cn/xinwen/2016 - 08/30/content_5103650. htm，最后访问时间：2019 年 12 月 30 日。

行为。这一阶段的试验则比较接近裴敏欣的观点，[1] 在充分借鉴前期"试错"经验的基础上，卫生政策试验开始是为了突破现有制度障碍而进行的"试对"，卫生治理水平也正在逐步提高。

第三节　小结

社会政策学的出发点就是人类需要（human needs）。按照人类需要理论，人类有两个最基本的需要：身体健康和个人自主。个人自主离不开教育，而身体健康离不开卫生健康服务。所以健康和教育是人类最基本的服务，也是政府应该优先提供的基础性服务。从社会政策学来看，政府的责任就是让尽可能多的人的健康与自主性的满足可以达到一个最高可持续的水平。健康通常比教育更重要。一个人如果身体不好，学得再多再好，最后可能是英年早逝；但是一个身体健康的人，慢慢学习、慢慢积累，最后可以大器晚成。可见，健康绝对比教育重要。但现在的情况是，我们对教育很关注，政府还以法律形式规定公共教育支出的具体比例，而对医疗服务的支出，却没有这样的法律规定。

就卫生健康服务来讲，社会政策学关心的是，如何通过卫生健康服务提供来满足健康需要，以及如何最好地发挥卫生健康服务的作用。卫生健康服务主要包括公共卫生服务和医疗服务。从社会政策学的角度来看，卫生健康服务有三个维度：服务提供（谁提供），服务筹资（谁出钱），以及服务监管（谁监管）。其中，服务筹资可能是最重要的。我们都知道，卫生健康服务是市场失灵很典型的一个领域，且由市场提供服务又比较贵。因此，各国政府越来越关注医改，越来越多地介入卫生健康服务提供。

自改革开放以来，"市场主导派"和"政府主导派"对于公立医院改革问题争论不休、从未停止，即便是中央层面决策层亦如此。实际上，中国卫生健康领域公共产品提供的政策试验的车轮早在改革开放之初就已经启动了。三十多年来，不仅中央政府措施频出，各级地方政府也进行了多

---

[1] Pei, M. "Is CCP Rule Fragile or Resilient?" *Journal of Democracy* 23（2012）：27 – 41.

方位、多角度的探索，而医务人员也在改革和发展的实践中积累了极为丰富的经验。在这一过程中，我国也涌现出不少成功的试点经验，创造了神木、子长、宿迁等诸多典型试点模式。不过，第一阶段的公立医院改革试点，除了甩包袱的财政动因之外，地方政府很渴望将国有企业重组的套路照搬或者至少是"借鉴"到医疗卫生体系，而罔顾经济领域和社会福利领域的本质差别。① 通过试点，国家决策者逐渐发现，卫生服务系统很大一部分是不能按照市场规律去组织的。② 即便是有市场的地方，通常也大都是不完全竞争的，而且医生在很大程度上决定患者的行为。而正在进行中的包括取消药品加成等第二阶段公立医院改革政策缺乏法律依据，仅仅停留在行政法规层面试点，政策执行力度必然大打折扣，在全面推开过程中面临更大的阻力和困难。各试点城市推进缓慢，都反映了公立医院改革的艰巨性与复杂性。

2016 年 6 月 18 日，在"2016 中国企业家博鳌论坛"分论坛"健康中国"上，国家卫健委卫生科技发展研究中心副主任代涛表示，"很多改革总会有一部分人满意，唯有医改做到让所有人不满意，医生不满意，患者不满意，政府也不满意"。③ 这也说明随着新医改不断向纵深推进，改革的复杂性和艰巨性日益显现，牵涉面越发广泛，开展单一性的公立医院改革试验已难以达到预期目标，需要对试验类型及方法进行相应的调适。单一政策是卫生政策网络体系中的一个构成部分，每项政策彼此联系，某项政策的创新有时意味着多项政策甚至整个政策系统的调整，无论从成本的角度还是从卫生稳定的角度都会使卫生政策创新裹足不前。

吴昊等认为，中国的重大改革决策权均由中央掌握，且这些年来中央的权威性和领导能力不断增强，根本不存在利益集团绑架中央决策的问题。④ 近年来，随着地方政策试验式改革局限性日益突出，中央对需要重

---

① 和经纬：《中国城市公立医院民营化改革的政治经济学逻辑》，《中国行政管理》2010 年第 4 期。
② Roberts, M., Hsiao, W., & Berman, P. et al. *Getting Health Reform Right: A Guide to Improving Performance and Equity* (Oxford University Press, 2008).
③ 代涛：《在"中国企业家博鳌论坛"分论坛"健康中国"上的发言》，博鳌，2016。
④ 吴昊、温天力：《中国地方政策试验式改革的优势与局限性》，《社会科学战线》2012 年第 10 期。

点推进的改革任务的认识越来越清晰，并且不断加强改革的顶层设计。从2009 年新医改方案中"公立医院改革"到 2012 年试点方案中"公立医院综合改革"的文字表述修改从侧面说明，这是一项复杂的改革、综合的改革，不能单兵突进、贸然突进。正是基于前期政策试验的经验积累，无论在国家层面还是地方层面，公立医院改革都在超越狭窄的部门视野，与各个领域的改革通盘考量，齐步走。国家层面已经认识到这种体系整合的重要性，这也是此轮改革试点与之前的不同之处。在横向整合上，为了克服中国行政体制的最大弊端——"碎片化"和协调问题，各级政府成立由党委或者政府主要负责人任组长，由卫生、财政、发改、人社、民政、药监、医保等部门负责人参加的领导小组。新医改方案提出了四大体系（公共卫生服务体系、医疗服务体系、医疗保障体系和药品供应体系）的改革。公共卫生服务实际上也属于服务供给体系，因此实际上包括医疗、医保、医药这三个方面的联动，要从理论上明晰三者之间以及与医改全局的关联性。国家一开始专门设置了医改办牵头负责"三医联动"，以及之后将除医疗之外的其他主要职能整合成独立的医保部门。在纵向整合上，从试点路径上看，公立医院改革按照从试点县到试点市，再从试点市到试点省份的程序、步骤运作，纵向路径思路明显。从试点内容上看，在医疗方面，着力建立协同化、集约化、一体化的医疗联合体。在医保方面，在整合城乡基本医疗保险后，大多由县级统筹提升到市级统筹，个别地方开始探索省级统筹。公立医院财政补助仍按照行政隶属关系投入，但大多数地区逐步强化了省一级政府财政对经济欠发达地区的转移支付。在医药方面，药品集中采购层次由市级走向省级，国家层面开始进行药品谈判，纵向整合的层次也不断提升。可以说，为了配合新的试验内容，实现新的试验目标，政策试验的方式正在经历一个由单一到多样的演变过程。政策试验的前瞻性、整体性、综合性、规范性、技术性和系统综合性程度也越来越高，对公立医院改革试点的统筹能力也越来越强。

当然，顶层设计不是为改革设计一揽子计划和时间表，不是对"摸着石头过河"的否定。[①] 实际上，由于改革的深刻性、复杂性和艰巨性，公

---

① 徐晓波：《政策试验：顶层设计阶段的考量》，《湖北社会科学》2015 年第 2 期。

立医院改革仍然只能是渐进改革，"摸着石头过河"仍然具有生命力。① 制度本身是一种公共品，按照公共品的一般理论，国家（政府）生产公共品显然比私人更有效。国家的基本功能在于提供博弈的基本规则，即制度供给。公立医院改革政策要充分考虑到中国目前的文化土壤及环境，由于国情不同，不能简单照搬国外经验。卫生治理关系的清晰是政府卫生投入的前提条件。否则，政府投入就会面临一个黑洞，可能造成巨大的浪费。② 已是 80 多岁高龄的陈育德认为，"尽管中央决策层为改善就医环境、缓解就医难等明确了时间表，但包括民众在内的舆论各界都应该对医改新政持有足够耐心，毕竟公立医院改革无法一蹴而就，也不能一步登天，需要按部就班、有的放矢地逐步推进"。③ 也就是说，公立医院改革不是说"昙花一现""一劳永逸"，而是需要持续不断地改革。事实上，卫生治理体系的改革是个循环过程。④ 一旦有了新的问题出现，新的一轮改革循环又会开始。我们要做的是，把过去尝试的试点成果综合起来，形成新的系统化的政策设计。这样的话，就能在体系设计上、体制机制上、从单个医院到整个区域的医疗资源布局上进行全面的调整，真正实现国家提出的供给侧结构性改革的目标，建立现代化卫生治理体系，提升卫生治理能力。

① 徐晓波：《政策试验：顶层设计阶段的考量》，《湖北社会科学》2015 年第 2 期。
② 赵翊雯：《政府治理改革是医疗改革的关键》，《民主与科学》2008 年第 6 期。
③ 李海楠：《应对医改新政持有足够耐心》，《中国经济时报》2016 年 3 月 23 日。
④ Roberts, M., Hsiao, W., & Berman, P. et al. *Getting Health Reform Right: A Guide to Improving Performance and Equity* (Oxford University Press, 2008).

第六章 公立医院改革试点的三明经验

第一节 三明探索

一 背景

"先有厂，后有市"形象地形容了三明这座城市的来源。1958年，根据台海形势以及国家小三线城市建设需要，来自全国各地的建设者们在这里建立了大批生产重工业基础设施的工厂企业，直至1960年国家才正式建置三明市。

三明市总面积22959平方千米，其中市区1178平方千米。2018年末，全市常住人口258.0万人，其中城镇常住人口155.4万人，占总人口的比重为60.2%。该市经济总量和地方财政收入，排名均处于福建省中等靠后。2018年，地区生产总值2353.7亿元（居全省第6位）。公共财政总收入165.7亿元，比上年增长4.1%，其中，地方公共财政收入107.6亿元，增长6.8%；公共财政支出296.5亿元，增长1.9%。居民人均可支配收入26200元（低于全省居民人均可支配收入32644元，居全省第7位），比上年增长8.5%。其中，农村居民人均可支配收入16601元（低于全省农村居民人均可支配收入17821元，居全省第7位），比上年增长9.1%；城镇居民人均可支配收入34862元（低于全省城镇居民人均可支配收入42121元，居全省第7位），比上年增长8.1%。

截至2018年末，全市共有各级各类医疗卫生机构2607个，其中医院

53 个（三级甲等综合医院 1 个，即三明市第一医院，三级乙等综合医院 2
个，即三明市第二医院、三明市中西医结合医院，其他为二级及以下医
院），卫生院 123 个，疾病预防控制中心 13 个，妇幼保健院（所、站）13
个，村卫生室 1772 个。全市拥有医疗卫生机构床位 14675 张，卫生技术人
员 16999 人。[①] 截至 2017 年底，按常住人口计算，全市每千人口医疗机构
床位 5.48 张（居全省第 3 位，全省 4.69 张）、执业（助理）医师 2.12 人
（居全省第 4 位，全省 2.15 人）、注册护士 2.68 人（居全省第 3 位，全省
2.59 人）；居民人均期望寿命为 79.17 岁（高于全省和全国水平）；[②] 孕产
妇死亡率为 13.2 人/10 万，婴儿死亡率为 3.9‰，5 岁以下儿童死亡率为
5.06‰；[③] 甲乙类传染病报告发病率、麻疹发病率保持在较低水平；未发
生重大传染病流行和重大突发公共卫生事件。

二 改革进程

2012 年 2 月，三明市开始启动公立医院综合改革。2013 年 2 月 1 日，
22 家医院全面取消药品和耗材加成。2013 年 6 月 21 日，三明市将市、县
（市、区）两级城镇职工医疗保险、城镇居民医疗保险、新农合医疗保险
经办机构进行整合，组建三明市医疗保障基金管理中心。2016 年 7 月 10
日，三明市在全国率先成立医疗保障管理局。2016 年 9 月 13 日，药品
耗材联合限价采购三明联盟第一次联席圆桌会议在三明市召开。2017 年
8 月 28 日，三明市被确定为公立医院综合改革首批国家级示范城市（全
国共 15 个城市）之一。2018 年 12 月 20 日，三明市第一医院、尤溪县
总医院被列入建立健全现代医院管理制度国家级试点医院（全国共 148
家医院）。

2015 年 2 月，《福建省深化医药卫生体制改革综合试点方案》明确提

---

① 三明市统计局、国家统计局三明调查队：《2018 年三明市国民经济和社会发展统计公报》，
三明市统计局网站，http://tjj. sm. gov. cn/xxgk/tjgb/ndgb/201903/t20190307_1271268. htm，
最后访问时间：2019 年 12 月 30 日。

② 《三明市卫生和计划生育委员会关于三明市"十三五"卫生计生事业发展专项规划中期评
估的报告》（明卫〔2018〕118 号），2018 年 7 月 19 日。

③ 三明市卫生计生委：《2017 年度三明市妇幼保健院部门决算说明》，三明市卫生健康委网
站，http://wjw. sm. gov. cn/xxgk/czzj/201808/t20180828_1195038. htm，最后访问时间：2019
年 12 月 30 日。

出在全省推广"三明模式"。2016 年 2 月 23 日，习近平总书记主持召开中央全面深化改革领导小组第二十一次会议，听取三明市医改工作情况汇报。2016 年 11 月 8 日，中共中央办公厅、国务院办公厅转发了《关于进一步推广深化医药卫生体制改革经验的若干意见》，这是国家层面第一次以这样的高规格文件形式来总结推广三明市"三医联动"改革等本轮医改各地试点的经验。2017 年，原国务院医改办发布的 35 项深化医改重大典型经验中，共有 4 项源于该市并扩散到全省乃至全国。2019 年 11 月 6 日，国务院深化医药卫生体制改革领导小组印发了《关于进一步推广福建省和三明市深化医药卫生体制改革经验的通知》，总结归纳了三明医改经验，包括加强组织领导、加大药品耗材集采力度、严格绩效考核和药品耗材使用监管、及时动态调整医疗服务价格、加大薪酬改革创新力度、推进医保精细化管理、构建优质高效整合型医疗卫生服务体系七个方面 24 条重点任务，规定并明确推广时间表。

三 主要特点

在坚持"政府主导"的前提下，三明市确立了医药、医保、医疗"三医联动"的改革路径，并按照"政府→医药→医保→医疗"顺序依次系统性推进。三明市以"三个依靠"（公立医疗机构硬件投入依靠政府、软件和日常管理依靠医院自身、降低医疗成本和提高运行效率依靠体制机制创新）为抓手，以"三医联动"（医药、医疗、医保）为途径，突出顶层设计，建机制、堵浪费、调结构、增效益，打出组合拳，统筹推进全市公立医疗卫生机构在分配机制、补偿机制、考评机制、药品采购、医院管理、基金管理等方面的综合改革。通过医保支付方式改革，三明市采取"一组团、一包干、两确定"机制（按照一个总医院为一个组团的形式，将医保基金总额包干给总医院，确定结余的医保基金可直接纳入医务性收入，作为年终计算总医院工资总额；健康促进经费可从成本中列支），促进各级医疗卫生机构主动从事健康促进与健康教育工作。①

在医药领域，三明市把"药价"作为突破口，通过"两票制"、限价

---

① 三明市人民政府办公室：《关于建立现代医院管理制度的实施意见》（明政办〔2018〕86 号），2018 年 8 月 28 日。

联盟、重点监控辅助用药、试行进口药品限价结算制度等政策措施切断医院与药品器械商的利益链条；在医保领域，实行"三保合一"、基金市级统筹、医保谈判，改革医保支付制度等政策措施，控制医疗费用不合理增长；在医疗领域，加强医疗行为监管、实行药品零差率、分级诊疗、目标年薪制等政策措施，促进医生回归"治病救人"的职业本质。

四　主要做法

一是政府承担起基本医疗保障的民生责任。改革管理体制："一把手"挂帅，建立健全医改领导小组，把涉及公立医院改革的有关医药、医保、医疗等职能部门归口管理，集中由一位市领导分管，全权负责，全面统筹改革工作。强化保障责任：公立医院的基本建设和设备购置、重点学科发展、公共卫生服务的投入由政府负责。同时，将符合规划要求、经同级政府确认的债务纳入政府性债务统一管理，利息由各级政府承担。[1]三明市二级及以上公立医院都开设了特殊病种便民门诊，为常见、多发的 6 个病种的慢性病患者免费提供 39 个品规的基本药物。[2]强化监督责任：把医改工作纳入各级政府绩效考核。启动医保在线监控，及时纠正违规问题，规范医疗服务行为。建立医药医疗医保信息透明的公开制度和"健康三明"网站服务监督平台。强化管理责任：重新制定并严格执行公立医院工资总额制度。规范公立医院设备采购、专项基金、结余资金的使用管理。严禁公立医院举债筹资建设。

二是切断药品耗材流通利益链条。实行药品零差率销售改革。突破省级药品集中招标采购不得"二次议价"的禁令，以"限价采购"[3]为名，与药品生产流通企业进行"二次议价"甚至"三次议价"。通过"标外压标内""标外换标内"等手段，挤压药品标价中的水分，压缩药品回扣和

---

[1]　詹积富主编《三明市公立医院综合改革》，福州：福建人民出版社，2014。

[2]　福建省人民政府新闻办公室：《福建举行三明市深化医药卫生体制改革新闻发布会》，国务院新闻办公室网站，http://www.scio.gov.cn/xwfbh/gssxwfbh/xwfbh/fujian/Document/1658643/1658643.htm，最后访问时间：2019 年 12 月 30 日。

[3]　"限价采购"是指三明市医保局从福建省药品目录中筛选出临床使用的药品，与这些药品生产企业谈判压价，然后单独采购。按当时政策，只有省级药品采购中心才能与药企招标、谈判，价格在省级药品采购平台上挂出，地市级或者县级不可以直接和药企谈判。

返利的空间。联合宁波、珠海、乌海、玉溪等省外城市，建立"三明联盟"，利用群体效应提高对药品耗材价格的谈判议价能力，实行药品耗材联合"限价采购"。通过这种左右联姻，跨省份、跨区域"结对攀亲"，着力突破利益集团对三明的封锁、围堵，将药品"价格洼地"逐步变为"低价平原"。执行"一品两规"（一个品种两个规格，防止医生在同样的药品中选择有回扣的品种，造成价格和数量上的叠加浪费）、"两票制"（药品从药厂卖到一级经销商开一次发票，经销商卖到医院再开一次发票）和"药品采购院长负责制"，规范用药行为。同时，剔除"疗效不确切、价格很确切"的129种辅助性、营养性且历史上疑似产生过高额回扣的药品品规，列为重点跟踪监控对象，[①] 医院凡使用，必实名登记，实现药价的大幅下降。

三是整合医保，实行"三保合一"，提高基金使用效益。在全国率先将城镇职工医保、居民医保、新农合三类医保经办机构整合成市医疗保障基金管理中心，承担药品"限价采购"与结算、基金管理、医疗行为监管、医疗服务价格调整等职能，实行垂直管理。"招采合一"是指发挥医保机构在药品采购中的主导作用，将药品集中采购职能并入医保管理中心。改革药品采购方式，医院向医保管理中心报送临床用药需求目录，医保管理中心负责统一采购和结算。实行医疗费用总额控制制度，实行按床日限额付费和次均费用限额付费。住院费用试行单病种付费（中医、西医同病同价）改革，筛选出了第一批30个病种，建立动态调整机制。之后，扩大到全市公立医院全部实施按病种付费（Diagnosis Related Group, DRG），共609个疾病分组及支付标准。进而，全面启动 C - DRG，[②] 将药

---

① 詹积富主编《三明市公立医院综合改革》，福州：福建人民出版社，2014。

② 疾病诊断相关分类（Diagnosis Related Group，DRG），是根据病人的年龄、性别、住院天数、临床诊断、病症、手术、疾病严重程度，合并症与并发症及转归等因素把病人分入500～600个诊断相关分组，然后决定应该给医院多少补偿。DRG是当今世界公认的比较先进的支付方式之一。与传统意义上的 DRG 有所不同，C - DRG 是在借鉴国际经验和我国部分省份推行 DRGs 的经验基础上，结合我国具体国情和医疗保障体系以及公立医院补偿机制的实际情况，中国卫生经济学会等牵头创建的公益性支付、收费规范体系，也可称为"中国版 DRG"。2017年6月，原国务院医改办在广东省深圳市、新疆维吾尔自治区克拉玛依市、福建省三明市，以及福建省医科大学附属协和医院、福州市第一医院和厦门市第一医院，同步开展新的 C - DRG 试点。三明市是第一个全面启动 C - DRG 的试点城市。

品和耗材内化为医院的成本要素。2018年，扣除特殊病例后，全市二级及以上医院出院病例中按 C – DRG 结算的达 62.88%，相对节约医疗费用1283.52 万元。全市统筹包干结余 1.36 亿元，6 个县（区）结余超过 1000万元。[1] 实行医保基准价格制度，实行差别化的报销补偿政策；扶持中医药事业发展；建立医保谈判机制，实施医院周转金制度，提高医保保障水平。

四是规范医疗，纠正医务人员的不正确行为。建立一套包括六大类 40项的院长考评体系。改革医院工资总额核定办法：实行院长目标年薪制、医生目标年薪制、全员目标年薪制。全市县级及以上 22 家医院院长、总会计师年薪由财政全额负担。其目的在于为公立医院管理引进"职业经理人"，推动公立医院去行政化。[2] 挤压药品流通领域水分、规范医务人员不合理的医疗行为，推动药品耗材"量价"齐下，使医保基金支出压力得到有效缓解，为医疗服务价格调整腾出空间。通过医保核算，调整床位费、护理费、治疗费、手术费、诊察费等劳务性收费水平。2012～2017 年三明市先后发布 6 个文件调整医疗服务价格，总共调整了 4000 多项服务价格。2018年，按包干结余的 80% 提取工资总量，全市合计增加工资总量 3484.23万元。

五是试点总医院建设，提升基层服务能力。建立分级诊疗制度，实行双向转诊，完善市、县、乡、村四级医疗服务体系，着力建立现代医院管理制度。在全省率先成立总医院，市医保部门与两城区医联体和 10个县（市）总医院签订购买健康保障服务协议，按照"总额预付、超支不补、结余留用"的原则，引导医疗机构通过强化疾病防治、健康促进等降低医疗成本，并逐步向"以健康为中心"转变。三明市建设紧密型医联体（总医院）作为国务院第五次大督查发现的典型经验做法被通报表扬。

---

[1] 福建省人民政府新闻办公室：《福建举行三明市深化医药卫生体制改革新闻发布会》，国务院新闻办公室网站，http://www.scio.gov.cn/xwfbh/gssxwfbh/xwfbh/fujian/Document/1658643/1658643.htm，最后访问时间：2019 年 12 月 30 日。

[2] 应亚珍：《三医联动，多方共赢——三明市公立医院改革调研报告》，《卫生经济研究》2014 年第 10 期。

第二节 三明尤溪探索

一 背景

尤溪位于三明市东部,总面积 3463 平方千米,居福建省各县(市、区)第二位,辖 10 镇 5 乡,2018 年末全县户籍人口 452974 人,是三明市面积最大、人口最多的县。2018 年,尤溪县实现地区生产总值(GDP)246.44 亿元。

2018 年末,全县有各类医疗卫生机构 417 个,有卫生技术人员 1912 名(其中,执业医师和执业助理医师 814 名,注册护士 840 名)、乡村医生 500 名,有医疗机构床位 1641 张(其中,公立医院 1005 张,民营医院 217 张,基层医疗机构 419 张)。全年公立医疗机构总诊疗 190.58 万人次,其中县级医院 74.74 万人次,基层医疗卫生机构 115.84 万人次。县级医院病床使用率为 90.9%,乡镇卫生院为 69.5%;县级医院出院者平均住院日为 8.28 天,乡镇卫生院为 4.65 天。[①]

二 改革进程

2012 年 2 月,尤溪县被确定为三明市县级公立医院综合改革先行试点县;2013 年 2 月 1 日,尤溪县全面取消药品加成,实行药品零差率销售;2014 年,尤溪县开始实行薪酬制度改革,推行医院工资总额制度和全员目标年薪制、年薪计算工分制,并在三明市推广;[②] 2016 年 4 月 21 日,尤溪县被确定为全国第一批 4 个县级公立医院综合改革示范县之一;2016 年 11 月 16 日,福建省委办公厅、省政府办公厅以尤溪县医改实施方案为蓝本,首次以组合式文件形式印发《关于进一步深化基层医药卫生体制综合改革的意见(试行)》,并列入世界银行贷款医改项目在全省 41 个农村县

---

① 尤溪县统计局:《2018 年尤溪县国民经济和社会发展统计公报》,尤溪县人民政府网站,http://www. fjyx. gov. cn/zwgk/tjxx/tjgb/201903/t20190311_1271942. htm,最后访问时间:2019 年 12 月 30 日。

② 三明市人民政府办公室:《三明市人民政府办公室关于进一步深化公立医院薪酬制度改革的实施意见》(明政办〔2019〕14 号),2019 年 3 月 21 日。

（市）推广；① 2017 年 4 月 21 日，尤溪县整合原县医院、原县中医医院、15 个乡镇卫生院、212 个村卫生所和城东社区卫生服务中心，组建尤溪县总医院，开展全民健康四级共保工程试点；2018 年 12 月 20 日，尤溪县总医院被列入建立健全现代医院管理制度国家级试点医院。2018 年，县级医院门急诊量 74.74 万人次，同比下降 0.1%；出院病人 3.95 万人次，同比下降 5.29%；医疗业务总收入 3.19 亿元，同比增长 9.78%。②

2016 年，尤溪县获得全国县级公立医院综合改革效果评价第 1 名；同年 12 月，尤溪县公立医院薪酬制度改革被原国务院医改办列为薪酬制度改革典型案例；2017 年 4 月，尤溪县受到国务院"真抓实干成效明显地方"的表彰。前后两任分管医改的国务院副总理刘延东、孙春兰及原国务院医改办、卫健委、财政部等有关部委领导和世界银行、世界卫生组织专家先后到尤溪县视察并肯定医改工作。2016 年 7 月，时任世界银行行长、医学专家金墉对尤溪医改给予了这样的评价："这是我所看到的世界上第一个改革目标非常明确、改革内容非常全面的医改模式，不仅对中国非常有推广意义，也将为世界其他国家提供借鉴和经验。"③

三 主要特点

尤溪县以"三医联动"为抓手，将从药品、耗材中挤压出来的水分，20% 让利给百姓，80% 用于提高医务人员的薪酬待遇。尤溪县坚持激励与约束相结合，注重按劳分配与按生产要素分配相结合，先后推行了医院工资总额制、全员目标年薪制和年薪计算工分制，确立公立医院激励导向和增强公立医院公益性，调动医务人员的积极性、主动性、创造性，推进公立医院综合改革。尤溪县以组建紧密型医共体为载体，实行县域公立医疗机构一体化管理，率先开展全民健康四级共保工程试点，精准对接民众的健康需求。

---

① 张子剑：《福建尤溪：产业转型升级提质量 医改一路探索推陈出新》，人民网，http://fj.people.com.cn/n2/2018/1014/c181466-32154540.html，最后访问时间：2019 年 6 月 30 日。
② 王翔：《全国医改看三明，三明医改看尤溪——"两寻找"第 18 站走进尤溪》，中国县域卫生网，http://m.sohu.com/a/317369642_120045167，最后访问时间：2019 年 12 月 30 日。
③ 刘成志、高建进：《福建尤溪：释放医改红利 守护全民健康》，《光明日报》2018 年 11 月 21 日。

四　主要做法 *

一是强化政府职责，完善政府办医格局。县委、县政府"一把手"亲自挂帅，成立医改领导小组、公立医疗机构管理委员会，把分散在编办、卫生、人社、药监等部门的相关职能进行归拢，承担领导改革、政府办医、监管公立医院资产运行等责任。自 2012 年以来，全县医疗卫生支出 11.12 亿元（2017 年全县一般公共预算总收入 11.08 亿万元，政府对医改的投入之大可见一斑），年均增幅为 6.57%。[①] 将符合规划要求、经确认的债务纳入政府性债务统一管理，分年度偿还。建立总会计师制度，实行"管办分离"、全口径目标预算管理和全成本核算；建立六大类 40 项的院长考评体系，考核结果与院长年薪和医院工资总额核定挂钩；将医改工作纳入部门、乡镇绩效考核；实行廉政廉医、纠纷投诉和测评末位"三预警"机制。

二是创新分配机制，建立行业薪酬体系。明确工资总额以不含药品耗材成本、检查化验、床位收入和不计费耗材支出的医务性收入为基数，直接与院长年薪制考核得分挂钩。工资额度按医生、护理、后勤 5:4:1 的比例分配。按照不同系列、岗位和职级实行院长、医生（技师）以及护理、药剂、行政后勤等人员目标年薪制。研发运用年薪工分制计算软件系统，工分值依据总工分和工资总额设定，实行量化、质化双考核的薪酬分配机制。

三是实施"三医联动"改革。全面取消药品（含耗材、器械）销售加成，重点监控辅助性、营养性、高回扣的 129 个品规药品；在保证质量的前提下，实行最低价采购，执行"一品两规"、"两票制"和"药品采购院长负责制"。严格监管次均门诊和住院费用；建立医保医师数据库，

---

　*　根据原三明市医改办提供材料和国家、省、市官方新闻发布会讲话整理而成。新华社：《国家卫计委就〈关于进一步推广深化医改经验的若干意见〉举行发布会》，中央人民政府网站，http://www.gov.cn/xinwen/2016-11/10/content_5130955.htm，最后访问时间：2019 年 12 月 30 日。

①　吴铎思：《福建尤溪医改：推行"全民健康四级共保"》，《工人日报》2018 年 12 月 2 日。尤溪县财政局：《关于尤溪县 2017 年预算执行情况及 2018 年预算草案的报告》，尤溪县人民政府网站，http://www.fjyx.gov.cn/zwgk/czzj/bjzfczyjs/201801/t20180115_1072587.htm，最后访问时间：2019 年 12 月 30 日。

实行医保医师代码管理，规范医师诊疗行为；执行抗菌药物分级管理制度，每月公布用药量前 10 名的品规及开具处方的医生；控制大型设备检查阳性率不低于 70%，检查费用占比控制在 3.5% 以内；实施 53 种无需输液治疗的疾病目录。尤溪县先后 6 次动态调整 5000 多项医疗服务价格，新增 5 个医疗服务项目收费标准。[①]

四是组建县域紧密型医共体，推行"全民健康四级共保"。按照"一套班子、两块牌子、两套财务、一体管理"的模式，打破机构壁垒，破除行政层级分割，组建总医院紧密型医共体，构建办医管理统一、内部管理规范的"大卫生"服务体系。实行县总医院院长负责制和"一支笔"审批制度，县总医院设置人力资源部、财务部、后勤保障部、全民健康管理部等 12 个职能科室，全面管理公立基层机构的办医职责、管理职能和基本公共卫生服务。

五是推行医保支付方式改革，实行住院全病种定额付费。2016 年，重点实行"定额包干、超支自付、结余归己"的全病种付费改革（630 个疾病诊断相关分组）。2017 年，试行住院费用按疾病诊断相关分组（788 个）收付费改革，2018 年 1 月 1 日起正式执行，不设起付线，取消封顶线，按 C－DRG 分组收费标准结算，参保患者在县级医院、基层定点医疗机构实际住院医疗费用，分别按病种由医保基金定额报销 70%、80%。尤溪县卫生健康局副局长邱华务介绍："从医保领域改革至今，尤溪每年都保持医保基金盈余，去年（2017 年）盈余更是高达 1979 万元。"[②]

第三节　小结

三明市强化政府主导，整体的联动改革将代替碎片化的改革。三明市注重体制方面的顶层设计，初步形成市、县、乡一体化的组织推动格局，率先推动医疗、医保、医药"三医联动"配套改革，在破除以药补医机

---

① 王翔：《全国医改看三明，三明医改看尤溪——"两寻找"第 18 站走进尤溪》，中国县域卫生网，http://m.sohu.com/a/317369642_120045167，最后访问时间：2019 年 12 月 30 日。
② 刘成志、高建进：《福建尤溪：释放医改红利，守护全民健康》，《光明日报》2018 年 11 月 21 日。

制、医院人事薪酬制度及医疗保障制度等重要领域和关键环节的改革中取得重要突破，改革初见成效，并产生了全国性示范效应。三明作为福建医改的发源地，其医改有两大特点：一是突出"大医保"在卫生资源配置中的重要地位和作用，通过医保带动药品耗材招标采购，医疗服务价格调整、谈判、结算及定点协议管理等工作；二是在职能、体制整合上做"大手笔"的探索，在构建"大健康"特别是精细化管理方面进行新布局。[1]孙春兰副总理"充分肯定三明医改的示范作用和福建医改的显著成效，强调要深入总结推广三明医改经验，在全省探索医保省级统筹，扩大医改成效和受益面，着力解决群众看病难看病贵问题"。[2] 2018 年机构改革之初，新华社更是在撰文中指出，国家医保局的新机构改革方案对其进行了借鉴、参考。"新组建的国家医疗保障局，就吸收了基层探索经验。福建三明，过去医保亏损严重，医患矛盾突出。几年前围绕医药、医保、医疗推进'三医联动'，获得了'药价下降、医务人员收入增加、医保扭亏为盈'三赢。如今，这一经验被方案借鉴。"[3] 中国社会保障学会会长郑功成曾评价，"三明模式"医改是走向理想目标的过渡方式，是在某些方面能够推进改革的一种方式，是深化医改过程中的一个新的尝试，这是值得肯定的。[4]

此轮医改面对的主要矛盾是费用增长过快、药品滥用过多。三明医改有效缓解了这个主要矛盾。不过，医改作为世界性难题，在"下猛药"解决主要矛盾的同时，难免会产生一些副作用。有学者认为，"三明模式"是试图用行政管制方法去消除行政管制的弊端，"三明模式"的推广，有进一步扩权、违背简政放权之嫌。尽管有专家学者呼吁"政府归政府，市场的给市场"，但事实并非如此。目前，中国的各级公立医疗机构、医保管理机构都拥有事业编制，属于政府直接管理的机构。基于中国国情，医

---

[1]　王虎峰、姜天一：《福建探索的重要意义》，《中国卫生》2016 年第 11 期。
[2]　新华社：《孙春兰在福建调研时强调：扎实推进医改政策落地见效，让人民群众有更多健康获得感》，《人民日报》2018 年 10 月 18 日。
[3]　秦杰、陈二厚、刘铮、姜琳、施雨岑：《又踏层峰望眼开——〈中共中央关于深化党和国家机构改革的决定〉和〈深化党和国家机构改革方案〉诞生记》，《人民日报》2018 年 3 月 23 日。
[4]　吴施楠：《"三明模式"复制难？或掀起医药行业"腥风血雨"》，搜狐健康网，https://www.sohu.com/a/119703203_452205，最后访问时间：2019 年 12 月 30 日。

改离开了政府肯定难以推行。因此，这种由政府主导方法催生的重大政策创新不能与计划经济或者市场经济画等号。福建省充分借鉴三明试点经验，运用政府强有力的行政措施，实现了一部分医改目标：降药价，理顺医疗服务价格体系，实行全员年薪制。这是以整体的联动改革代替碎片化的改革，在最大限度地挤出药价虚高水分之后，腾出了空间来理顺医疗服务价格体系，在更好地体现医务人员劳务价值的同时，也提高了医药总收入的含金量。而且，三明市医改在政府主导下迈出了第一步。之后，三明市按照全病种付费，也借鉴了深圳罗湖区和安徽天长市等地经验，在此基础上，结合多数县域规模小、人口少的实际，探索县域总医院的紧密型医共体模式，努力实现公众的健康"包产到户"。三明市借鉴"罗湖模式"①，加强县域数据集成平台建设，落实县级医院"六大中心"（消毒供应中心、心电诊断中心、临床检验中心、医学影像中心、病理检验中心、远程会诊中心）信息化建设，实现总医院医疗平台与基层公共卫生数据无缝对接。这些改革措施又都通过市场的方式实现要素的整合，做得实在且有成效，也基本形成了一套系统的地方治理经验。

不过，医改是随着社会经济发展而出现的一个常态，并不是一劳永逸的事情。在省级层面扩散的时候，我们发现，这些改革经验凸显的是在卫生治理体系和卫生治理能力方面的战略层面的政策设计，而在实操的战术层面的具体措施仍然存在可望而不可即的情形。尽管福建省于2014年底就启动了县级公立医院改革，但只有以三明为代表的部分地区全面推进了县级公立医院综合改革，而大多数县仍停留在仅完成取消药品加成单项改革的进度上，综合改革在县级医院层面尚未全面推开。② 因此，该省于2016年底再次通过政策文件强制性推行"三明模式"，要求全省各县（市）借鉴三明试点经验进行改革工资总额核定办法、改革内部分配制度、改革人事编制制度、改革财务管理制度的四方面改革，全面推进县级公立医院综合改革。三明医改的最大成就不在降药价，而在理顺、整合利益关

---

① 深圳罗湖医院集团整合全区5家医院和35家社区健康服务中心资源，成立消毒供应、影像诊断、医学检验、信息、健康管理、物流配送六大资源共享中心。

② 参见福建省委办公厅、省政府办公厅印发《关于进一步深化基层医药卫生体制综合改革的意见（试行）的通知》（闽委办发〔2016〕44号）。

系。但是，由于整合各利益相关方的难度过大，三明市还需要进一步做足医疗、医保、医药"三医联动"配套改革；"四梁"之一的公共卫生体系与另外"三梁"的整合仍迟迟未见成效，三明市需要继续"摸着石头过河"，在实践中探索，突破更多的体制机制藩篱。

第七章　公立医院改革试点的深圳经验

第一节　深圳探索

一　背景

深圳市是广东省下辖的副省级城市、计划单列市，地处华南地区、珠江口东岸，南隔深圳河与香港相连，是连接香港和中国内地的纽带和桥梁，也是国家定位的建设中国特色社会主义先行示范区、粤港澳大湾区四大中心城市之一、国际性综合交通枢纽、国际科技产业创新中心、三大全国性金融中心之一。全市总面积1997.47平方千米，下辖9个行政区和1个新区。截至2018年，常住人口1302.66万人，其中户籍人口仅404.8万人。1979年深圳市成立，1980年设置为经济特区，这是我国设立的第一个经济特区，是改革开放的窗口和新兴移民城市，创造了举世瞩目的"深圳速度"。

2018年，深圳市实现地区生产总值24221.98亿元，人均地区生产总值18.96万元。深圳市全年完成一般公共预算收入3538.41亿元，其中税收收入2899.60亿元；一般公共预算支出4282.54亿元。全市有医疗卫生机构3806个，医疗卫生机构拥有床位47551张，其中医院病床43569张。全市有卫生技术人员9.37万人。全年各级各类医疗机构完成诊疗量9985.87万人次，其中处理急诊673.83万人次。入院人次为162.03万，病床使用率达84.0%。①

---

① 深圳市统计局：《深圳市2018年国民经济和社会发展统计公报》，深圳市统计局网站，ht-tp://wap.sz.gov.cn/sztjj2015/xxgk/zfxxgkml/tjsj/tjgb/201904/t20190419_16908575.htm，最后访问时间：2019年12月30日。

二 主要进程

2010 年 2 月 23 日，深圳被国家确定为 16 个公立医院改革国家联系试点城市之一。2012 年深圳市正式启动公立医院管理体制改革。2017 年 8 月 28 日，深圳市被确定为公立医院综合改革首批国家级示范城市（全国共 15 个城市）。2018 年 12 月 20 日，北京大学深圳医院被列入国家建立健全现代医院管理制度试点医院名单。

10 年来，深圳市累计投入超过 1100 亿元，推动了 115 个重大卫生项目建设。[①] 医疗卫生机构从 2597 家增加到 4406 家，医院从 115 家增加到 156 家，三级医院、三甲医院分别从 17 家、5 家增加到 42 家和 18 家。2018 年，深圳市基层医疗卫生机构诊疗量占全市诊疗总量的 74.9%；全市医疗机构药占比为 23.83%；公立医院门诊、住院病人次均费用分别为 249.9 元、11353.4 元，低于全国副省级城市的平均水平；个人卫生支出占卫生总费用的比重为 19.1%，市民人均期望寿命为 81.25 岁，孕产妇死亡率、婴儿死亡率分别为 5.30/10 万、1.60‰，达到先进发达国家和地区的平均水平。病床数、执业医生数分别从 21399 张、21388 名增加到 47551 张、36402 名，千人病床数、执业医师数分别由 2.2 张、2.2 名提高到 3.7 张和 2.8 名。原特区外地区千人床位数、千人医生数分别从 1.6 张、1.6 名提高到 3.0 张和 2.2 名。

2017 年 6 月 4 日，原国务院医改办在全国深化医改经验推广会暨 2017 中国卫生发展高峰论坛上发布了 35 项深化医改重大典型经验，深圳市罗湖医院集团、公立医院管理中心、财政投入机制、综合监管体系 4 项改革措施榜上有名。同年，深圳市公立医院综合改革真抓实干成效明显，被国务院通报表扬。2017 年 9 月，原国务院医改办在深圳召开医联体建设现场会，推广深圳罗湖等基层医疗集团改革、医疗联合体建设经验。前后两任分管医改的国务院副总理刘延东、孙春兰多次到广东调研，肯定广东医改的示范作用和成效。

---

① 余海蓉：《十年医改深圳卫生健康事业实现跨越式发展，深圳人均期望寿命"长"3 岁》，《深圳特区报》2019 年 2 月 9 日。

三　主要特点

坚持"保基本、强基层、建机制"的基本原则，用市场化、法制化手段代替行政化的计划经济手段来推动"办医、管医、行医、就医"理念转变，推动医疗体制机制创新。[①] 落实政府的投入责任并转变政府职责，通过建立科学的、杠杆式的补偿机制撬动资源。用依法治理和市场经济手段替代过去的行政化和计划经济手段，充分调动市场要素的积极性，让资源的配置更加对接市场服务的需求。推动公立医院所有权和经营权分离，建设现代医院管理制度。推动医院社区一体化建设、一体化运营、一体化服务，完善基本医疗服务供给机制，有效提升基本医疗服务的公平性、质量和供给效率。

四　主要做法

（一）推进体制机制创新，建立健全现代医院管理制度

在破除以药补医方面，深圳市于 2012 年率先全面取消所有公立医院的药品加成，同步提高了诊查费标准，全市公立医院的药占比从改革前的 38.7% 下降至 2018 年的 24.3%。深圳市 2013 年启动公立医院财政补助机制改革，将原来按人员编制核拨经费改为"以事定费、购买服务、专项补助"的新机制，[②] 将补助与人员编制脱钩，与其基本诊疗服务的数量、质量和群众满意度挂钩。与改革前的 2012 年相比，2018 年深圳市公立医院财政直接补助收入占其总支出的比例由 17.2% 上升到 32.5%（2018 年，全国平均水平为 10.1%）。[③] 2016 年，深圳市开展了公立医院药品集团采购改革试点，允许公立医院以同质低价为原则，自主选择在广东省药品电子交易平台或委托药品集团采购组织（GPO）采购药品，一年可压缩药品

---

① 闫龑：《深圳医改观察（上）：开放思维引领深化医改方向》，《健康报》2016 年 8 月 8 日。

② 以事定费，是指对于医院承担的基本医疗服务，采取"以事定费"的方式核补，与医院提供的基本诊疗服务的数量、质量和群众满意度挂钩；购买服务，是指对于医院承担的公共卫生服务，采取"购买服务"的方式核补；专项补助，是指对于政府指令性任务、重点学科建设、人才培训、科研项目，以及政策性减收（药品零加成亏损）和政策性增支（离退休人员的综合补贴、房改补贴、公积金等），采取"专项补助"的方式核补。

③ 根据深圳市医改办提供材料整理而成。

费用空间 15 亿元左右，为患者减轻负担 8 亿元左右。① 深圳市同步启动医疗服务价格改革工作，分步调整 2600 多项医疗服务项目价格，降低大型医用设备检查、检验类项目价格，提高诊查费、护理费、手术费等体现医务人员技术劳务价值的服务项目价格。

在建立现代医院管理制度方面，深圳市成立市医管中心②，作为专门医院管理机构，代表市政府履行举办公立医院的职能，将公立医院办医职能与行业监管职能分开，将政府行政职能与公共事业运作职能分开，实现"管办分开""政事分开"。不过，这项改革事项至今争议较大，在 2018 年新的一轮机构改革中，市医管中心并入新成立的市卫生健康委员会。设立市医管中心理事会③，履行政府办医重大事项决策权。着力理顺政府与医院的关系，政府承担医院的投入责任，制定公立医院运营管理规范，实施运营绩效考核。公立医院依法行使人事管理、薪酬分配、年度预算执行等经营管理自主权，充分发挥医院的积极性、自主性，并在新建的市属医院中推行由医管会领导的院长责任制。建立公立医院运营绩效评估制度，每年对公立医院完成工作任务的情况进行考核，考核结果与医院的基本医疗服务补助、医保支付及领导班子薪酬、任免、奖惩等挂钩。香港大学深圳医院实行"先全科、后专科"制度，推行"团队式"服务，让专家集中力量开展大病诊疗。2015 年，香港大学深圳医院的医院管理费用占医疗成本的比重为 10.32%，低于市属综合医院 14.59% 的平均水平。

在人事薪酬制度方面，深圳市试点推进公立医院编制人事制度改革，建立岗位管理、全员聘用制度，淡化身份差别。在新建医院推行编制管理方式改革，实行员额管理和全员聘用制，建立"按需设岗、按岗聘用、以岗定薪、同

---

① 2019 年 7 月 28 日晚，中央电视台 CCTV－1 套《新闻联播》节目以《深圳：试点药品集团采购改革成效显著》为题进行了专题介绍。

② 2012 年，深圳将卫生行政部门承担的"举办公立医院"职能分离出来，设立深圳市公立医院管理中心（市医管中心），由其代表市政府统一履行举办公立医院的职责，制定医院运营管理规范，实施绩效考核评价，监管公立医院人财物等运行，以解决传统体制下政府对公立医院的投入和运营监管责任不到位的问题。

③ 深圳市医管中心设立理事会作为其决策和监督机构。理事会由市政府分管领导任理事长，成员包括市编办、发展改革委、财政委、卫生健康委、人力资源和社会保障局、医管中心等政府相关部门，成为这些部门履行公立医院管理职能的议事理政平台，有利于协调、统一、高效地为公立医院提供政策等公共服务，减少了院长到处"跑腿"。

岗同酬"用人机制,打破编制管理模式,实行岗位管理模式,充分调动医务人员积极性。新建医院、新建市属医院不再设定行政级别,医院各级领导岗位全部去编制化,不再套用事业单位行政管理岗位等级,并逐步将该改革推向老医院。试点推行薪酬制度改革,取消按科室分配,实行以岗定薪、同岗同酬,合理拉开医生、医技、护理、行政、后勤人员的工资待遇差距。提高基层医务人员待遇,罗湖、坪山等区公立医院对副高以上职称的全科医生核定年薪不低于30万元。2016年,全市公立医院人员经费支出占业务支出的比重达到51%。

在规范医疗服务行为方面,深圳市出台《深圳市医疗机构卫生专业技术人员评价指导意见》,淡化职称、学历、论文等要求,强化医德医风、专业水平和工作实绩,严禁给医务人员设定创收指标。建立健全按人头包干、总额预付、按病种、按服务单元等复合式医保支付、医疗收费方式,逐步推行技术服务费、药品和耗材费"打包"收费,促进医院主动控制药品和耗材费用。运用药品综合监管平台和阳光用药监管系统,加强对临床合理用药的监测,开展处方点评,推行医务公开,规范医生服务行为。在2014~2018年全市医院满意度调查中,香港大学深圳医院多次位列市属公立医院第一名,次均门诊费用、次均住院费用低于全市平均水平,未收到一起收受红包等灰色收入的投诉。

(二)完善公立医院服务体系,建立分级诊疗制度

香港大学深圳医院开业之初,率先推出全科门诊预约制。在推动基层医疗集团建设方面,深圳市积极构建区域卫生健康服务共同体。全面厘清医疗卫生机构的功能定位,在全市组建23家基层医疗集团和23家综合性区域医疗中心,构建"区域医疗中心+基层医疗集团"两级医疗服务体系。[①]其中,最为典型的是"罗湖模式"试点。2015年,罗湖区将5家区属医院和35家社区健康服务中心[②]组建成罗湖医院集团,成为一个法人单

---

① 余海蓉:《罗湖医改模式在全市推广》,《深圳特区报》2017年3月31日。

② 2006年,《国务院关于发展城市社区卫生服务的指导意见》(国发〔2006〕10号)印发,极大地推动了我国城市社区卫生发展。不过,原深圳市卫生局没有按照国家统一的社区卫生服务机构的名称,而是将健康政策融入基层医疗卫生机构发展,统一命名为社区健康服务机构(中心)(简称"社康中心"),并制定了《深圳市社区健康服务许可制实施意见(试行)》《深圳市社区健康服务评估标准》《进一步加强和规范社区健康服务若干意见》等规范性文件。

位。错位配置医院集团内各医疗卫生机构的功能，建立健全内部运营机制，实现各医疗卫生机构的分工协作，形成以分级诊疗为核心的整合型卫生体系，为群众提供院前预防、院中诊疗、院后康复的完整卫生健康服务。在医院集团试点开展医保费用"总额管理、结余奖励"改革，① 促使其主动做好分级诊疗和预防保健工作，做实做优家庭医生签约服务，推动卫生健康服务从"以医院为重点"向"以基层为重点"转变、从"以治病为中心"向"以健康为中心"转变。组建专科联盟，推进与基层医疗机构间的帮扶协作，促进市区间的人才交流培训、信息共享互联、检验检查结果互认，更可确保和提高重大、恶性疾病的抢救效率，增进市民对优质医疗资源的共享性和可及性。

在"三医联动"改革方面，深圳市通过财政补助、医疗收费、医保政策、药品供应保障等，引导医疗卫生工作重心下移、资源下沉。引入中国版按疾病诊断相关分组（C – DRG）的付费方式，根据疾病诊断进行相关分类，用于评价医院住院服务覆盖的病种数、难度系数和诊疗质量等内容，并将其作为医院运营绩效的重点考核指标，以推动市属医院强化住院服务、提高危重疑难疾病救治能力和下沉门诊服务。2016 年 1 月，香港大学深圳医院推出 10 种手术病例住院打包收费服务。改革公立医院财政补助机制，将公立医院的财政补助与人员编制脱钩，与其完成的工作量、工作质量和群众满意度挂钩。以此为基础，降低三级医院普通门诊补助标准，提高社康中心基本医疗服务的补助标准。鼓励医院在职和退休专家到社康中心开办专科医生工作室，专家诊查费按举办医院的标准收取，其他收费比三级医院便宜 20%。规定本市社会医疗保险二、三档参保人（占全市医保总人数的 70%）到社康中心首诊并按规定转诊。实施药品集团配送、网上审方和慢性病长处方模式，解决社康中心药品种类不齐、药师配

---

① "总额管理、结余奖励"，即以某一年度与医院集团签订家庭医生服务协议的医保参保人的医保基金记账总额为基数，年度清算时，若签约参保人本年度实际发生的医保基金记账总额小于基数年度记账总额，结余部分支付给罗湖医院集团，集团可用于基层医疗卫生机构开展业务工作和提高基层医务人员待遇等，以此推动整个集团主动做好分级诊疗和预防保健工作，主动控制医疗费用支付，让签约参保人少生病、少住院、少负担、看好病，居民越健康，医疗机构和医生就越受益。不过，鉴于"结余奖励"的表述与《社会保险法》违背，后来改为了"结余留用"。

置不足和慢性病患者长期用药问题。同时，深圳市还是国家"4+7"药品集中采购和使用试点城市之一。

在建立"健康守门人"方面，深圳市建立了家庭医生服务财政奖励机制，鼓励全科医生、专科医生、健康管理师等组建家庭医生服务团队。大力培养全科医生，每万人口拥有全科医生数达到 2.1 名。逐步将原有的计生专干培训转型为健康促进员。制定家庭医生服务规程和标准，为签约居民提供综合健康管理、慢性病长处方服务、家庭病床、医养融合等 10 项优质优惠服务。

（三）加快转变政府职能，推进卫生综合监管制度建设

在完善政府、社会、公众多元化监管体系方面，深圳市在全国率先设立"大部制"的卫生行政部门，突出加强行业规划、市场准入、标准制定等全行业监管职能。实施"强区放权"，累计取消转移下放医疗卫生行政职能事项 34 项，以立法形式明确医师协会承担执业注册、医师考核等职能。全方位公开医疗机构服务项目、收费价格、卫生监督执法结果等信息，建立非法行医、非法采供血、"两非"等违法行为举报奖励制度，提高公众参与监督的积极性。推进行业诚信体系建设，实施医疗机构、医师不良执业行为记分管理和"黑名单"制度。

在推进监管法治化、标准化、信息化方面，深圳市充分发挥特区立法权，出台全国首部地方性医疗基本法规——《深圳经济特区医疗条例》，对执业管理、纠纷处理、医疗监管等做出明确规定，以规章制度约束促进医疗行业健康发展。同时，先后制定人体器官捐献移植条例、控制吸烟条例等法规，加快院前急救、健康促进、公立医院管理等立法，着力以立法促进医疗行业健康发展。积极完善卫生与健康领域的资源配置、服务规范和评审评价标准，率先制定中医馆、远程医学影像诊断中心等设置标准；编制 13 项中医药标准，其中 7 项获得 ISO 标准立项，3 项成为国家标准。推进医疗、医保与医药等监管部门信息互联互通、开放共享。在全国率先推行卫生行政监督执法全过程记录试点，规范执法行为。建立覆盖所有公立医院的基本医保智能审核系统，全流程智能监控诊疗服务、费用控制、医疗广告等行为。

第二节 深圳罗湖探索

一 背景*

罗湖区隶属于广东省深圳市，是深圳市的中心城区，位于深圳市东部，下辖 10 个街道。2018 年末，罗湖区常住人口 103.99 万人，区域生产总值（GDP）为 2253.69 亿元（同期省内云浮市为 849 亿元），人均 GDP 为 21.94 万元。

2018 年末，罗湖区拥有医疗卫生机构（含民营医疗卫生机构）418 家，其中，医院 24 家、妇幼保健院 1 家、疾病控制中心 1 家、社康中心 52 家。拥有各类卫生技术人员 13467 人，其中，执业医师和执业助理医师 6049 人，注册护士 5546 人，每万人口医生数为 58 人。全年各级各类医疗卫生机构完成诊疗总量 1135 万人次，其中，门诊和急诊诊疗量依次为 1050 万人次和 66 万人次。医院实际开放床位 5730 张，每万人口床位数为 55 张。每诊疗人次费用为 424 元，每出院者平均费用为 14757 元。全年报告法定传染病发病 18021 例，死亡 2 人。其中，法定甲、乙类传染病发病 3822 例，死亡 2 人，死亡率（死亡人数/常住人口）为 0.19/10 万。

二 改革进程

2015 年 6 月 29 日，中共深圳市罗湖区委、区政府印发《深圳市罗湖区公立医院综合改革实施方案》，正式启动公立医院综合改革。同年 8 月 18 日，罗湖区政府同意将区属 5 家公立医院和 35 家社康中心整合组建成医联体，成立罗湖区医院集团。2016 年 5 月 4 日，原深圳市卫生计生委与深圳市人力资源和社会保障局、罗湖区政府联合印发《深圳市罗湖区试点建立与分级诊疗相结合的医疗保险总额管理制度实施方案》，实行签约参保人医疗保险费用总支出"总额管理、结余奖励"。同年 11 月 1 日，罗湖

---

* 深圳市罗湖区人民政府：《深圳市罗湖区 2018 年国民经济和社会发展统计公报》，深圳市罗湖区人民政府网站，http://www.sz.gov.cn/lhq/tjsj/tjgb/201906/t20190610_17873715.htm，最后访问时间：2019 年 12 月 30 日。

区财政局与原罗湖区卫生计生局联合下发《关于印发〈深圳市罗湖医院集团基本医疗服务补助工作实施方案〉的通知》，改革公立医院财政补助机制，实行"以事定费、购买服务、专项补助"。

2016 年 11 月 14 日，时任北京医院院长、国务院医改咨询专家曾益新院士向李克强总理介绍了深圳罗湖医改经验，得到李克强总理的高度肯定。2017 年 8 月 13 日，深圳市政府办公厅印发《关于推广罗湖医改经验推进基层医疗集团建设若干措施的通知》，全市推广罗湖经验。2017 年 9 月 1 日，原国家卫计委、原国务院医改办在深圳召开全国医联体建设现场推进会，总结罗湖等地改革经验，并向全国推广"罗湖模式"。2017 年 10 月 12 日，广东省政府在深圳召开全省综合医改暨医联体建设推进及培训会，总结罗湖等地改革经验，全省全面推广"罗湖模式"。2018 年 12 月，世界卫生组织公报（*Bulletin of the WHO*）刊发罗湖医改文章"*People-centered Integrated Care in Urban China*"，[①] "罗湖模式"引起了全球卫生政策制定者和研究者的关注。

三 主要特点

罗湖区以医院集团为载体，以集团化管理的机制，使公立医院的资源能够下沉到基层，打通资源下沉通道。以探索建立与分级诊疗制度相衔接的"总额管理、结余留用"机制为核心，配合财政补助和医疗价格的改革，以做强社康中心、做优家庭医生服务为抓手，努力构建区域卫生健康服务共同体，推动卫生健康服务向"以基层为重点""以健康为中心"转变。在原来社康中心"院办院管"体制的基础上，进一步强化医院 – 社区一体化建设，构建整合型卫生体系，试点很好地与国家的"健康中国"战略相吻合。

四 主要做法[*]

一是打造管理共同体——组建唯一法人的医院集团。整合区属 5 家医

---

① Wang, X., Sun, X., & Birch, S. et al. Yange People-centered integrated care in urban China. who. int. http://www. who. int/bulletin/volumes/96/12/18 – 214908. pdf.

* 根据深圳市医改办提供材料整理而成。

院和 35 家社康中心，成立唯一法人的罗湖医院集团，实行单一法人治理结构，促进医疗卫生资源上下贯通。集团按照"人员编制一体化、运行管理一体化、医疗服务一体化"的原则运作。设立医学检验、放射影像、消毒供应、社康管理、健康管理和物流配送 6 个资源共享中心，实现检验结果互认、医疗资源互通；设立人力资源、财务、质控、信息、科教管理和综合管理 6 个资源管理中心，统一管理行政后勤事项，降低运营成本。取消集团行政级别和领导职数，实行理事会领导下的集团院长负责制，由区长出任医院集团理事长。区政府履行出资人职责，委托理事会履行决策权和管理权，监事会负责监督。赋予集团院长运营管理自主权，集团管理层由院长提名。统筹辖区公共卫生服务资源，将区疾控中心、慢病管理中心的慢病管理、健康教育等相关人员编入社康中心家庭医生服务团队，将公共卫生工作重心下沉到基层，由原来的数据收集变为直接为居民提供健康促进服务。社康中心药品目录与集团医院的药品目录一致，由集团统一采购、统一配送，短缺药品由集团 24 小时内调剂配送，解决社康中心用药不全的问题。当然，整合不仅仅是靠行政手段，集团更注重通过精细化管理和医院集团的文化建设，以求获得各级医疗机构和医务人员的认同。

二是打造利益共同体——集团主动下沉资源做强社康中心。改革医保支付方式。医保管理部门根据与罗湖医院集团签订家庭医生服务协议的参保人核定医保基金，"打包"预付给医院集团，实行"总额管理、结余留用"的医保支付管理方式，结余资金交给集团，可用于开展业务工作和提高医务人员待遇，以此推动医院主动控制医疗费用增长。集团不得限制签约居民的就医选择，也不参与签约居民在集团外医疗机构就医的医保控费，签约参保人在集团外就医的医保支付部分从医保基金总额里扣除。这就促使集团主动下沉资源做强社康中心，做好预防保健和健康管理，让签约参保人少得病、少得大病，推动医保从"保疾病"向"保健康"转变，促进医院集团从"治病挣钱"向"防病省钱"转变。开展学生健康教育、幼儿园宝宝手卫生健康教育、5 种癌症早期筛查等公共卫生服务，免费为老年人接种肺炎、流感疫苗；推动社康服务进校园，为在校学生接种流感、水痘疫苗；将老年病医院和社康中心搬进养老机构，截至 2018 年底累计为 796 户独居老人免费安装防跌倒设备；将体质测定一体机搬进社康中心，为学生开展脊柱健康筛查和形体矫正服务。集团同步加强专科建设，提高医疗技术水平，吸引更多的签约参保人留在集团内诊疗，降低外出就诊增加的医疗服务成本。通过在社康中心为老人提供生活照料、膳食供应、长期托老等服务，做强社区养老；通过开设医疗型、康复型、护理型家庭病床，做实居家养老。2018年底，集团累计建立家庭病床4592张。2015年7月，罗湖区成为全国20家老龄健康能力服务试点区之一；2017年1月，"罗湖模式"入选全国医养融合典型案例（全国共7个）。为实现医保基金结余，罗湖区努力构建让医保、医疗、患者目标诉求一致的利益共同体。

三是财政提供强力保障。打破"以编定补"财政补助方式，实行"以事定费、购买服务、专项补助"，落实政府对医疗卫生机构的各项投入责任，建立以服务绩效为导向的补偿机制。2016年，罗湖区财政预算卫生经费投入7.42亿元，比2015年增加1.49亿元。其中，罗湖区财政2016年对社康中心的预算投入达2.02亿元，占卫生总投入的27.2%。同时对集团公立医院、社康中心的普通门诊服务分别按40元/人次和60元/人次进行补助，财政投入占集团收入的30%左右。罗湖区医改办程芙蓉博士介绍说："在罗湖医院每看一个普通门诊，区财政补40元。如果病人到社康中心去看病，区财政补60元。这样一来，一体化的医院就会想办法让病人到社康中心去看病。另外，从专科发展角度来讲，现在很多医院不愿意做儿科，政府就增加补贴系数。比如，财政对儿科的门诊补助标准是综合科室的1.3倍。"[1] 通过这一利益导向机制，政府引导医疗卫生工作重心下移、资源下沉。集团各医院专科实力不断增强，三、四级手术病例从成立之初的2980例增加到1.05万例，签约居民在集团内住院人数占比从2014年的17.54%提高到2018年的23.23%。

四是高薪吸引医务人才。集团以30万年薪面向全国招聘全科医生，充实社康中心人才队伍，为推进家庭医生签约服务和基层首诊、双向转诊制度奠定坚实基础。从2014年至2018年，集团员工从2583名增加至4458名；全科医生从131名增加至418名，每万人口全科医生数从1.4名增加

---

[1] 来源于个人访谈资料。

至 4.07 名；研究生学历人员从 218 名增加至 495 名，博士学历人员由 19
名增加至 80 名。在薪酬待遇、职称聘任等方面鼓励卫生专业技术人才进
社区，社康中心卫生专业技术人员享受与在编人员同等的待遇。鼓励专家
到社康中心坐诊或开设工作室，集团按照"300 元/工作日、500 元/休息日"
的标准给予补助。

"社康中心的收费标准比医院低 20%。"① 从 2014 年至 2018 年，在集
团各医院门诊量基本持平的情况下，集团社康中心年诊疗量从 52.9 万人
次增加至 172.1 万人次，社康中心年诊疗量占集团总诊疗量的比例从
25.56% 上升至 48.14%，分级诊疗基本形成。少生病——2017 年、2018
年，罗湖区的水痘发病率明显低于深圳全市水平，2018 年罗湖区的水痘发
病率同比下降 27.52%。在罗湖上幼儿园和小学，孩子们必学的一课是
"洗手"。正确洗手，可以有效预防多种儿童常见传染病的发生。少住
院——罗湖区因为严重糖尿病、高血压等慢性病而住院的病例数，从 2017
年开始出现明显的拐点。2018 年，医保人群高血压住院病例数较 2017 年
下降 5.4%。社康中心公众满意度已连续 4 年排名全市前三。2018 年，辖
区居民健康素养水平从 2014 年的 12.97% 提高到 35.51%。

第三节　小结

深圳市注重通过市场和政府相结合的方式进行要素整合，全面提升卫
生健康服务能力，努力全方位、全周期保障群众身体健康。在政府主导下
充分运用市场手段实现了新医改的综合推进，例如，医生多点执业、医生
编制备案、医院去行政化以及基本法等立法层面的推进，以及推广药品集
团采购、建立现代医院管理制度等。综合而言，深圳市医改实践主要有两
方面的经验：一是合理界定政府职责，发挥政府主导作用；二是充分发挥
市场对资源配置的决定性作用。特别是罗湖医改聚焦"三医联动"，推动
医保支付方式改革，积极探索解决医改核心问题的路子。中国科学院院
士、国家心血管病中心副主任顾东风说："（罗湖）实现了分级诊疗，这就

---

① 来源于个人访谈资料。

是医改成功的标志。""罗湖医改模式，在大湾区大背景下应该进一步探索推广。三地医疗协同发展，健康湾区值得期待。"① 正因为深圳的积极探索，它的很多经验逐步扩散、演变、升华为广东做法。国家卫健委主任马晓伟说，广东带了好头、树了标杆。"广东的做法（公益一类财政供给，公益二类绩效管理）调动了基层医务人员的积极性，应当予以肯定，向全国推广经验。"② 2018年1月28日，首届中国（广东）卫生与健康发展峰会上，北京大学健康发展研究中心主任李玲表示，"广东是中国改革开放的先驱，在新一轮健康中国建设和深化医改方面又走在了前面"。③

首先，深圳市强化地方党委政府主体责任。由一把手亲自抓、负总责，亲自协调、解决工作中遇到的问题，把医改纳入全面深化改革中同部署、同要求、同考核。建立体现公益性的财政投入机制，实行"以事定费、购买服务、专项补助"。建全综合监管制度，推动监管重心从对医疗机构的监管转向全行业监管，加快健全医药卫生地方性法规和标准，严厉打击非法行医行为，严肃查处恶性医疗事故、骗取医保资金、虚假宣传广告、过度医疗等行为。按照能取消则取消、确实不能取消的尽量下放的原则，尽量取消、下放行政管理和行政审批事项。加快信息化建设，实现全市健康医疗数据资源跨部门、跨区域共享，医疗、医药、医保和健康各相关领域数据融合应用，利用第三方力量打造云平台。推进人事薪酬制度改革，按照"两个允许"的要求制定绩效工资总量核定办法。

其次，深圳市充分发挥市场对资源配置的决定性作用。深圳市对城市医疗集团实行医保"总额预付、结余留用、合理超支分担"的激励约束机制；对松散型医联体内就诊的参保人起付线连续计算，在医联体内形成利益共同体。④ 放宽基本药物制度约束，解除医保对于群众到基层医疗机构就医、买药的制度性限制。通过医保智能监控，加强对医疗服务质量的控

① 吕绍刚、王星：《深圳罗湖：争当医改排头兵 服务健康大湾区》，人民网，http://sz. people. com. cn/n2/2019/0718/c202846 – 33156750. html，最后访问时间：2019年12月30日。

② 宋炳军：《将改革进行到底——广东深化医改纪实》，《人之初》2019年第1期。

③ 宋炳军、林晴：《著名医改专家李玲在广东坚持听了一天的峰会，到底有哪些干货？》，广东卫生在线，https://baijiahao. baidu. com/s？ id = 1590914443022502183&wfr = spider&for = pc，最后访问时间：2019年12月30日。

④ 余海蓉：《"罗湖医改模式"深圳全面开花》，《深圳特区报》2017年10月31日。

制。推进健康医疗大数据应用发展，提高行业治理、医疗和健康管理水平。放开医生多点执业限制，激发健康领域社会投资活力，调动社会办医积极性。研究社会办医不纳入卫生规划、办医用地不纳入医疗用地规划的限制，保障社会办医院在医保、用地、税收等方面与公立医院享受同等待遇。深化药品供应保障制度改革，率先探索并建立药品集团采购平台良性竞争机制，进一步提高医院在药品采购中的参与度，落实医疗机构药品、耗材采购主体地位，挤出药价虚高的水分。

具体而言，深圳市的医改实践有以下几条经验。一是以强化顶层设计为抓手，形成"方向明确、路径清晰、配套齐全"的改革政策体系，建立完善健康广东建设治理体系。"破除各个医疗机构'各自为政'的局面，创造最为经济也最有效率的整合型卫生健康服务体系，明确定位各层级医院的职能，避免竞争与浪费资源，这样财政和医保的压力都会减轻。各自为政的医院之间存在竞争关系，也造成了资源的重复配置。"[1] "始于2015年的罗湖医院集团以'强基层、促健康'为运营核心目标，以医保基金'总额管理、结余留用'为主要利益导向机制，以家庭医生为居民健康守门人的经验，恰好成为构建以人为本的一体化卫生服务体系（PCIC）模式在中国的有效探索。"[2] 中山大学公共卫生学院副教授黄奕祥如是说。二是以加大财政投入为抓手，形成"政府履责与充分放权相结合"的运行机制，在强化公益性的同时着力激发体系活力。与其他地方不同的是，改革后深圳的财政补助与编制脱钩。财政逐步从补助供给方转向补助需求方，即现在是以患者人数和服务质量为基准来实施财政补助。也就是说，"病人到哪里，就补到哪里"。三是以提升区域内服务能力为抓手，构建较强的基层医疗服务体系，推动分级诊疗制度建设。罗湖区卫生健康局局长郑理光介绍说："成立基层医疗集团，就是要将一个区域内的医疗资源整合在一起，解决医疗服务体系'头重脚轻'和'碎片化'问题。"[3] 四是以大数据引领"精准医改"模式，加快构建多层次、可持续的"互联网＋医

① 巴根：《重金投入的深圳医改 能否推向全国？》，搜狐健康网站，http://www.sohu.com/a/229055806_313392，最后访问时间：2019年12月30日。

② 宋炳军：《医改经验获全球推广、健康城市指标体系全国第一……罗乐宣：健康中国"深圳样板"将这样打造》，《人之初》2019年第3期。

③ 余海蓉：《深圳医改"罗湖模式"向全国推广》，《深圳特区报》2018年4月9日。

疗健康"服务体系。如香港大学深圳医院先行的全面预约制度已经在广东省全面推广；取消编制、按岗定薪的人事管理和薪酬制度推广到深圳市新建公立医院和珠海市全部公立医院。五是以"三医联动"改革为抓手，形成"以总额管理为基础、按病种分值付费和人头付费为主"的医保支付模式，加快构建形成"政府引导、市场主导"的药品采购制度。

第三部分
试点政策评估

尽管中国卫生技术评估的起步不是很晚，且已有不少卫生技术评估相关活动，但中国的卫生技术评估还没有一个清晰的体系框架和明确的制度保障。[①] 在一定的社会生产力发展水平和社会文化背景下，决策者希望通过综合评价以达到资本最优化投入，从而获得最大化的社会收益。当前，全球社会变迁加速，各国都面临短周期、高频率的社会变革和制度变迁，中国也不例外。面对国民经济的迅速发展，我国需要加快社会服务保障体系的改革，其中包括卫生体系的改革。

评估研究在工程技术、经济增长、市场分析、社会发展及公共政策等诸多领域中都有应用，是应用性研究的重要方法之一。尽管科学评估是个现代概念，但人类在努力建设理想社会的过程中早就开始了对评估方法的应用。只是传统的评估一般考虑短期效应，过程较为直接、主观，主要依赖个人经验；而科学评估主要依靠对现状的资料收集及调查，从较长的一个时期考虑做出系统性的分析。

根据现代评估理论，对中国医改的评估实际可以由评价和估计两个方面构成。效果评价是对已实施的政策措施进行回顾和评价，例如，中国重点推进的城乡医疗保险整合、医药生产流通、基本药物制度、分级诊疗制度、家庭医生制度、医生多点执业等政策，了解这些政策措施是否实现了最初的目标，产生了哪些价值、影响，以及还有哪些可以改善的地方。前景估计是对近期拟定实施或推进的政策方案可能产生的效益、效率及政策回应度，是否促进生产力发展、社会公平公正及可持续发展进行预测或估计。根据这些估计，再判断相应政策或方案是否推进和实施。

本研究的政策评估是狭义的定义，即政策绩效的评估，具体指对政策执行一段时间的结果和影响进行评估，因此不包括对政策方案的评估。当前一波又一波的医改政策措施，究竟给社会带来了什么？改革是否带给了居民更好的卫生健康服务，是否提高了全民的健康水平？回答好这些问题，需要对医改政策与措施进行科学的评估。因此，本部分主要运用定量分析方法对三明、深圳市等地试点政策进行效果评估。在认识任何卫生治理体系时，资金流动和动机都是非常重要的，所以我们采用了经济学分析

[①] 陈英耀、黄葭燕：《国际卫生技术评估新进展和热点问题》，《中国卫生质量管理》2011 年第 1 期。

的方法来检验三明政策的效果。同时，卫生政策不可避免涉及伦理选择，所以我们从效率的视角来审示深圳的改革。评估现有公立医院改革政策对医院经济运行、公平、效率、健康等效果的影响，相信对于下一步推进和完善公立医院综合改革，回应民众的就医需要，具有参考价值和现实意义。当然，用定量分析来做评估，指标的选择很重要。当卫生资源不足或涉及稀有卫生资源时，除了在坚持形式和内容公正的同时，可能也要考虑治疗后患者的生命质量或患者对社会的可能贡献。比如，器官移植是先给年轻、学历高但等候时间尚短的患者，还是给年长、学历低但等候时间已相当长的患者？当然，这类问题非常复杂，涉及医学标准筛选与确立、社会价值判断、医学伦理和医学科研需要等若干实际问题。

"不以小恶掩大善，不以众短弃一长。"应该说，即便是现在，社会上对三明、深圳等医改试点的评价仍有不同的声音。但我们知道，任何一场改革都不可能十全十美。只要是瑕疵最少的，甚至是对前人有所超越的，都应该肯定。当然，有些瑕疵一旦任其发展就可能是致命的。但这不一定是改革者的错，恰恰是给后来者出的课题。"日省吾身，有则改之，无则加勉。"正如詹积富认为的，"三明的医改，目前还处在治理以赚钱为中心、巩固以治病为中心的阶段，距离以人民健康为中心的路还有很长"。目前试点政策设计上的确还存在一些不足。希望三明、深圳等明星模式的改革者能听到不同的声音，"戒骄戒躁"，不忘初心，继续前行。

第八章 政策行动者视角下的试点卫生政策评估[*]

——基于三明市案例研究

第一节 研究背景与问题的提出

宁要微词，不要危机。任何一场改革都不可能十全十美。只要是瑕疵最少的，甚至是对前人有所超越的，都应该肯定。当然，有些瑕疵一旦任其发展就可能是致命的。但这不一定是改革者的错，恰恰是给后来者出的课题。特别是社会领域的改革一般很难有立竿见影的效果。判断改革借鉴和参考价值，不能纠结于它没有解决的问题，而要看它解决了哪些共性问题。① 完善、推进改革的最好举措就是评估。因此，建立有效合理的改革成效评估机制应成为一个不可忽视的选项。

事实上，改革最核心的问题就是利益结构调整。因此，公立医院综合改革整个过程应始终把处理好各方利益摆在首位，这也是卫生治理所要达到的目标。卫生政策理念就是把卫生健康服务作为公共事务本身的价值取向。三明试点就是要围绕"百姓可接受、财政可承担、医保基金可运行、医院发展可持续、医务人员受鼓舞"的卫生治理目标，协调好政府、公众、医院和医务人员等各方利益。如果没有这个思路，仅仅从某一方去解决，都

---

* 本章根据作者刊登于《甘肃行政学院学报》2018 年第 1 期的《"三明医改"评估：卫生治理框架的分析》一文修改而成，并曾收录于《三明医改：政策试验与卫生治理》一书。

① 赵鹏：《改革当有排除干扰的穿透力》，《人民日报》2017 年 2 月 22 日。

有可能陷入困境。三明试点是否围绕公众看病就医问题，是否考虑规范医生的"一支笔"行为，是否能有效调动医务人员积极性，医院发展是否有可持续性，同时是否能兼顾政府财政投入的可持续性呢？

世界卫生组织界定的卫生治理目标被广为接受。尤其是三个最终目标的识别，在有关卫生治理目标的理论中取得了普遍共识。卫生政策试验最终就是为了实现卫生治理目标。不过，考虑改革的长期性，只能通过有目标、分阶段的改革措施实现卫生治理的目标。也就是说，短期内政策试验对于卫生政策的最终目标的影响比较有限。因此，本书也将中间目标纳入理论分析框架，并将其转化为可量化的具体指标，用以分析卫生政策试验的效果，尝试回答上述问题。

第二节　政策试验行动者的博弈

医疗市场具有很强的特殊性，信息高度不对称是其特征之一。[1] 在医疗市场中，患者极度缺乏信息，这增加了患者消费医疗服务时的风险和不确定性。患者只有通过医生才能获得这些信息，而医生恰恰是这种商品的销售者。然而，患者即便是获得了相关信息，由于医学的专业性，也未必能够做出准确的理解和判断。Darby 和 Karni 将这类商品或服务定义为"信任型商品"（credence goods）。[2] 该类商品的特点在于，消费者对商品的购买决策完全取决于具有专业知识技能的卖方所提供的信息，甚至在消费后也难以判断卖方提供的信息的真实性。同时，政府也不知道医院的真实成本和效率，很难监管医院的经济行为，而患者更加难以知道医生提供的服务中哪些是不必要的。这些不对称涉及医药卫生体制的方方面面，包括医疗保障制度、医疗服务制度、医疗机构的管理、医药生产流通制度等。由于多重委托－代理关系的存在，政府－医院、医生－患者、供方－第三方之间的信息不对称加剧了行动者博弈策略的复杂程度。卫

---

① Arrow, K. "Uncertainty and the Welfare Economics of Medical Care." *American Economic Review* 53（1963）：941 – 973. Stieglitz, J. E. *Economics of public sector*（2nd edition）（New York：W. W. Norton & Company, 1998）.

② Darby, M. R., & Karni, E. "Free Competition and the Optimal Amount of Fraud." *Journal of Law and Economics* 16（1973）：67 – 88.

生健康领域的特性使这个领域的任何改革都涉及如何平衡政府角色与市场角色的问题，都可能关系到医疗服务的最终可及性和服务质量的问题，从而影响整个医疗体制的效率与公平。① 因而，卫生健康领域任何一个方面、任何一个环节的改革都并非易事，被称为世界性难题。

每一项制度安排都是各方利益斡旋妥协的结果，同样，看待每一项新改革，也常常要问："谁受损，谁得益？"改革是利益的重新调整，即在精英与草根之间的利益调整。② 当与自身利益相一致的时候，政策行动者会采取和调整自己的行为策略，以适应政策设计者的期望；当与自己的福利最大化追求不一致的时候，政策行动者在经过一段时间的痛苦调整之后，很快便会找到应对新政策的办法，以减少或规避新的对自己不利的行为约束。作为社会组织系统的重要组成部分，作为一种社会保障制度的改良，公立医院改革涉及相关利益的调整，包括政府部门、医院及其职工、供应商和医疗消费者等。被称为"利益集团的鞭挞者"的美国政治学家奥尔森（Mancur Lloyd Olson）认为，行会、工会、卡特尔以及议会院外活动集团等"分利集团"，只关心自身的福利，而不关心社会总福利。一旦它们获得政策影响力，就可能阻碍技术进步、资源合理配置。③ 决策者如何推动卫生政策试验？政府及其官员在卫生政策试验中充当着发起者和推动者的中心角色，社会各团体、个人同样不可或缺地参与了社会政策试验过程。按照经济学的一般理论，政策试验主体都是财富最大化或者效用最大化者，无论政府、团体还是个人，其政策动机都是最大化自己的利益。由于利益不同，以及为卫生政策试验承担的风险不同，所以各参与主体呈现大相径庭的政治考量。卫生政策试验要使各利益相关集体在按新的政策行动时的收益大于按旧的政策行动时的收益，或是在不使任何人收益减少的情况下，至少使一个人收益增加，即"帕累托改进"。要做到这一点，一个基本前提就是要保证卫生政策相关各方的利益诉求在政策设计中得到充分

---

① 王绍光、樊鹏：《中国式共识型决策："开门"与"磨合"》，北京：中国人民大学出版社，2013。

② 卢岚：《从"摸着石头过河"到"架桥过河"——中国社会转型路径探微》，《西北农林科技大学学报》（社会科学版）2014年第3期。

③ 李玲、江宇：《有为政府、有效市场、有机社会——中国道路与国家治理现代化》，《经济导报》2014年第4期。

的表达。任何一项政策试验都是一个完整的有机构成体，哪个环节出问题都会影响整体试验效果。

一　中央和地方政府

从中央政府角度来看，政策试验的特点是主动性、多元性、允许试错。[1] 中央政府推行卫生政策试验是出于提高统治能力和治理能力的考虑。试验就意味着不确定性，没有统一的答案，可能有较大的风险。中央政府选择个别地方来试验就是希望把试验风险控制在局部可控范围内，以避免对整体制度产生不必要的致命性冲击和影响。[2] 不过，中央政府很多时候没有根据试验效果，而是根据自己的需要来推广经验。地方试点到底怎样才算成功，标准掌握在中央政府手中。中央政府有最终权力决定是否在全国推广地方经验。地方试验仅仅起到一种示范作用。[3] 也就是说，只有地方试点和中央政府的主要目标一致时，才会得到推广。

从地方政府角度来看，地方政府的试验能力不仅影响其对中央政府意愿的领会，也影响政策工具的开发使用，进而影响试验结果。[4] 一般而言，地方政府更在乎容易量化测量的经济发展指标，而不太重视医疗卫生、教育等公共服务模糊指标。同时，由于这是试验性的探索，容易出政绩，一些地方和部门可以打着"改革、创新"旗号扩张权力；一些地方的改革甚至演化成"今天一个政策、明天一个规定，上面一个发现、下面一个创新"的伪创新，试验也就变成了某些政府官员个人推动、某些部门单独热衷的事情。政策试验往往随中央偏好的变化而变化，而非受现实问题的驱动[5]，即地方政策试验仍经常在中央的授意下开展。

---

① Xu，C. "The Fundamental Institutions of China's Reforms and Development." *Journal of Economic Literature* 49（2011）：1076 - 1151.

② Heilmann，S. "Policy Experimentation in China's Economic Rise." *Studies in Comparative International Development* 43（2008）：1 - 26.

③ Mei，C.，& Liu，Z. "Experiment-based Policy Making or Conscious Policy Design? The Case of Urban Housing Reform in China." *Policy Sciences* 47（2014）：321 - 337.

④ Florini，A.，Lai，H.，& Tan，Y. *China Experiments：From Local Innovations to National Reform*（Washington DC：Brookings Institution Press，2012）.

⑤ 梅赐琪等：《政策试点的特征：基于〈人民日报〉1992 - 2003 年试点报道的研究》，《公共行政评论》2015 年第 3 期。

二 医院及医生

从医院角度来看，医院有对利益的合理诉求。回归公益性的首要职责在于政府而不在于公立医院自身。要让公立医院回归公益性，如果没有全面配套的制度支撑，改革"主力军"公立医院是没有积极性的。如果各级政府没能有效履行办医职责，医院作为社会经济活动中的"经济人"，首先必须考虑、解决自己的经济运营问题，否则只能"关门大吉"了。在逐利机制激励下，单个医院的利益和政府社会职责间可能是脱节的，导致两者在利益和目标上的冲突与对立较为明显。

从医生角度来看，医生收入缺少制度性的保障。公立医院目前实行事业单位管理，体制内的医务人员是有编制的。因此，要打破事业单位体制这一铁饭碗，必然涉及很多权责利的调整。在整个事业单位改革进展缓慢的背景下，没有全国指引性政策，卫生行业单独率先进行调整难度及风险大。改革如果是让它们的利益受损必然会遭遇阻力。目前，医生提供医疗服务所受激励的强度受制于价格规制的方式，定价严重低于其均衡价格。因具有"经济人"属性，医生将丧失提高自身技术水平的动力，反而过多地依赖药品、耗材和检查，基于价格规制的激励效益会产生逆向选择，来满足其自身效益最大化的目标。药品报酬（包括回扣）、奖金制度、低工资和高工作量等在医生层面刺激了"大处方"。[①]

三 特殊利益集团

在正常表达意见和利益诉求之外，许多利益集团往往会因改革措施可能触及它们的自身利益，而想方设法干扰甚至阻碍卫生政策制定。中国药品80%左右是通过医疗卫生机构进行销售的，而公立医院在现有卫生体系中占据绝对主导地位。因而，药品生产流通企业及其医药代表应该是受公立医院改革影响最大的相关商业群体。药品企业要想获得更多的药品销售，必须更多地获得公立医院的支持。对这些生产和销售药品的企业而

---

① Yang, W. "How does the Pharmaceutical Industry Influence Prescription? A Qualitative Study of Provider Payment Incentives and Drug Remunerations in Hospitals in Shanghai." *Health Economics, Policy & Law* 11 (2016): 379 – 395.

言，市场竞争很激烈，药品促销的动力很强。医生是医疗过程的决策者、执行者，在一些条件下，还是医院的营销人员。因此，医院、医生、厂商与"多开药"和"使用高价药"之间形成的利益链条非常牢固。另外，还有一群更为敏感的既得利益者——公费医疗使用者。由于涉及费用太大，一直备受非议。

四 公众

医疗费用居高不下和医疗服务质量问题是社会公众对政府形成改革压力的源头和关键点。现代政府的重要职能之一在于提供公共服务，为公众创造整体福祉。卫生政策与公众生活息息相关的，以保护社会的弱势群体的健康基本利益为目的。因此，卫生政策试验在主体上要求公众的广泛参与。公众参与卫生政策试验过程不仅有利于其对政策意义的理解，而且会使他们了解政策制定的缘由和具体内容。如此一来，公众配合政策执行的自觉性、参与度将明显提升，对提高政策执行效率具有良好的作用。尽管共识型的决策在卫生体系逐渐显现[1]，但当前中国公共政策制定模式大都是一种精英决策模式，社会力量对卫生政策的影响力较弱。这就更需要从制度设计的初衷出发，医疗保险部门充当公众这一弱势群体的代言人。作为买方，医保要有选择权，且深度地介入卫生政策制定中。从基金收支平衡角度考虑，医保合理控费是必须做的，但控费并不是最重要的，维护参保人基本权益是其优先选项。医保支付方式和控费措施直接影响诊疗行为和成本，与公众利益密切相关。

另外，自然条件、社会文化环境等因素也影响试验效果。这些年来卫生政策试验实践似乎也提示了：在受自然环境限制导致要素流动性低的地方，试点成功的可能性往往高些。同时，福山也提醒：在国家构建政策层面，社会资本优于制度设计。[2] 中国有独特的几千年儒家文化、人情习惯、健康观、生死观及医学伦理，这些都提醒我们要更重视社会

---

[1] 王绍光、樊鹏：《中国式共识型决策："开门"与"磨合"》，北京：中国人民大学出版社，2013。

[2] 弗朗西斯·福山：《国家构建：21世纪的国家治理与世界秩序》，黄胜强等译，北京：中国社会科学出版社，2007。

资本的塑造。

第三节　三明案例研究

一　患者视角

健康指标不是短时间的改革措施可以反映出来的，而对效率指标的定义，角度不同则理解不同。因此，本节选择财务风险保护性和反应性作为主要评估指标。公立医院改革内容繁多，但公众评价改革是否取得成效重点关注两个方面：一个是有没有缓解"看病贵"问题，另一个是有没有缓解"看病难"问题。从这个视角出发，评价"看病贵"问题是否缓解，本节选取次均门诊费用、次均住院费用、个人自付费用等主要指标进行分析；评价"看病难"问题是否缓解，本节选取公立医院医师人均工作量、基层医疗机构和公立医院业务量对比等主要指标进行分析。

（一）客观数据：可及性与风险保护

1. "看病贵"问题

（1）医疗费用分析

一是从三明市纵向分析。从表 8-1 可见，2011~2018 年，三明市 22 家县级及以上公立医院次均门急诊费用呈逐年缓慢上升趋势，总体基本上低于同期全省和全国水平，2018 年除外。2012 年增幅为 0.24%，之后有一定波动，增幅为 4.43%~11.53%，其中 2018 年有较大的增幅。2011~2018 年，三明市 22 家县级及以上公立医院次均住院费用呈先下降后缓慢上升趋势，总体基本上低于同期全省和全国水平，2018 年除外。2012 年增幅为 1.17%，2013 年降幅为 5.49%，下降明显。2014~2018 年增幅为 2.11%~10.53%，其中 2018 年也有较大的增幅。

二是从福建省横向分析。2011~2018 年，福建省县级及以上公立医院次均门急诊费用呈逐年增长趋势。2012 年增幅为 5.17%，2013~2015 年增幅为 7.83%~10.83%，增幅较大，维持在 10% 左右。2016、2017 年连续两年出现较大幅度下降，但 2018 年有较大的增幅。2011~2015

年，福建省县级及以上公立医院次均住院费用呈逐年增长趋势。2012 年增幅为 2.26%，2013~2015 年增幅为 9.16%~11.55%，增幅增大，维持在 10% 左右。2016、2017 年连续两年出现较大幅度下降，2018 年回升到 7.42%。

三是从全国横向分析。2011~2018 年，全国县级及以上公立医院次均门急诊费用呈逐年增长趋势，但增幅有所放缓，特别是 2017 年公立医院综合改革全面推开以后，增幅在 5% 左右，低于居民收入名义增长速度。2012~2018 年，全国县级及以上公立医院次均住院费用呈逐年增长趋势，但增幅有所放缓，特别是 2017 年公立医院综合改革全面推开以后，增幅在 4% 左右，低于居民收入名义增长速度。

表 8-1　2011~2018 年三明市、福建省以及全国公立医院医疗费用增幅比较

地区	年份	次均门急诊费用		次均住院费用	
		金额（元）	同比（%）	金额（元）	同比（%）
三明市	2011	119.46	—	4907.26	—
	2012	119.75	0.24	4964.64	1.17
	2013	128.07	6.95	4692.32	-5.49
	2014	139.71	9.09	4867.63	3.74
	2015	147.94	5.89	5174.30	6.30
	2016	158.54	7.17	5287.11	2.18
	2017	165.57	4.43	5398.66	2.11
	2018	184.67	11.53	5967.40	10.53
福建省	2011	149.19	—	6301.12	—
	2012	156.90	5.17	6443.68	2.26
	2013	173.89	10.83	7034.21	9.16
	2014	187.50	7.83	7846.80	11.55
	2015	207.50	10.67	8695.10	10.82
	2016	217.10	4.63	8905.40	2.42
	2017	227.00	4.56	9009.20	1.17
	2018	254.30	12.0	9677.80	7.42

地区	年份	次均门急诊费用		次均住院费用	
		金额（元）	同比（%）	金额（元）	同比（%）
全国	2011	180.20	—	6909.90	—
	2012	193.40	7.33	7325.10	6.01
	2013	207.90	7.50	7858.90	7.29
	2014	221.60	6.59	8290.50	5.49
	2015	235.20	6.14	8833.00	6.54
	2016	246.50	4.80	9229.70	4.49
	2017	257.10	4.30	9563.20	3.60
	2018	272.20	5.87	9976.40	4.32

资料来源："健康三明"网站、2012～2019年《中国卫生健康统计年鉴》。

（2）公众负担费用分析

从表8-2可见，农村居民次均住院费用负担[①]从2011年的26.74%下降到2018年的10.58%，城市居民费用负担从2011年的10.56%下降到2018年的5.04%。从表8-3可见，职工次均住院费用负担从2011年的4.83%下降到2018年的2.38%。从表8-4可见，职工次均门急诊费用负担从2011年的0.20%下降到2013年的0.14%，次均费用占在岗职工平均工资的比例由2011年的0.32%下降到2018年的0.23%。

由此可见，2011～2018年，不管是城镇职工还是城乡居民，不管是住院费用还是门急诊费用，病人费用负担均呈逐年下降趋势。国务院发展研究中心的调查统计发现，2014年全国职工医保的实际报销比例为53.8%，城乡居民医保实际报销比例为44.9%，新农合的实际报销比例为38.0%，[②]均远远低于三明市职工医保和城乡居民医保的实际报销水平。这说明相对于2011年自身、相对于全国而言，三明市民看病负担逐年减轻。同时，两类医保间补偿差距逐步缩小。城镇职工与城乡居民医保补偿差异逐渐缩小，城乡居民医保中农民费用负担下降速度快于城市，更趋于

---

① 指病人自付部分费用占当地职工、农民、城镇居民年平均收入的比重。
② 杨学义：《为何职工还觉觉"看病贵"？实际报销比例并不高》，《工人日报》2017年1月8日，第3版。

公平。就住院费用而言，二者次均费用差额由 2011 年的 2471 元下降到 2018 年的 978 元，其中次均自付费用差额由 376 元下降到 127 元，两类医保差异逐步缩小，2018 年出现拐点，城乡居民自付费用低于城镇职工。这与现有的一些研究结果①一致，证明三明医改政策有助于抑制过度住院病人总支出的增长和在一定程度上降低农村人口的个人卫生支出。

表 8 - 2 2011～2018 年改革前后三明市城乡居民医保次均住院费用变化情况

年份	次均费用（元）	城乡居民医保住院费用				农村		城市	
		次均统筹基金支付（元）	比重（%）	自付金额（元）	比重（%）	人均可支配收入（元）	自付费用负担（%）	人均可支配收入（元）	自付费用负担（%）
2011	4082	1889	46.26	2194	53.74	8205	26.74	20778	10.56
2012	4156	2309	55.55	1848	44.45	9375	19.71	23429	7.89
2013	3876	2315	59.73	1561	40.27	10532	14.82	22890	6.88
2014	4081	2356	57.72	1725	42.28	11665	14.78	25197	6.84
2015	4291	2534	59.05	1757	40.95	12806	13.86	27393	6.48
2016	4275	2608	61.01	1667	38.99	13918	11.98	29677	5.62
2017	4438	2689	60.59	1749	39.41	15212	11.50	32261	5.42
2018	4869	3112	63.91	1757	36.09	16601	10.58	34862	5.04

资料来源：三明市医改办提供数据、"健康三明"及三明市医保基金管理中心官方网站、2012～2019 年《三明统计年鉴》、三明市统计局网站。

表 8 - 3 2011～2018 年改革前后三明市城镇职工医保次均住院费用变化情况

年份	次均费用（元）	职工医保住院费用				在岗职工平均工资（元）	自付费用负担（%）
		次均统筹基金支付（元）	比重（%）	自付金额（元）	比重（%）		
2011	6553	4735	72.26	1818	27.74	37603	4.83

---

① Meng, Z., Zhu, M., Cai, Y., Cao, X., & Wu, H. "*Effect of a Typical Systemic Hospital Reform on Inpatient Expenditure for Rural Population: The Sanming Model in China*". *BMC Health Services Research 19*（2019）；刘凯、和经纬："补供方"与"补需方"对医疗费用的影响比较——基于三明市新医改的实证研究》，《北京行政学院学报》2017 年第 6 期。

续表

年份	次均费用（元）	职工医保住院费用				在岗职工平均工资（元）	自付费用负担（%）
		次均统筹基金支付（元）	比重（%）	自付金额（元）	比重（%）		
2012	5805	4084	70.35	1721	29.65	42299	4.07
2013	5084	3566	70.15	1518	29.85	47374	3.20
2014	5224	3588	68.69	1636	31.31	52087	3.14
2015	5343	3728	69.77	1615	30.23	57807	2.79
2016	5344	3699	69.22	1645	30.78	62712	2.62
2017	5593	3913	69.96	1680	30.04	71555	2.35
2018	5847	3963	67.78	1884	32.22	79202	2.38

资料来源：三明市医改办提供数据、"健康三明"网站、2012～2019年《三明统计年鉴》。

表 8-4　2011～2018 年改革前后三明市城镇职工医保次均门急诊费用变化情况

年份	次均费用（元）	职工医保门急诊费用				在岗职工平均工资（元）	次均费用/在岗职工平均工资（%）	自付费用负担（%）
		次均统筹基金支付（元）	比重（%）	自付金额（元）	比重（%）			
2011	119.14	30.27	25.41	88.87	74.59	37603	0.32	0.20
2012	118.13	36.28	30.72	81.84	69.28	42299	0.28	0.16
2013	118.80	41.35	34.80	77.45	65.20	47374	0.25	0.14
2014	144.70	—	—	—	—	52087	0.28	—
2015	153.53	—	—	—	—	57807	0.27	—
2016	155.79	—	—	—	—	62712	0.25	—
2017	165.74	—	—	—	—	71555	0.23	—
2018	179.85	—	—	—	—	79202	0.23	—

资料来源："健康三明"网站及三明市医保基金管理中心官方网站、2012～2019年《三明统计年鉴》。

2. "看病难"问题

（1）诊疗服务量分析

一是从三明市纵向角度看。从表 8-5 可见，2011～2018 年，三明市 22 家县级及以上公立医院门急诊人次数持续增长，但涨幅有所波动。2012 年增幅为 11.64%，2013～2014 年增幅有所放缓，2016 年增幅为 7.17%，之后又有所放缓。基层医疗卫生机构门急诊人次数持续呈上升趋势，但涨幅有所波动，2012~2015 年维持在 9%~16%，2016 年增幅达到 40.98%，2018 年出现放缓迹象。基层医疗机构门急诊人次数占比呈上升趋势，由 2011 年的 25.20% 上升到 2018 年的 40.60%。

2011~2018 年，三明市 22 家县级及以上公立医院入院人次数先升后降，涨幅呈下降趋势。2012 年增幅为 11.75%，之后逐年放缓，2015 年和 2018 年甚至出现负增长。基层医疗机构入院人次数持续呈下降趋势。2012 年降幅为 23.85%，之后降幅逐年放缓，2017 年甚至出现极微小的正增长。基层医疗机构入院人次数占比呈下降趋势，由 2011 年的 43.57% 下降到 2018 年的 23.93%，但 2016~2018 年基本持平。

二是从福建省横向角度看。2011~2018 年，福建省县级及以上公立医院门急诊人次数逐年增长，增幅有所放缓，个别年份（2015 年）甚至出现负增长。基层医疗机构门急诊人次数逐年增长，增幅持续呈 U 形趋势。2012~2015 年增幅持续放缓，2016~2018 年增幅有所回升。2011~2018 年基层医疗机构门急诊人次数占比呈先下降后缓慢上升趋势，由 2011 年的 58.73% 下降到 2016 年的 56.13%，2018 年回升到 56.92%。

2011~2018 年，福建省县级及以上公立医院入院人次数逐年增长，增幅呈现 U 形趋势，其中 2015 年出现负增长。基层医疗机构入院人次数持续下降，降幅有所波动，2011~2017 年持续下降，2018 年稍有回升。基层医疗机构入院人次数占比总体呈下降趋势，由 2011 年的 28.55% 下降到 2018 年的 17.36%，下降较为明显，但个别年份（2016 年）稍有增长。

三是从全国横向角度看。2011~2018 年，全国县级及以上公立医院门急诊人次数逐年增长，但增幅放缓。2012 年增幅为 11.50%，之后持续下降，2015 年后增幅维持在 4% 左右。基层医疗卫生机构门急诊人次数虽然总体逐年增长，但自 2013 年开始增长逐年放缓，个别年份如 2015 年、2018 年出现负增长。基层医疗机构门急诊人次数占比呈下降趋势，由 2011 年的 64.96% 下降到 2018 年的 59.09%。

2011~2018 年，全国县级及以上公立医院入院人次数逐年增长，但增幅从 2012 年持续下降，自 2015 年开始增幅有所放缓，维持在 2%~7%。基层医疗机构入院人次数总体逐年增长，但增幅波动较大，2012 年增幅

表8-5 2011~2018年三明市、福建省以及全国医疗服务量变化情况

地区	年份	门急诊人次数					入院人次数				
		公立医院		基层医疗机构			公立医院		基层医疗机构		
		人次数(万人次)	同比(%)	人次数(万人次)	同比(%)	基层/总数(%)	人数(万人次)	同比(%)	人数(万人次)	同比(%)	基层/总数(%)
三明市	2011	446.52	—	150.47	—	25.20	23.57	—	18.20	—	43.57
	2012	498.49	11.64	165.86	10.23	24.97	26.34	11.75	13.86	-23.85	34.48
	2013	506.32	1.57	192.02	15.77	27.50	28.50	8.20	13.32	-3.90	31.85
	2014	524.65	3.62	210.37	9.56	28.62	30.40	6.67	11.69	-12.24	27.77
	2015	544.15	3.72	239.60	13.89	30.57	29.89	-1.68	11.09	-5.13	27.06
	2016	583.18	7.17	337.80	40.98	36.68	31.30	4.72	10.01	-9.74	24.23
	2017	609.86	4.57	405.26	19.97	39.92	31.72	1.34	10.02	0.10	24.01
	2018	622.16	2.02	425.20	4.92	40.60	31.15	-1.80	9.80	-2.20	23.93
福建省	2011	6631.3	—	9436.8	—	58.73	280.8	—	112.2	—	28.55
	2012	7477.4	12.76	10051.9	6.52	57.34	329.5	17.34	124.9	11.32	27.49
	2013	7997.1	6.95	10597.4	5.43	56.99	349.7	6.13	117.2	-6.16	25.10
	2014	8479.4	6.03	10797.4	1.89	56.01	363.9	4.06	100.9	-13.91	19.69
	2015	8429.1	-0.60	10824.0	0.25	56.22	357.1	-1.87	93.0	-7.83	18.49
	2016	8738.2	3.67	11181.0	3.30	56.13	368.2	3.11	88.0	-5.37	19.29
	2017	8945.1	2.37	11586.0	3.62	56.43	382.9	3.99	82.0	-6.82	17.64
	2018	9122.2	1.98	12052.0	4.02	56.92	399.9	4.44	84.0	2.44	17.36

续表

地区	年份	门急诊人次数					入院人次数				
		公立医院		基层医疗机构		基层/总数（%）	公立医院		基层医疗机构		基层/总数（%）
		人次数（万人次）	同比（%）	人次数（万人次）	同比（%）		人数（万人次）	同比（%）	人数（万人次）	同比（%）	
全国	2011	205254.4	—	380559.8	—	64.96	9707.5	—	3774.7	—	28.00
	2012	228866.3	11.50	410920.6	7.98	64.23	11331.1	16.73	4253.9	12.69	27.29
	2013	245510.6	7.27	432431.0	5.23	63.79	12315.2	8.68	4300.7	1.10	25.88
	2014	264741.6	7.83	436394.9	0.92	62.24	13414.8	8.93	4094.2	-4.80	23.38
	2015	271243.6	2.46	434192.7	-0.50	61.55	13721.4	2.29	4036.6	-1.41	22.73
	2016	284771.6	4.99	436663.0	0.57	60.53	14750.5	7.50	4164.8	3.18	22.02
	2017	295201.5	3.66	442891.6	1.43	60.00	15594.7	5.72	4450.0	6.84	22.20
	2018	305123.7	3.36	440632.0	-0.51	59.09	16351.2	4.85	4375.1	-1.68	21.11

资料来源："健康三明"网站，2012～2019年《三明统计年鉴》，2012～2019年《中国卫生健康统计年鉴》。

12.69%，之后持续下降，甚至 2014 年、2015 年出现负增长，2016 年、2017 年有所回升，但 2018 年又出现负增长。基层医疗机构门急诊人次数占比呈下降趋势，由 2011 年的 28.00% 下降到 2018 年的 21.11%。

三明市公立医院诊疗服务量继续保持增长，与全国和全省情况一致。这说明改革过程中，医院没有出现推诿病人的现象，医务人员服务积极性得到了有效保护。不过，要尽快减轻医务人员长期处于超负荷工作的压力。虽然公立医院门急诊服务量增加，但基层医疗机构占比逐步上升。这说明基层医疗机构承担门诊服务的能力逐步提高以及提高基层报销比例等引导病人基层就诊政策效果有所体现。有关政策措施在一定程度上分担了公立医院承担门急诊工作量。不过，与全国和全省情况一致，基层医疗机构在住院服务量方面占比逐步下降，说明公立医院承担的住院工作量增速仍高于基层医疗机构。这可能与卫生健康服务供方纵向整合（2017 年三明市开展紧密型医疗联合体：全民健康四级工程试点）政策措施不够有效且开展比较迟缓有关。虽然三明市基层入院人次数占比仍高于福建省和全国平均水平，但从 2011 年到 2018 年已经持续下降了 20 个百分点，还是值得关注的。

（2）医生工作量和转外就医情况分析

从表 8-6 可见，三明市医师人均日均承担诊疗人次维持在 9 人次左右、医师人均日均承担住院日维持在 3 天左右，但医师人均日均承担诊疗人次、医师人均日均承担住院日均高于福建省和全国平均水平。这说明医生工作量维持在较高水平。

从图 8-1 可见，三明市转外就医人次数占比由 2010 年的 14.43% 下降到 2018 年的 7.75%，转外就医基金占比由 2010 年的 7.85% 下降到 2018 年的 6.63%。两个指标保持一致，均呈下降趋势。这说明三明市医疗质量和技术水平还是有一定提升的，起码没有明显的下降，留住了相当一部分原本外转的病人。也有研究表明，三明市医疗服务的使用量并未受到改革政策的影响。[1]

---

[1] Fu, H., Li, L., & Li, M., et al. "An Evaluation of Systemic Reforms of Public Hospitals: The Sanming Model in China." *Health Policy And Planning*, 32 (2017): 1135-1145.

表 8－6　2011~2018 年三明市、福建省以及全国医师工作量比较

地区	年份	执业（助理）医师人数	工作量	
		人数（人）	公立医院医师人均日均承担诊疗人次（人次）	公立医院医师人均日均承担住院日（天）
三明市	2011	4200	—	—
	2012	4534	8.89	3
	2013	4640	9.06	3.05
	2014	4628	9.25	3.03
	2015	4954	9.42	3.03
	2016	5280	—	—
	2017	5439	—	—
	2018	5945	—	—
福建省	2011	59225	8.95	2.47
	2012	63449	9.52	2.60
	2013	69243	9.51	2.59
	2014	71809	9.47	2.54
	2015	74660	9.70	2.60
	2016	79685	9.60	2.50
	2017	83966	9.30	2.50
	2018	91110	9.10	2.50
全国	2011	2466094	7.20	2.50
	2012	2616064	7.60	2.70
	2013	2794754	7.70	2.70
	2014	2892518	8.00	2.70
	2015	3039135	7.80	2.60
	2016	3191005	7.80	2.60
	2017	3390034	7.60	2.60
	2018	3607156	7.50	2.60

资料来源：三明市医改办提供数据、"健康三明"网站、2012~2019 年《三明统计年鉴》、2012~2019 年《福建省卫生健康统计资料汇编》、2012~2019 年《中国卫生健康统计年鉴》。

从表 8－6 可见，医师人均/日均工作量出现小幅增长。不过，转外就医人次较为平稳，没有因为改革而导致病人流向出现异常；外转病人大都是病情相对较重的病人，医疗费用也相对较高。如果大量病人外转，说明

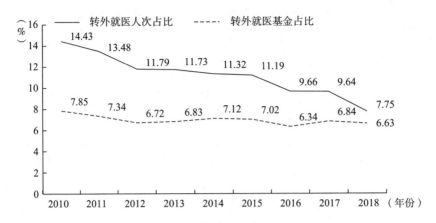

图8-1 2010~2018年三明市城镇职工医保转外就医人次
和基金支出占比变化

资料来源:"健康三明"网站、三明市医疗保障局网站。

当地医疗服务水平下降,也可以带来区域内次均费用下降。从图8-1可见,2011~2018年,三明市转外就医基金占比维持稳定。"转外就医的病种也逐年减少。"①

(二) 主观获得感:满意度

根据一项第三方对三明市民众对于医改评价的调查资料,2016年9月19~22日对三明市全市号码段进行随机抽样,设计样本量300名,实际完成250名。同时对近一年内在三明市二级及以上医院的门诊或住院部门就诊的患者或基本参与患者各环节的亲友进行了电话调查,了解他们对三明市医改成效的认可情况及对三明市相关医院的满意度。

从图8-2可见,从整体评价来看,78.6%的受访者认为医改是成功的,达到了预期的效果。

从图8-3可见,这项三明市民众对于医改评价的资料还显示,当询问受访者对医改各个方面成效评价时,受访者普遍认为服务质量、医疗费用均有明显改善,其中83.2%的受访者认同医改后医务人员的服务态度有所改善,78.1%的受访者认为医改后医院的药品价格有所下降。

这与北京大学一项对三明医改的患者满意度调查相一致。该调查研究发

---

① 来源于个人访谈资料。

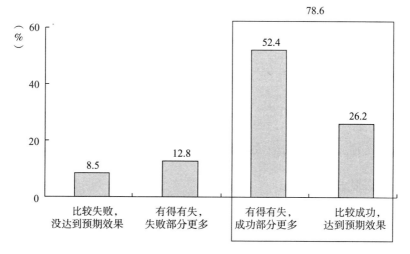

图 8-2　三明市民众对医改的整体评价构成

资料来源：根据 G 省医改办提供数据整理。

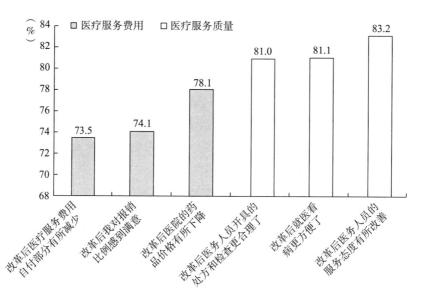

图 8-3　三明市民众对医改具体成效评价

资料来源：根据 G 省医改办提供数据整理。

现三明市民众的总体满意度较高，认同医改取得的成效。[①] 受访患者对医改非常满意的占 4.30%，满意的占 45.43%，较为满意的占 29.30%，18.01%

---

① 阳明春等：《"三明医改"患者满意度调查研究》，《中国药房》2017 年第 18 期。

表示不满意，2.96%表示非常不满意，整体的满意度为79.03%。该研究还发现，居住地、家庭人均年收入、医保类型、主要就诊医疗机构类型等对于患者对医改的满意度均无显著影响。这从另一个角度印证了三明试点改革的公平性。

而在另一项研究中，90.87%的样本对三明医改具有较高的认同度且具有意愿支付一定比例的医改补偿资金，且与医改前相比，人们对医改的认同度和支付意愿值均有较大的提高。[1]

二 医院和医生视角

卫生治理目标能不能实现最终很大程度上依靠医生的服务行为。医院和医务人员评价改革是否取得成效重点关注两个方面：一是医院发展能否持续，二是医务人员收入待遇提高与否。所以本节主要从医院和医务人员视角，即从医院收入结构、医务人员收入、医务人员流动性等方面分析。

（一）医院：可持续性、效率、质量

1. 医院经济运营

从图8-4可见，2011～2018年三明全市县级及以上公立医院医药总收入增幅明显降低，对医药总收入控制成效明显。2012～2018年三明市22家公立医院医药总收入年均增速为8.14%，明显低于改革前的15%以上的增速，改革前每5年就翻一番，遏制了医药费用大幅增长的态势。另外，公立医院的财务状况保持平稳。2014年，全市22家县级及以上医院结余1.2亿元，首次实现全部正结余。之后，历年结余维持在1个亿左右。

从表8-7可见，三明市药品耗材收入占比逐年下降，从2011年的60.06%下降到2018年的33.15%，比同期全省平均水平低10多个百分点，改变了以往物耗占比高位运行的状况；医务性收入占比则逐年增加，从2011年的39.94%上升到2018年的66.85%，这说明通过调整服务价格，优化了医院收入结构，增加了医务性收入。借鉴三明市做法后，福建省从2015年（全省启动综合医改试点）开始出现拐点，医药总收入同比

---

① 陈成吨、刘思诸：《三明医改对城乡社区居民支付意愿影响的实证研究》，《发展研究》2017年第3期。

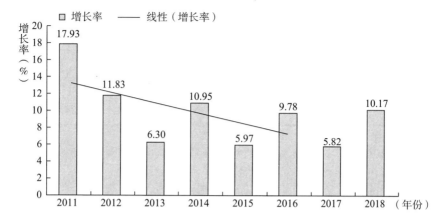

图 8 - 4　2011 ~ 2018 年三明市 22 家公立医院医药总收入增长情况

资料来源："健康三明"网站。

增长从原来的 15% 以上下降到 9% 以下，医务性收入占比开始增长，药品耗材收入占比持续下降。

表 8 - 7　2011 ~ 2018 年三明市以及福建省公立医院经济运行情况比较

地区	年份	医药总收入		医务性收入		药品耗材收入	
		金额（亿元）	同比（%）	金额（亿元）	占比（%）	金额（亿元）	占比（%）
三明市	2011	16.90	—	6.75	39.94	10.15	60.06
	2012	18.90	11.83	9.72	51.45	9.18	48.55
	2013	20.08	6.24	12.39	61.72	7.69	38.28
	2014	22.29	10.95	14.06	63.07	8.23	36.93
	2015	23.62	5.97	15.30	64.78	8.32	35.22
	2016	25.93	9.78	17.33	66.84	8.60	33.16
	2017	27.43	5.82	18.47	67.35	8.96	32.65
	2018	30.22	10.17	20.20	66.85	10.02	33.15
福建省	2011	283.60	—	120.79	42.59	162.85	57.41
	2012	338.00	19.16	153.35	45.37	184.63	54.63
	2013	391.50	15.83	180.03	46.05	211.22	53.95
	2014	452.10	15.48	201.30	44.40	250.80	55.60
	2015	492.18	8.87	241.00	48.97	251.18	51.03
	2016	532.49	8.19	286.67	53.94	245.82	46.06

续表

地区	年份	医药总收入		医务性收入		药品耗材收入	
		金额 （亿元）	同比 （%）	金额 （亿元）	占比 （%）	金额 （亿元）	占比 （%）
福建省	2017	564.74	6.06	322.23	57.06	242.51	42.94
	2018	—	—	—	—	—	—

注：医务性收入包括检查化验、床位诊察护理、手术治疗。

资料来源："健康三明"网站、2012～2018年《福建省卫生健康统计资料汇编》。

与2011年相比，三明市22家公立医院药品费用2012年下降7.5%，2013年下降24.60%，2014年上升7.58%，2015年下降0.33%，2016～2017年维持在5%以下水平增长，虽然2018年有12.35%的增幅，但与福建省及全国公立医院改革前情况持续维持15%～30%的高增长率仍形成鲜明对比。改革后，三明市公立医院门诊和住院次均药品费用均呈逐年下降趋势，门诊和住院次均药品费用均低于福建省和全国同期水平。借鉴三明做法后，福建省从2015年（启动全省综合医改试点）开始出现拐点，门诊次均药品费用和住院次均药品费用同比开始下降，并出现负增长现象。全国层面也从2015年开始（11个省份先后启动综合医改省级试点）出现明显下降，药品费用、门诊次均药品费用和住院次均药品费用同比开始下降，维持在5%左右，2017年全面推行后，相关指标继续下降，并出现负增长现象（见表8-8）。

表8-8　2011～2018年三明市、福建省以及全国公立医院药品、
卫生材料（收入）费用增幅比较

地区	年份	药品费用		门诊次均药品费用		住院次均药品费用		卫生材料费用	
		金额 （亿元）	同比 （%）	金额 （元）	同比 （%）	金额 （元）	同比 （%）	金额 （亿元）	同比 （%）
三明市	2011	8.13	—	57.90	—	2282.10	—	2.02	—
	2012	7.52	-7.50	51.85	-10.45	1707.29	-25.19	1.66	-17.82
	2013	5.67	-24.60	47.40	-8.58	1126.67	-34.01	2.02	16.76
	2014	6.10	7.58	53.16	12.15	1076.64	-4.44	2.13	5.45
	2015	6.08	-0.33	55.54	4.48	1016.21	-5.61	2.24	5.16
	2016	6.18	1.64	56.75	2.18	910.25	-10.43	2.41	7.59

续表

地区	年份	药品费用		门诊次均药品费用		住院次均药品费用		卫生材料费用	
		金额（亿元）	同比（%）	金额（元）	同比（%）	金额（元）	同比（%）	金额（亿元）	同比（%）
三明市	2017	6.48	4.85	60.37	6.38	870.75	-4.33	2.48	2.90
	2018	7.28	12.35	68.11	12.82	968.82	11.26	2.74	10.48
福建省	2011	117.8	—	67.8	—	2520.1	—	45.05	—
	2012	133.4	13.24	76.6	12.98	2621.9	4.04	51.23	13.71
	2013	151.5	13.57	83.4	8.88	2679.9	2.21	59.72	16.57
	2014	180.9	19.43	93.8	12.47	3049.1	13.78	69.87	17.01
	2015	—	—	98.7	5.22	3030.4	-0.61	—	—
	2016	—	—	93.0	-5.77	2615.6	-13.69	—	—
	2017	—	—	92.5	-0.54	2268.9	-13.26	—	—
	2018	—	—	104.4	12.86	2439.7	7.53	—	—
全国	2011	4715.3	—	92.8	—	2903.7	—	920.9	—
	2012	5696.2	20.80	99.3	7.00	3026.7	4.24	1090.2	18.38
	2013	6383.0	12.06	104.4	5.13	3116.3	2.96	1442.4	32.31
	2014	7156.2	12.11	109.3	4.69	3187.1	2.27	1815.9	25.89
	2015	7542.4	5.40	113.7	4.03	3259.6	2.27	2125.5	17.05
	2016	7970.2	5.67	115.1	1.23	3195.6	-1.97	2555.4	20.23
	2017	7930.1	-0.50	113.1	-1.74	2955.6	-7.51	2952.6	15.54
	2018	8044.7	1.45	114.8	1.50	2481.9	-16.03	3351.4	13.51

资料来源：根据三明市医改办提供数据整理、2012~2019 年《福建省卫生健康统计资料汇编》、2012~2019 年《中国卫生健康统计年鉴》、国家统计局网站。

从表 8-9 可见，三明市公立医院资产负债率从 2011 年的 0.33% 下降到 2017 年的 0.07%，变化明显；流动比率从 2011 年的 2.20% 下降到 2017 年的 1.66%。这说明三明市公立医院资产运营良好，为公立医院回归公益性提供了有利条件。

表 8-9　2011 年和 2017 年三明市公立医院资产运营情况对比

年 份	总资产（亿元）	流动资产（亿元）	总负债（亿元）	流动负债（亿元）	资产负债率（%）	流动比率（%）
2011	23.97	12.42	7.87	5.65	0.33	2.20
2017	251.28	22.18	17.25	13.36	0.07	1.66

资料来源：根据三明市医改办提供数据整理。

2. 医院运营效率

从表 8 - 10 可见，2011 ~ 2016 年，三明市平均住院日呈逐年下降趋势，降幅增大，2017 ~ 2018 年稍有回升。平均住院日的缩短，表明三明市医疗服务能力逐步得到提升。2011 ~ 2018 年，费用呈逐年增长趋势。每床日平均费用逐年增长，主要与减少住院日和提高医疗服务价格有关。病床使用率除了 2015 年短暂性下降到 85.20% 外，其他年份都维持在 88% 左右。2013 年以后，每百门急诊入院人次数逐年下降，虽仍稍高于福建省水平，但从 2016 年开始低于全国水平。

2011 ~ 2018 年，福建省平均住院日在 8.70 ~ 9.19 天，保持平稳状态。2011 ~ 2015 年，每床日平均费用呈逐年增长趋势，2016 年开始出现负增长。2011 ~ 2018 年，福建省的病床使用率呈先下降后回升趋势：由 2011 年的 90.05% 下降到 2015 年的 82.50%，下降较为明显；2016 年后逐年回升到 2018 年的 89.80%。同期，每百门急诊入院人次数在 4.50 人次左右，有缓慢上升趋势。

2011 ~ 2018 年，全国平均住院日呈逐年下降趋势，但高于三明市和福建省水平。2011 ~ 2018 年，每床日平均费用呈逐年增长趋势，但增幅有所放缓。2012 ~ 2015 年，病床使用率逐年下降，直至 2016 年开始回升并保持稳定。每百门急诊入院人次数稍有上升，从 2011 年的 4.9 人次上升到 2018 年的 5.7 人次。

表 8 - 10　2011 ~ 2018 年三明市、福建省以及全国公立医院
卫生健康服务利用增幅比较

地区	年份	每床日平均费用		平均住院日		每百门急诊入院人次数（人次）	病床使用率（%）
		金额（元）	同比（%）	天数（天）	同比（%）		
三明市	2011	514.30	—	9.60	—	—	—
	2012	524.33	1.95	9.37	- 2.40	4.88	88.06
	2013	540.59	3.10	8.68	- 7.36	5.63	88.24
	2014	582.95	7.84	8.35	- 3.80	5.79	88.57
	2015	620.42	6.43	8.34	- 0.12	5.49	85.20
	2016	635.47	2.43	8.32	- 0.24	5.37	86.94
	2017	634.39	- 1.70	8.51	2.28	5.20	88.96
	2018	675.32	6.45	8.84	3.88	5.00	89.22

地区	年份	每床日平均费用		平均住院日		每百门急诊入院人次数（人次）	病床使用率（%）
		金额（元）	同比（%）	天数（天）	同比（%）		
福建省	2011	685.65	—	9.19	—	4.30	90.05
	2012	736.42	7.40	8.75	−4.79	4.49	91.60
	2013	804.83	9.29	8.74	−0.11	4.50	88.40
	2014	901.93	12.06	8.70	−0.46	4.45	86.00
	2015	999.44	10.81	8.70	0	4.44	82.50
	2016	989.48	−1.00	9.00	3.45	4.44	86.30
	2017	—	—	8.90	−1.11	4.56	87.90
	2018	—	—	8.90	0	4.66	89.80
全国	2011	658.00	—	10.50	—	4.90	88.5
	2012	716.80	8.94	10.20	−2.86	5.10	90.1
	2013	782.70	9.19	10.00	−1.96	5.20	89.0
	2014	843.80	7.81	9.80	−2.00	5.20	88.0
	2015	903.10	7.03	9.80	0	5.20	85.4
	2016	965.30	6.89	9.60	−2.04	5.40	91.0
	2017	1017.40	5.40	9.40	−2.08	5.50	91.3
	2018	1067.60	4.93	9.40	0	5.70	91.1

资料来源："健康三明"网站、2012～2019年《福建省卫生健康资料汇编》、2012～2019年《中国卫生健康统计年鉴》。

3. 医疗技术水平

从表8-11、表8-12可见，2017年三明市县级及以上公立医院入出院诊断符合率≥90%的医院占比为85.71%，较2011年增长9.52个百分点；术前后诊断符合率≥95%和医院感染发生率≤8%的医院占比分别为80.95%、100%，与2011年持平；住院总死亡率≤0.8%的医院占比为95.24%，较2011年增长9.53个百分点；新生儿住院总死亡率≤0.5%的医院占比为100%，较2011年增长4.76个百分点。

总体来看，三明市公立医院医疗质量的相关指标趋于优化，医疗服务量不断增加，患者满意度较高。可见，公立医院综合改革促进了该市公立医院医疗服务质量的提升，进一步增强了群众获得感。

表 8 - 11 2011 年和 2017 年三明市公立医院医疗服务质量情况对比（之一）

单位：家

年 份	外科手术人次占外科出院人次比例≥65%的医院数	入出院诊断符合率≥90%的医院数	术前后诊断符合率≥95%的医院数	医院感染发生率≤8%的医院数	住院总死亡率≤0.8%的医院数	新生儿住院总死亡率≤0.5%的医院数
2011	6	16	17	21	18	20
2017	5	18	17	21	20	21

资料来源：根据三明市医改办提供数据整理。

表 8 - 12 2011 年和 2017 年三明市公立医院医疗服务质量情况对比（之二）

单位：家

年 份	临床主要诊断与病理诊断符合率≥60%的医院数	大型设备检查阳性率≥70%的医院数	医院感染漏报率≤10%的医院数	微创手术占外科手术比例≥30%的医院数	处方合格率≥95%的医院数	医务人员满意度≥90%的医院数	患者满意度≥95%的医院数
2011	17	17	21	1	12	17	10
2017	18	18	21	3	15	18	13

资料来源：根据三明市医改办提供数据整理。

从表 8 - 13 可见，三明市城市公立医院 Ⅱ～Ⅳ 类手术增幅均较为明显，而Ⅰ类手术则明显下降；与此同时，县级公立医院四类手术增幅均较为明显。这说明三明市各级公立医院的技术水平得到不断提升的同时，功能定位逐步清晰。各级公立医院间呈协同发展态势，与分级诊疗的目标要求一致。

表 8 - 13 2011 年和 2017 年三明市公立医院手术例数情况对比

类别	年份	全市		城市		县级	
		台数	增长率（%）	台数	增长率（%）	台数	增长率（%）
Ⅰ类手术	2011	16908	40.88	8233	-38.92	8675	116.61
	2017	23820		5029		18791	
Ⅱ类手术	2011	9503	257.08	1560	808.27	7943	148.82
	2017	33933		14169		19764	
Ⅲ类手术	2011	4646	363.04	450	2583.78	4196	124.88
	2017	21513		12077		9436	
Ⅳ类手术	2011	237	981.86	28	5403.57	209	389.47
	2017	2564		1541		1023	

类别	年份	全市		城市		县级	
		台数	增长率（%）	台数	增长率（%）	台数	增长率（%）
合计	2011	31294	161.49	10271	219.50	21023	133.14
	2017	81830		32816		49014	

资料来源：根据三明市医改办提供数据整理。

北京大学和武汉大学等已有的基于医院运行数据的研究分析显示：Ⅰ类切口愈合率、医院感染率、患者满意度和急诊危重病人抢救成功率等直接衡量医疗质量的指标并没有在 2013 年前后发生显著下降，三明市公立医院质量与安全指标均没有下降。[①] 不过，三明市整体医疗服务质量仍不高。根据第三方研究机构排行榜，2015~2018 年三明市唯一的三甲医院三明市第一医院连续四年在中国地市级城市医院竞争力中排名位于 200~350 区间。[②] 现场调研发现，该院省临床重点专科仅有 1 个，ICU 床位占比约 2%，CD 型病案占比约 20%，手术病案占比约 1/4，其中微创手术占比约 1/5，年介入手术、微创手术占出院病案的比例有下降趋势。

（二）医务人员：薪酬与流动性

1. 工资薪酬方面

从表 8-14、表 8-15 可见，2018 年 22 家公立医院发放工资总额达 12.40 亿元，较 2011 年的 3.82 亿元增长 224.61%。医务人员年均工资从 2011 年的 4.75 万元增加到 2018 年的 11.34 万元，年均增长率为 13.24%。其中，2018 年院长年薪从 27.9 万元到 50.5 万元不等，主任医师年薪基本达到 20 万元以上。不管哪一级别，医务人员收入均远高于医改前的收入水平，职业认同感得到提升。院长薪酬的增速大于医生薪酬的增速。访谈

---

① Fu, H., Li, L., & Li, M., et al. "An Evaluation of Systemic Reforms of Public Hospitals: The Sanming Model in China." *Health Policy and Planning*, 32 (2017): 1135-1145；王忠海、毛宗福、李滔等：《药品集中采购政策改革试点效果评析——以福建省三明市为例》，《中国卫生政策研究》2015 年第 1 期。

② 庄一强、曾益新：《医院蓝皮书：中国医院竞争力报告（2016）》，北京：社会科学文献出版社，2016；庄一强、曾益新：《医院蓝皮书：中国医院竞争力报告（2017）》，北京：社会科学文献出版社，2017；庄一强：《医院蓝皮书：中国医院竞争力报告（2017-2018）》，北京：社会科学文献出版社，2018；庄一强、廖新波、王兴琳等：《医院蓝皮书：中国医院竞争力报告（2018-2019）》，北京：社会科学文献出版社，2019。

结果显示：公立医院医务人员目标薪酬兑现率为80%左右，医务人员的收入增幅为30%～200%，其中外科、妇产科、儿科等操作性较多的科室医务人员收入增幅较大。尤溪县中医院内科主任医师毛祖冠介绍："在未实行医生年薪制之前，我一个月奖金、绩效算进去，可以拿6000多元，一年折合起来就是7万多元。实行医生年薪制后，2014年，我的绩效考核为80分，拿到年薪20多万元。实行年薪制以后，医生的收入阳光了，同时医院对医生医疗检查、用药、治疗'三合理'、廉洁行医等，制定了六大类40项绩效考核指标。现在，医生开大处方的事情，基本上被遏制了。"[1] 更多的医生表示："有些科室虽然总体收入（没有了以往的药品回扣、红包等）可能有所下降，但拿得更加心安理得。"[2] 这在一定程度上提高了医务人员的薪酬满意度与工作积极性，激发医院走内涵发展之路。这在2017年将乐县医院主动对外公开医务人员的薪酬清单中得到印证。2018年，医务人员平均工资是全市职工平均工资的1.5倍左右，与国际通行的2～5倍还有一定差距，且相比全市职工平均工资的增速而言，其年平均增长率并不算太高。

表8－14　2011～2018年三明市22家公立医院医务人员收入情况

年度	医院工资总额		医务人员年均工资		院长年均工资		全市职工年均工资	
	数额（亿元）	同比（%）	数额（万元）	同比（%）	数额（万元）	同比（%）	数额（万元）	同比（%）
2011	3.82	—	4.75	—	9.84	—	3.76	—
2012	4.69	22.77	5.45	14.74	11.69	18.82	4.23	12.50
2013	7.09	51.17	7.23	32.66	20.06	63.76	4.66	12.06
2014	7.60	7.19	7.79	7.75	25.55	27.37	5.21	9.92
2015	8.96	20.59	8.90	14.25	26.20	2.54	5.78	10.94
2016	9.83	9.71	9.45	6.18	29.32	11.91	6.27	8.48
2017	11.02	12.11	10.43	10.37	33.88	15.56	7.16	14.19
2018	12.40	12.52	11.34	8.72	32.43	-4.28	7.92	10.61
年平均增长率	18.32	13.24	18.75	11.23				

资料来源："健康三明"网站、2012～2019年《三明统计年鉴》、福建省统计局及福建省人力资源和社会保障厅文件。

---

[1] 詹积富：《我所经历的三明医改》，载福建省政协文史和学习委员会编《亲历福建改革开放四十年》，福州：福建人民出版社，2018。

[2] 来源于个人访谈资料。

表 8－15　2011～2018 年三明市 22 家公立医院医务人员及院长平均工资

单位	2011年				2012年				2013年				2014年				2015年				2016年				2017年				2018年			
	医务人员平均工资		院长工资		医务人员平均工资		院长工资		医务人员平均工资		院长工资		医务人员平均工资		院长工资		医务人员平均工资		院长工资		医务人员平均工资		院长工资		医务人员平均工资		院长工资		医务人员平均工资		院长工资	
	数额(万元)	同比(%)	数额(万元)	同比(%)	数额(万元)	同比(%)	数额(万元)	同比(%)	数额(万元)	同比(%)	数额(万元)	同比(%)	数额(万元)	同比(%)	数额(万元)	同比(%)	数额(万元)	同比(%)	数额(万元)	同比(%)	数额(万元)	同比(%)	数额(万元)	同比(%)	数额(万元)	同比(%)	数额(万元)	同比(%)	数额(万元)	同比(%)	数额(万元)	同比(%)
市第一医院	5.8	—	21.1	—	6.2	5.8	26.3	24.4	10	62	31.5	19.9	9.5	-4.5	38.1	21.0	11.6	21.5	40.7	6.8	12.3	6.0	42.4	4.2	13.4	8.9	50.3	18.6	14.7	9.7	50.5	0.4
市第二医院	6.1	—	15.5	—	6.6	9.2	18.5	19.6	7.8	17.7	26.8	44.7	8.2	5.8	32.7	21.8	8.9	8.1	34.0	4.0	10	12.4	36.3	6.8	11.8	18.0	42.3	16.5	11.1	-5.9	41.3	-2.4
市中西医院	4.1	—	11.4	—	5.1	24	12.8	11.7	6.2	20.5	25.0	95.3	5.9	-3.7	31.2	24.8	8.4	40.9	32.7	5.0	10.1	20.2	35.1	7.3	11.0	8.9	42.0	19.7	12.1	10.0	33.2	-21.0
市第五医院	3.3	—	7.8	—	3.3	1.5	7.6	-3.1	4.6	36.9	17.1	125.3	4.9	6.8	25.7	50.0	7.0	44.4	27.1	5.8	6.8	-2.9	27.2	0.4	6.9	1.5	34.8	27.9	7.3	5.8	33.3	-4.3
永安市立医院	4.7	—	16.2	—	6.2	32	18.4	13.7	8.1	31.9	20.8	12.9	8.2	1.1	26	25.3	9.3	13.1	23.4	-10.1	9.5	2.2	29.2	24.8	10.4	9.5	34.6	18.5	11.1	6.7	34.1	-1.4
大田县医院	3.9	—	9	—	5.4	38.4	11.5	27.8	6.6	21.9	20.5	78.6	6.6	-0.8	25.7	25.0	9.2	39.5	28.0	8.9	9.6	4.3	28.7	2.5	8.8	-8.3	33.9	18.1	8.3	-5.7	33.0	-2.7
大田县中医院	3.9	—	10.6	—	4.1	6	11.8	11.6	6.1	48.8	20.1	70.2	6.5	7.1	25.3	25.9	5.6	-14.0	26.0	2.7	6.2	10.7	27.3	5.0	6.4	3.2	29.7	8.8				—
明溪县医院	5.1	—	6.5	—	5.0	-1.6	8.5	29.7	5.3	6.0	16.1	90.1	6.8	27.3	20.4	27.0	7.5	10.3	20.5	0.2	7.6	1.3	26.1	27.3	7.9	3.9	34.4	31.8	8.6	8.9	33.1	-3.8
明溪县中医院	3.2	—	7.1	—	3.8	16.1	8.5	19.4	4.1	9.3	14.7	73.2	4.7	15.4	20.3	37.8	6.1	29.8	20.0	-1.4	6.8	11.5	27.2	36.0	7.1	4.4	28.9	6.3			27.9	-3.5
清流县医院	4	—	8.2	—	4.4	11.1	9.2	11.8	6.1	39.2	19.8	115.5	6.3	3.1	25.6	29.4	9.0	42.0	20.0	8.4	8.6	-4.4	28.4	11.5	9.2	7.0	34.1	20.1	11.1	20.7	33.6	-1.5
清流县中医院	2.9	—	7.3	—	3.7	25.6	10.0	36.3	4.4	18.8	15.5	55.6	5.7	29.8	20.3	30.8	8.0	41.3	20.6	1.7	8.5	6.3	27.9	35.4	15.6	83.5	28.2	1.1			28.5	1.1
宁化县医院	4.5	—	9.1	—	5.3	18.4	10.5	15.6	6.4	20.6	17.8	68.6	6.6	2.8	25	40.9	8.3	25.7	20.6	3.0	6.4	4.8	26.7	2.7	8.6	-1.1	33.9	17.3	11.0	27.9	29.9	-11.8
宁化县中医院	3.4	—	7.9	—	3.8	11.9	8.0	11.9	4.5	18.8	19.3	142.3	5.2	16.5	25.2	30.8	6.4	22.0	26.0	-2.9	6.3	0.0	28.9	15.6	6.3	-1.6	29.0	8.6			28.3	-2.4
沙县医院	5	—	0	—	5.5	8.6	0	0	6.9	27.0	21.5	—	8.3	19.7	25.7	19.5	8.2	-0.9	25.0	-1.7	8.5	3.7	27.8	11.2	10.2	20.0	33.8	17.0	10.9	6.9	34.0	0.6
沙县中医院	3.7	—	7.4	—	3.9	6.6	12.0	61.5	4.9	27.0	19.3	61.8	6.3	27.3	25.4	31.3	6.4	1.6	25.0		6.7	4.7			9.7	44.8	29.8	7.2			29.1	-2.3

续表

单位	2011年				2012年				2013年				2014年				2015年				2016年				2017年				2018年			
	医务人员平均工资		院长工资		医务人员平均工资		院长工资		医务人员平均工资		院长工资		医务人员平均工资		院长工资		医务人员平均工资		院长工资		医务人员平均工资		院长工资		医务人员平均工资		院长工资		医务人员平均工资		院长工资	
	数额(万元)	同比(%)	数额(万元)	同比(%)	数额(万元)	同比(%)	数额(万元)	同比(%)	数额(万元)	同比(%)	数额(万元)	同比(%)	数额(万元)	同比(%)	数额(万元)	同比(%)	数额(万元)	同比(%)	数额(万元)	同比(%)	数额(万元)	同比(%)	数额(万元)	同比(%)	数额(万元)	同比(%)	数额(万元)	同比(%)	数额(万元)	同比(%)	数额(万元)	同比(%)
尤溪县医院	4.3	—	9.7	—	5.2	22.5	12.0	23.4	7.1	35.3	21.7	81.0	7.0	-1.0	26.4	21.6	7.8	11	26.7	0.8	8.5	9.0	27.7	3.7	10.5	23.5	35.4	27.8	10.4	-1.0	34.2	-3.4
尤溪县中医院	3.6	—	7	—	4.9	38.2	10.7	53.2	6.4	30.9	21.6	101.9	6.7	4.5	25.8	19.6	7.4	10.6	26.0	0.8	7.5	1.4	28.8	10.8	8.5	13.3	29.9	3.8			29.7	-0.7
将乐县医院	4.5	—	9.5	—	5	11.8	11.6	21.7	6.6	32.3	20.9	80.2	6.3	-5.7	25.8	23.2	8.8	40.1	25.1	-2.6	9	2.3	28.9	15.1	9.9	10	36.9	27.7	11.0	11.1	31.7	-14.1
将乐县中医院	3.3	—	8.3	—	3.6	6.9	8.3	0	5.3	48.7	14.7	77.9	5.7	7.0	20.5	39.4															29.2	1.0
泰宁县医院	6.2	—	15.3	—	6.8	9.6	15.5	1.2	9.0	32.4	20.6	32.6	8.8	-1.7	25.8	25.3	9.8	10.8	25.7	-0.4	10.1	3.1	28.1	9.3	11.1	9.9	33.1	17.8	11.5	3.6	28.3	-14.5
泰宁县中医院	4.2	—	15.3	—	5.7	35.2	18.7	22.6	6.5	13.4	20.3	8.7	7.1	10.7	25.4	25.1	7.6	5.9	24.5	-3.7	7.7	1.3	28.8	17.6	9.7	26.0	28.8	0.0			29.6	2.8
建宁县医院	3.9	—	6.2	—	4.6	18.1	7.0	12.4	5.0	8.4	15.8	125.8	7.2	42.8	20	26.9	8.5	18.7	19.5	-2.3	9.3	9.4	28.1	44.1	8.7	-6.5	32.7	16.4	9.4	8.0	29.0	-11.3
总数(平均)	4.8	—	10.3	—	5.5	14.74	12.3	18.8	7.2	32.7	20.1	63.8	7.8	7.8	25.6	27.4	8.9	14.3	26.2	2.5	9.5	6.7	29.5	11.3	10.4	9.5	33.9	14.9	11.3	8.7	32.4	-4.4

资料来源:根据三明市医改办提供数据、"健康三明"网站数据整理。

2. 医护人员流动性分析

从表8-16可见，改革后三明市属公立医院人才整体稳定，人才总量稳步增加。2012~2016年市属公立医院共招聘1116人，解聘185人（其中，外地籍146人，占78.92%；主任医师3人、副主任医师16人）。[1] 北京大学的一项研究发现，医改前后，主任医师数量和硕士以上研究生人数逐年上升的趋势基本维持不变。这表明高水平人才数量的变化趋势并没有受到医改的影响，不存在高水平医生大量流失的现象。[2] 但三明市属公立医院对高层次人才吸引力仍较弱。从表8-16可见，2014年三明市执业（助理）医师数量曾有短暂低谷，之后继续保持良好的增长态势。这也隐约提示，那可能是三明医改最困难、低潮的时候，那时社会各方舆论不一，特别是国家层面对于"三明模式"的态度还不明朗。

表8-16 2010~2016年三明市属公立医院医务人员流入流出情况

单位：人

年度	招聘人员						解聘人员								人员变化
	博士	硕士	本科	大专	中专	合计	主任医师	副主任医师	主治医师	医师	技师药师中药师	主管护士	其他护士	合计	
2010	0	25	115	6	5	151	2	3	4	6	0	2	3	20	131
2011	2	12	97	13	9	133	1	1	1	17	4	1	8	33	100
2012	1	16	126	31	9	183	3	2	4	17	1	3	5	35	148
2013	0	19	180	38	12	249	0	3	3	10	3	2	10	31	218
2014	0	28	149	75	23	275	0	2	1	19	2	1	3	28	247
2015	—	—	—	—	—	231	0	5	11	9	6	4	2	37	194
2016	—	—	—	—	—	178	0	4	—	—	—	—	—	54	124

资料来源：根据三明市医改办提供数据整理。

从表8-17、表8-18可见，三明市属公立医院和县级公立医院的人员编制数和在岗职工人数均呈上升态势，且在岗职工总人数上升趋势更为明显。市属公立医院人员编制人数增长率为12.96%，高于县级公立医院的

---

① 根据三明市医改办提供资料整理。
② Fu, H., Li, L., & Li, M., et al. "An Evaluation of Systemic Reforms of Public Hospitals: The Sanming Model in China." *Health Policy and Planning*, 32 (2017): 1135-1145.

9.65%；县级公立医院的在岗职工总人数增长率为34.22%，高于市属公立医院的27.54%。这表明三明市医疗卫生技术人员数正在逐年增长。

表 8-17　2011 年和 2017 年三明市公立医院职工人数变化情况

地区	年份	人员编制数（人）	在岗职工总人数（人）	人员编制人数增长率（%）	在岗职工总人数增长率（%）
全市	2011	7252	8143	11.00	31.56
	2017	8050	10713		
市属	2011	2963	3239	12.96	27.54
	2017	3347	4131		
县级	2011	4289	4904	9.65	34.22
	2017	4703	6582		

资料来源：根据三明市医改办提供数据整理。

表 8-18　2011 年和 2017 年三明市公立医院医务人员配备情况

地区	年份	执业医师（人）	注册护士（人）	医技人员数（人）	实际开发床位总数（张）	平均每床位配备执业医师（人）	平均每床位配备注册护士（人）	平均每床位配备医技人员（人）	护理人员与医师之比
全市	2011	2258	3486	710	7060	0.32	0.49	0.10	1.54
	2017	3099	4900	913	8480	0.37	0.58	0.11	1.58
市属	2011	869	1454	341	3058	0.28	0.48	0.11	1.67
	2017	1212	1896	419	3093	0.39	0.61	0.14	1.56
县级	2011	1389	2032	369	4002	0.35	0.51	0.09	1.46
	2017	1887	3004	494	5387	0.35	0.56	0.09	1.59

资料来源：根据三明市医改办提供数据整理。

三　政府视角

（一）医保基金运行：风险可承受性与效率

医保基金安全评价改革是否取得成效往往只关注一个方面，那就是医保基金能否持续运行。医保基金运行的不可持续性是三明市推进公立医院综合改革的内在动力之一。三明市作为老工业城市，退休人员数逐年增长，赡养比下降，负担逐年加重。从表 8-19 可见，2010～2018 年三明市职工医保赡养比分别为 2.06:1、2.01:1、1.97:1、1.89:1、1.79:1、1.71:1、

1.64:1、1.56:1 和 1.51:1，呈逐年下降趋势，且都低于全省平均水平（3:1
左右）。在可预见的未来，赡养比还将持续下降，职工医保统筹基金支出
压力很大，财政无力兜底。

从表 8 - 19、图 8 - 5 可见，从 2012 年开始，职工医保统筹基金扭亏
为盈。2012 年职工医保统筹基金收支结余为 2209.39 万元，之后，呈逐年
上升趋势，2015 年结余达到 12997.80 万元，2016 年为 8561.48 万元，
2017 年为 14931.32 万元，2018 年为 10359.64 万元。2013 年以来，城乡居
民医保收支结余有一定波动，但总体趋势稳定在 1.93% ~ 8.58%。

表 8 - 19　2010 ~ 2018 年三明市医疗保障基金运行情况

年份	赡养比	职工医保统筹基金收支结余		城乡居民医保收支结余	
		金额（万元）	结余率（%）	金额（万元）	结余率（%）
2010	2.06:1	-14397.00	—	—	—
2011	2.01:1	-20835.00	—	—	—
2012	1.97:1	2209.39	5.02	—	—
2013	1.89:1	7517.08	14.19	2111.88	2.96
2014	1.79:1	8637.48	15.17	1643.65	1.93
2015	1.71:1	12997.80	19.10	8912.00	8.58
2016	1.64:1	8561.48	11.01	6278.47	5.26
2017	1.56:1	14931.32	18.68	7347.72	5.54
2018	1.51:1	10359.64	18.56	5628.33	3.80

资料来源："健康三明"网站及三明市医保基金管理中心官方网站。

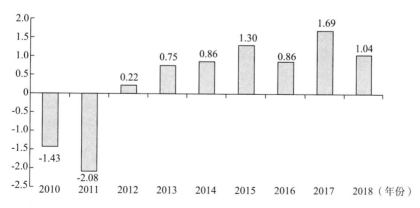

图 8 - 5　2010 ~ 2018 年三明市医保统筹资金运行情况

资料来源："健康三明"网站。

（二）财政补助：风险可承受性

政府财政评价改革是否取得成效，重点关注一个问题，就是政府财力能否承受改革成本。从表 8 - 20 可见，自改革以来，在大幅提升医务人员待遇、降低公众看病支出的背景下，卫生财政补助占比基本上维持在 2% ~ 5%。卫生财政补助主要用于保障医院基本建设、设备购置、学科建设、人才培养、运行经费补助等。医保基金的结余减轻了政府负担，政府声望因此有所提高。

表 8 - 20　2011 ~ 2018 年三明市卫生财政支出情况

| 年份 | 地方公共财政收入 | | 卫生财政补助 | | | 其中：一次性投入 | | 其中：经常性投入 | |
	金额（亿元）	同比（%）	金额（亿元）	同比（%）	占地方公共财政收入的比例（%）	基本建设投入（亿元）	偿债及利息（亿元）	设备购置、学科建设、人才培养、运行经费补助（亿元）	院长、总会计师年薪（亿元）
2011	64.54	—	1.8	—	2.79	0.8	0.02	1.0	0
2012	77.44	19.99	1.9	5.56	2.32	0.7	0.06	1.1	0
2013	89.85	16.03	3.0	57.9	3.78	1.6	0.2	1.2	0.04
2014	90.92	1.19	3.2	6.7	2.86	1.5	0.3	1.4	0.06
2015	93.68	3.04	4.4	37.5	4.70	1.7	1	1.6	0.06
2016	94.70	1.00	4.3	-2.3	4.54	1.4	0	2.7	0.09
2017	100.76	6.40	1.05	-75.6	—	—	—	—	—
2018	107.64	6.83	10.37	887.6	—	—	—	—	—

资料来源：2011 ~ 2018 年《三明市国民经济和社会发展统计公报》、2016 ~ 2017 年三明市预算执行情况及 2017 ~ 2018 年预算草案、三明市医改办提供数据整理。

四　药企视角

（一）药品流通：效率、质量

改革后，三明市的药品配送企业由 15 家降至 8 家，药品品规数量由 8361 种下降至 1858 种。① 由图 8 - 6 可见，三明市公立医院配送份额基本

---

① 来自三明市医改办提供数据。

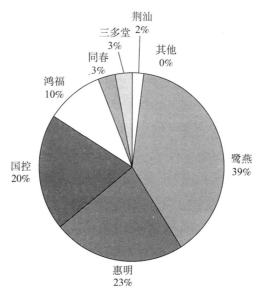

图 8 - 6　2015 年三明市药品配送企业市场占有率构成

资料来源：根据"健康三明"网站、三明市医改办提供数据以及海通证券《三明模式对药企、流通、代理商、药店的影响》整理。

上由 3 ~ 4 家公司占有。其中，鹭燕、惠明、国控 3 家医药公司配送了整个流通市场 82% 的药品。且市场份额较大的企业业务量实现持续增长，市场份额集中度逐步加强。随着改革措施对药品质量管控的加强，医药企业将进一步面临以价格和质量为标准的优胜劣汰。

在三明市化学药品销量前 20 名的药品中，被列入监控名单的药品从 2011 年的 11 种下降到 2015 年的 3 种。这一点在中药注射剂使用上尤为明显。由图 8 - 7 可见，三明市中药注射剂市场占有率大幅下滑，由 2011 年的 25.00% 降至 2015 年的 2.73%。销量前 100 名的中药注射剂从 2011 年的 18 种下降到 2015 年的 3 种。这与近年来中药注射剂不良反应的报告和停用、限用的消息频出，且功效不明显，往往被列入辅助用药的名单，被严格管控有关。

由图 8 - 8 可见，2011 年三明市改革前 22 家公立医院实际药品收入 8.13 亿元，到 2018 年收入降为 7.28 亿元，绝对额减少 0.85 亿元。如果没有试点，假设以 2011 年药品收入为基数，按照全国大部分地方的低限每年 10% 的增长率，到 2018 年潜在药品收入规模将达到 15.84 亿元，也即可以认为三明市改革后药品收入降低的绝对药品规模为 8.56 亿元。模拟增加规模甚至超过了实际药品收入。"如果按照全省医疗费用（药品耗材）增长中位数

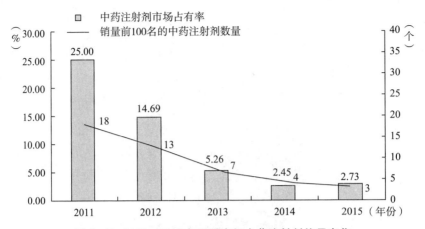

图 8 - 7　2011～2015 年三明市场中药注射剂使用变化

资料来源：根据"健康三明"网站、三明市医改办提供数据以及海通证券《三明模式对药企、流通、代理商、药店的影响》整理。

16% 计算①，2012～2018 年 7 年时间，三明市医疗总费用将达到 223.77 亿元，实际 168.52 亿元，相对节约 55.25 亿元；药品耗材费用将达到 134.22 亿元，实际 60.62 亿元，相对节约 73.6 亿元（其中医保基金和老百姓得利 55.25 亿元，医疗机构比改革前的运行模式还增加得利 18.35 亿元）。"②

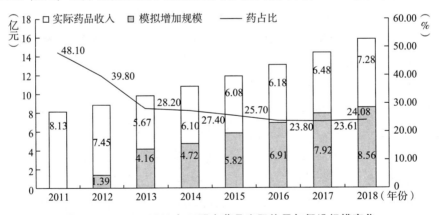

图 8 - 8　2011～2018 年三明市药品实际使用与假设规模变化

资料来源："健康三明"网站及推测演算。

根据对医生们的访谈，降价药品以国产药品为主，进口药品降价种类

---

① 备注：福建全省医疗费用 2011 年增长 17.2%，2012 年增长 19.4%，2013 年增长 15.8%，2014 年增长 15.5%。

② 来源于 2019 年 7 月 30 日，詹积富在河北医保系统医疗保障能力提升专题训练班的授课材料。

少、降幅低。其中，辅助性药品、营养性药品、抗生素等药品用量下降幅度较大。为了比较药品价格和质量变化情况，笔者还选择与三明市地位相近的 G 省 R 市的 R 市人民医院进行比较。[①] 以三明市医疗保障管理中心提供的 2016 年 3 月 1 日三明中标采购价格和收集同期的 R 市人民医院 275 种同厂同品规同剂型的药品采购价格为研究对象，其中进口药品 65 种、国产药品 210 种，独家品种 104 种、非独家品种 171 种。275 种同厂同品规同剂型药品中，三明市有 199 种（72.36%）药品价格低于 R 市，下降幅度中位数为 6.34%，部分药品价格下降幅度超过 50%，如 400IU/10ml/支的胰岛素注射液，三明市的价格为 30 元，R 市的价格为 11.91 元；有 62 种（22.55%）药品价格高于 R 市，增长幅度中位数为 7.85%；有 14 种（5.09%）药品价格与 R 市持平。采用 Wilcoxon 配对秩和检验，结果显示三明市药品价格与 R 市药品价格之间具有显著性差异（$p < 0.05$），三明市药品价格（$M = 38.00$）低于 R 市药品价格（$M = 39.19$）。这也印证了三明试点在一定程度上规范了药品采购行为，降低了药品虚高价格。

不过，中标的药物品种中国产品种占比为 85% 左右。国产仿制药企弃标较多，进口药品基本不受招标降价影响。由于药品限价采购的中标结果大都是价低者得，在可对比的 275 个品规中 62% 属于 G 省竞价交易划分为普通 GMP 层次的药品，市场上往往担心有可能导致不良反应发生率增加，没太考虑到药品质量的差异以及不同人群的需求，尤其在经济更发达的地区可能较难符合公众的用药习惯以及难以满足公众的用药需求。同时，唯低价采购导致改革初期主要是国产地方小厂品种中标。有不少质疑，这些可能是国家实行的药品一致性评价淘汰大量生产仿制药的地方小厂品种导致的。不过，有科室主任反映："自改革以来，因药品质量原因导致的不良反应并没有大幅增加，相差不大。个别增加不良反应情况的，在药品说明书和国家不良反应通报中，均为已有报道的不良反应。"[②] 由于少数药品的缺货以及严格控费标准，社会上一直对医生建议患者前往药店购药存有疑虑，即导致患者负担从医保目录内向目录外转移。对此，三明市第二医

---

① 由于 G 省药品交易入市价采用全国药品中标采购价格数据中最低 3~5 个省的平均价格，所以其药品价格基本上在全国算是较低水平。

② 来源于个人访谈资料。

院附近药店某驻店药师是这样介绍的："全药店品种数超过 4000 种，基本为口服药物，其中有不少进口品种，治疗高血压、糖尿病等常见慢性病的药物品种数远远超过医院品规数。近年来，营业额逐年上升，进口类高质量层次药品增长较明显。但部分国产药在医院的价格甚至比店里还便宜，且医院对处方的管理又非常严，所以药店总体利润上升不明显。"[①]

（二）药品生产：效益

由于三明市的体量较小，其对外地其他地方药企的影响程度尚不大清晰，但对于本地制药企业则是个发展的良机。三明市是中药材种质资源库。从图 8-9 可见，改革前，三明市生物医药产业产值增长速度低于规模工业八大产业产值增长速度，从改革后的 2013 年开始，这种状况得到了逆转。"十二五"期间，三明市生物医药及生物产业规模以上企业完成工业产值年均增长 18%，在规模工业产值中的比重由 2011 年的 0.9% 上升到 6%。[②] 与此同时，三明市医保中心数据显示，有 14 个药品生产企业因价格因素而放弃三明市场。这说明当地医药产业发展可能与其他地方医药行业集体抵制三明市场有一定关系。

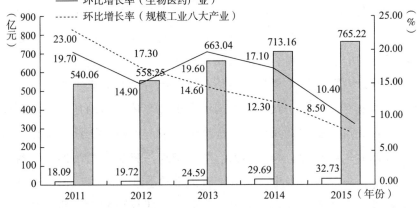

图 8-9 2011~2015 年三明市医药产业产值变化

资料来源：2011~2015 年《三明市国民经济和社会发展统计公报》。

① 来源于个人访谈资料。
② 《三明市人民政府关于印发三明市医药产业升级发展规划（2016—2020）的通知》（明政〔2015〕17 号），2015 年 10 月 29 日。

第四节 结论与讨论

一 "四人麻将"：谁赢，谁输？

（一）患者视角

新医改以来，全国卫生总费用的上涨速度仍然很快，其中，2014 年 15.6%、2015 年 16.2%、2016 年 13.1%，改革早期平均是 22%，虽然有所下降，但是远远超过同期国内生产总值的增长速度。卫生总费用的增长速度高于国内生产总值的增长速度是国际趋势，从医学技术发展等角度来看也是应该的，但是不能太高。

通过 2011～2018 年三明市 22 家公立医院改革的纵向对比研究和三明市与福建省、全国同期水平的横向对比可以发现，在全国、福建省次均门诊费用、次均住院费用均逐年快速上升的背景下，三明市实现了次均门诊费用缓慢上升、次均住院费用的先下降后缓慢上升，均低于地区国内生产总值增长速度（"十二五"期间年增长率为 11.1%）。居民次均住院费用中的自付费用呈稳步下降趋势，有效缓解公众的就医负担。同时，城镇职工与城乡居民医保补偿差异逐渐降低，更趋于公平。由此可见，三明市医疗费用控制成效明显，降低了公众看病费用，在一定程度上缓解了"看病贵"问题。从访谈中可以了解到，信息化、医保结算等使公众看病更为便利，报销比例提高，农村患者就诊率有所上升。公众的满意度较高，公众的支持是最大的利好。试点中，没有地方党委主要领导的支持、非举全社会之力不可，否则难以撼动既得利益关系。结果表明，通过将医改中节省的药品费用向医保基金转移，有效拓展了三明市城乡居民的基本医疗保障范围，解决了"看病贵"问题。

值得注意的是，福建省从 2015 年开始全面推广三明经验后，门诊和住院费用增幅开始下降，出现好转的趋势。部分药品由于价格较低而可能质量确实无法与进口药品等相媲美（但这应该是国家食品药品监督管理总局的职责，与三明试点无直接关系，为此，也在一定程度上推动了国家层面仿制药质量和疗效一致性评价工作）。当然，2018 年福建省和三明市在卫生费用上均出现了一个上升趋势值得关注。三明市医改办一位工作人员认为，"这与中医药事业得到更加重视可能有关。比如，将乐县中医院同比增长 45.71%，泰宁县中医院同比增长 28.19%，清流县中医院同比增长 27.93%。改革那么多年，（卫生费用）不可能年年往下降。医保中的筹资水平也在提高，医药费用的增长和 GDP 相适应都算正常的。去年的院长年薪（总量没有增加）是因为有 3 位院长因增长率超标，共被扣了 14 万多"。① 而福建省卫生健康委一位工作人员则认为，药价是否"真正意义上的降下来"值得关注。他认为，"药品带量集中采购以后，必然导致价格在短期内大幅度下降，这个是任何商品都具有的共同普遍性规律。但是带量采购形成一种隐性的垄断或者是某种程度上的垄断，这种垄断形成以后，中标的企业站稳脚跟后，就会以各种方法和手段来提高单价"。②

不过，与全省、全国情况一致，解决"看病难"效果并不明显，特别是在住院问题上，病人仍涌向公立医院，基层医疗机构住院量占比不断下降。公众看病就医仍然主要集中在公立医院，公立医院医生工作强度仍然较高。患者在公立医院就诊排队等待时间较长的情况未明显改善，公众"看病难"问题未明显改善，基层综合医改有待破解，纵向整合还没有有效进行。另外，卫生费用增长速度偏慢，虽然短期内对卫生技术和质量影响不明显，但长期是否会影响公众正常卫生健康服务需要有待进一步观察。

（二）医院和医生视角

从前文数据分析可见，三明市公立医院医药总收入增长速度得到了有效控制，从原来将近 18% 下降到 8%～10%，增速下降，但不是负增长。这符合卫生行业发展的客观规律，医药费太高公众看不起病，医药费太低导致卫生行业没有发展，最终也会导致公众看不了病。根据政策损益－补偿规律，三明市对于药品政策改革所带来的"损失"，采取加大各级政府财政投入力度，实行医保支付制度改革，同步调整医疗服务价格，实行院长年薪制、总会计师年薪制、医务人员目标年薪制等措施。

改革后，公立医院收入结构得到了良性回归，医务性收入所占比重逐年增加，药品耗材费用则大幅下降。这实际上涉及了利益结构调整的改

---

① 来源于个人访谈资料。
② 来源于个人访谈资料。

革。在医疗服务价格调整中应平衡好各方的关系，这隐含了一层意思：医疗服务价格的调整不能一步到位，有一个渐进的过程，因为这一价格要在各方所承受的范围之内。药品耗材收入对医院来说是得到一些毛利收入，但更多的利润是在体制外的渠道里流失掉的。药品耗材收入的大幅下降，说明诱导需求和"以药养医"现象大幅下降。患者的经济支出（包括由医保基金支付部分）由以往主要用于买药，逐渐转为更多用于诊疗看病，从而转化为医院和医生的真实收入。

根据国际经验，从医院整个业务支出或者收入结构来看，用于医务人员的人头支出是60%～70%，比如中国香港整个医药费用的80%左右用于人头支出。相反，现在内地公立医院收入或支出结构中，药品耗材平均要占到60%～70%。也就是说，其实大部分医院是在替医疗器械、药品、耗材厂商打工，靠卖药、卖器械等营生。药品耗材零差率销售、限价采购等政策消除医院卖高价药品赚取利润、挤出药品价格水分、剔除药品流通中各种不合理成本。三明试点后，医务人员的收入不再与药品、耗材、检查化验收入挂钩，使薪酬的合理化、阳光化在很大程度上得到实现，从而遏制了医务人员多开药、开贵药、滥检查、大化验和"开发病人"的行为。对于医生而言，"一句话，就是好好看病"。[①]

试点以来，三明市医务人员工资收入有了大幅提高，人员队伍保持了稳定并略有增加；医院经济运行总体平稳，医药总收入增速明显放缓，其中药品收入占比明显下降，医疗服务性收入占比明显上升，医院可支配收入增加，收入结构趋于合理；医药收支结余下降可控；公立医院服务量、服务能力、工作效率和费用控制等都显示出明显效果。当然，现有的工资收入未必能满足所有的医务人员的要求。詹积富认为，"三明医务人员的工资不适合北京、上海，但是三明的改革原理全中国都适用，没有一个地方不适用"。[②] 公立医疗卫生服务体系保证的是基本医疗服务，高端的卫生健康服务需要不在公立体系和基本医疗保险的保障范围之内。对于一些的医务人员来说，公立体制或许与他们自我价值的实现产生了激烈的冲突。这一变化也符合"公立医院回归公益性质，医生回归看病角色，药品回归

---

① 来源于个人访谈资料。

② 吴靖：《"弄潮"·福建三明医改：一场自发性的地方实验》，《新京报》2018年11月12日。

治病功能"的改革目标,体现了公益性的办医方向。① 但医疗技术水平提升不明显。综上所述,医院发展是可持续的。

(三) 政府视角

俗话说:"万物生长靠太阳。"公立医院的"小树"需要阳光来"哺育"才能茁壮成长。公立医院建设的责任主要落在市、县两级财政上。公立医院的设备采购、基础设施建设等固定资产投资由政府财政承担,可以更显公平,并且可以减少医院逐利动机。这几年,三明市的地方本级财政承担比例也就是2%~3%,加上省一级跟中央的专项补助,在5%左右。地方财政能承担得起。② 不过,政府对公立医院六项投入政策③还没有从制度上细化、明确,欠发达地区地方政府要完全承担实际应该有难度。医改以来,三明市政府卫生基本支出补助增长率总体高于地方公共财政收入增长率。在经济新常态下,财政能否持续保障公立医院投入值得进一步关注。当然,对供方补助增长率高可能主要是因为更多的是在补历史旧账。政府将2012年医改前符合规划要求的22家公立医院4.51亿元债务纳入政府性债务统一管理,本息由各级政府承担。政府财政在卫生健康领域承担的筹资责任,主要包括供方补助(对医疗卫生机构的直接补助)和需方补助(基本医疗保险筹资、公共卫生服务经费和医疗救助等)。同时,综合考虑需方补助结余了财政资金以及进一步推进改革措施(比如按病种付费等措施)的情况下,政府财政负担没有显著加重,公共财政对公立医院的投入也是可持续的。但如果要更好地履行政府办医职责和促进基本卫生服务均等化的话,还要增加财政投入用于充实医保基金,中央和省财政对三明市等经济欠发达地区转移支付支持至关重要。

为扭转职工医保基金收不抵支的局面,三明市采取了一系列措施开源

---

① 王忠海、毛宗福、李滔等:《福建三明市公立医院药品采购政策及效果评价》,《中国卫生政策研究》2015年第1期;黄超:《公立医院改革"三明模式"的路径与效果研究》,厦门大学硕士学位论文,2014。

② 《国家卫计委就福建综合医改试点工作进展情况举行发布会》,国务院新闻办公室网站,http://www.scio.gov.cn/xwfbh/gbwxwfbh/xwfbh/wsb/Document/1483390/1483390_1.htm,最后访问时间:2019年12月30日。

③ 按政策规定,政府对公立医院有六项投入责任——基本建设,设备购置,学科人才培养,公立医院离退休人员符合国家规定的补助,公立医院所承担的应急、公共卫生,以及政策性亏损。

节流。在收入方面，实行"三保合一"，降低个人账户比例，加强医保费稽核征缴，增加医保统筹基金收入。在支出方面，加强医疗费用管控，减少医保统筹基金支出，统筹基金结余稳步增加。其中，提高保险统筹层级和整合三项医保后，既增加保险剩余，又大大提升了筹资体系与医院的谈判能力。在赡养比逐年下降的背景下，通过改革，医保基金实现扭亏为盈。医保统筹基金运行安全了，也就减少了财政风险。试点4年多，职工医保统筹基金从亏损两亿多元，到2016年结余8000多万元，结余率达5.26%。医改政策措施实行后，三明医保结余呈现直线上升趋势，2015年达到最大值后，三明市及时采取了按病种付费和第三次精准补偿，将改革的红利分给医生和患者。这符合三明医改的初衷，尽可能取得最多的利益相关方的支持。与此同时，病人的外转比例维持在6.72%~7.5%，大部分病人仍然选择在市内诊疗。医保基金的结余减轻了政府负担，群众满意度提升，政府声望有所提高。综上所述，我们可以得出医保基金运行可持续的结论。

（四）医药企业视角

试点后，对于医药配送企业而言，信息更公开透明、回款周期缩短、财务成本降低，规范和促进了流通企业的发展。在"一品两规"规则竞争格局下，品质好的国产药品种由于性价比优势而可能受益较大。如此一来，对于单个企业而言，当市场份额提升大于药品降价带来的损失时，它是明显受益的。"两票制"在很大程度上挤兑了分销商、代理商的生存空间，利润大为缩水，使流通环节集中度大幅提升。医保直接结算制度和预付配送企业结算款制度更是减轻流通企业负担。有流通企业的负责人表示，改革后，"企业的利润率虽然减少了一个百分点左右，但回款比全国其他地区提前了5个月，因而，实际利益不但没有受损，反而略有增加"。① 与此同时，改革还使药品流通过程更加公开透明，较为真实地还原了药品价格，减少了医院的灰色收入。

自新医改以来，全国医药制造业整体上表现出较好的营业收入增长势头，企业利润增长幅度较快，药品制造业迎来了相对长时期的政策红利。

---

① 来源于个人访谈资料。

药品流通行业营业额也有较大幅度增长，虽然毛利率总体下降，但净利率不降反升。[①] 三明市则是另一情景。试点政策对于不同类型药企产生了不同的影响。比如，辅助用药、部分中药注射剂等品种销量大幅减少，这类药企生存受到极大的影响。而对于竞争格局良好、刚性需求的品种，同时自有销售渠道完善的企业，虽然药品中标价大幅下降，但由于该药品已通过降价排他性地获得了三明市场，这种类似垄断性行为在一定程度上降低了代理商的推广、医生的回扣等消耗费用，"高开模式"下其销售费用也相应下降，因而药企真正的净利润未必会下降。不过，各个品种竞争情况、降价幅度及销售渠道等有所差异，也不排除中间环节受到损失后将压力转嫁和传导给药厂，短期内给医药行业总体增长和利润带来巨大冲击。不少药企因此遭遇业绩及利润全线下滑，有些药企开始"直接绕开、放弃三明市场，造成部分药品无药可用、可配"。[②] 为了应对这些药企的行为，三明市将生物医药产业作为该市重点发展的四个新兴产业之一，并成立了由副市长任组长的三明市生物医药产业发展领导小组，推动生物医药产业发展。"两票制"的推行加速了医药行业的优胜劣汰，重新洗牌。另外，部分真正刚性需求的非医保品种基本不会受到影响。一些新特药、高端药、利益品种不会随着试点政策的推进而直接消失，但是又受制于各种指标，零售药店将成为承接医院部分处方药销售的新领地。此外，三明市是一个欠发达的地方，耗材市场太小，市医保中心委托市第一人民医院进行议价，对耗材生产企业的议价能力较弱，对企业影响有限。

二 结论

不难发现，三明市通过试点的方法，重组卫生治理结构、改变费用的支付方式、重新调整医务人员的激励措施等，较好地处理了各个利益相关者的利益，以整体的联动改革代替"碎片化"的改革，为吸引上级政府的注意力并获得支持、政策扩散奠定了很好的基础。

试点6年多以来，三明市实现了医药总费用增速放缓、患者负担减

---

① 余鲁林、温再兴：《中国药品流通行业发展报告（2016）》，北京：社会科学文献出版社，2016。

② 来源于个人访谈资料。

轻、药品费用降低的"三降低",以及医务人员薪酬提升、医院收入结构优化、城镇职工医保基金扭亏为盈的"三提升"。[①]"三降低"是指:医药总费用增速放缓,全市公立医院医药总费用年增长率由18%控制到8%~10%的水平,略低于三明市国内生产总值增速,与人均可支配收入增速基本持平,达到居民可承受的合理水平;患者负担减轻,全市医保报销比例高于福建和全国平均水平,次均费用远低于福建和全国平均水平;降低药品费用,全市公立医院药品耗材花费由10.15亿元减少到10.02亿元。"三提升"是指:医务人员薪酬提升,平均年薪由4.75万元增加到11.34万元,整体增幅超过100%;医院收入结构优化,医务性收入占比从18.37%提高到42.05%,提高近24个百分点,医院由以药品收入为主向以医务性收入为主转变;城镇职工医保基金扭亏为盈,由赤字2.1亿元扭转为盈余1.04亿元。

不少研究也论证了上述观点。刘凯等以三明市公立医疗机构作为分析单位,研究发现政府对医疗机构补助的增加有助于医疗费用的控制,而医保的壮大与医疗费用增长之间却没有显著关系。[②]刘静等应用TOPSIS模型对三明市参与改革的医院进行研究则发现:改革后,综合医院和中医院的综合效益均有明显提升。[③]傅虹桥等通过采用双重差分模型(Difference in Difference,DID)方法,用三明试点22家公立医院与福建省187家公立医院的数据进行比较,也发现三明试点在没有降低临床质量和生产效率的背景下,显著降低了卫生费用。平均而言,试点措施降低了每门诊入院医疗费用和住院门诊收入的6.1%($p = 0.0445$)和15.4%($p < 0.001$)。这些成效大部分是通过每门诊和每住院患者药物支出分别减少约29%($p < 0.001$)和53%($p < 0.001$)来实现的。[④]但对于既得利益者而言则可能是损失巨大,流通环节集中度明显加强,药品生产领域的长期影响暂时不清晰。

---

① 《三明市卫计委副主任于修芹在全面推开城市公立医院综合改革现场会上的发言》,三明,2017年4月24日。

② 刘凯、和经纬:《"补供方"与"补需方"对医疗费用的影响比较——基于三明市新医改的实证研究》,《北京行政学院学报》2017年第6期。

③ 刘静、陈英耀、何露洋等:《三医联动改革前后三明市县级公立综合医院与中医院的综合效益评价》,《中国卫生资源》2017年第2期。

④ Fu, H., Li, L., & Li, M. et al. "An Evaluation of Systemic Reforms of Public Hospitals: The Sanming Model in China." *Health Policy and Planning* 32 (2017): 1135 – 1145.

这些年来，在新闻媒体的不断曝光中，舆论将药品生产流通领域推向"看病难""看病贵"的焦点。为此，三明市将药价作为"阿喀琉斯之踵"，也就较容易得到各方特别是公众的支持。即便是那些既得利益者也不敢公然反对。不管三明试点过程是否完美，从短期成效来看，三明试点起码在一定程度上"实现了政府、医院、医生与患者的互利共赢"，治理目标、治理绩效都能够在一定程度上显示其成效。这也说明，三明市的做法，如实行药品零差率、药品限价采购、重点药品监控、控制"大处方、大检查"、医务人员目标年薪制、监控医务人员执业行为、加强医保控费指标管理、医保支付方式改革等措施，可以有效遏制医疗费用总支出大幅上涨势头。

三明试点取得了多项阶段性成果，获得了多数利益相关方支持与肯定，积累了一些有价值的试点经验。其中，政府和患者成为主要目标受惠主体，是改革红利的流向终端。相比于以往其他地方单一化的公立医院改革措施，三明试点采取了降低药品支出、提高医疗服务价格、减轻群众负担等做法，与国家此轮改革顶层设计一致，特别是能在短期内缓解医保压力，在可预见的时间里，算是各方比较容易接受的，因而得到推广难免是大概率事件。

这些结果表明，三明试点在提高公立医院的表现方面至少取得了短期的成功，是政府主导下较为成功的地方治理模式之一。这种治理模式转型对于提高卫生治理效果至关重要，为其他地方政府带来了重要的经验和教训。

三明试点着力在制度设计上直接着眼于供给侧，首先割裂了医疗供给方绩效和其个人获利之间的直接联系。[①] 理论上，当药品没有了回扣空间，并在医保强化监控的背景下，医院和医务人员把精力从放在开"大处方"、"大检查"和医药回扣上转移到关注医疗服务和医疗质量上的时候，职业风险也会相应降低。三明市 22 家公立医院医疗服务性收入由 2011 年的 3.11 亿元（占总收入的 18.37%），增加到 2018 年的 12.71 亿元（占总收入的 42.05%），净增加 9.6 亿元。[②] 假设药品使用量增长率与医药总收入增长率一致，药品加成率为 15%，则这些年药品加成收入仅为 2.72 亿元。

---

① 熊茂友：《如何学习三明医改模式》，《中国财政》2016 年第 2 期。

② 《三明市卫计委副主任于修芹在全面推开城市公立医院综合改革现场会上的发言》，三明，2017 年 4 月 24 日。

也就是说，医疗性收入的增量对医院运行的实际财务效应已远超药品加成收入，这对规范医疗服务行为有积极的政策引导作用。

通过政府财政直接给院长较高年薪，并进行绩效考核、考核结果与年薪挂钩的办法，促使院长变成政府的代理人，避免了院长与医务人员在经济利益上的合谋。当院长角色回归后，代表政府对公立医院进行精细化管理，公立医院内部治理责任也将得到落实。三明市医改办某工作人员认为，"院长年薪制是希望建立职业经理人制度，进而逐步建立、完善现代医院管理制度。医生目标年薪制的出发点则是希望全社会认可医生的社会地位和劳动价值，毕竟生命无价"。① 在工资总额的核定办法中，与医务人员工资水平相关的指标主要是当年医院的医务性收入。

三明市地处福建省中西部山区，经济发展水平靠后。院长 30 万元年薪、医生 10 万 ~ 25 万元年薪，与当地公务员年薪相比算高的。这在三明市将乐县医院主动对外公开的那份医务人员的薪酬清单中也可以得到印证。② 在这份清单中，一向"迷雾重重"的医务人员收入一目了然。但是，试点以来，医生收入年增长率也就略高于全市职工。访谈中，不少医疗系统内部人士表示，与医疗质量、安全紧密相关的核心骨干（骨科、消化内科等）医生收入提升幅度较小，甚至可能导致实际总收入下降。同时，由于对医疗行为管控明显增强，比如对每月抗菌药物用药量前 10 名的品规及其开药医生进行公布，对连续三个月排在前 3 名的抗菌药物给予暂停使用，并对责任医生进行诫勉谈话等。这些限制性措施对某些医生产生了不小的影响。有人质疑道："逐利是人的本性，给医生发十几万、二十几万的年薪就能断掉回扣对医生的诱惑吗？"③ 三明市医改办某工作人员也表示，"还是有一些大牌医生想调往回扣和灰色收入高的大城市"。④

人才招聘与挽留仍是一大难题，从省的层面来看，福建省医学教育、人才培养数量、质量有限；从三明市层面来看，经济社会地域劣势，人才

---

① 来源于个人访谈资料。
② 沈汝发：《从"迷雾中"走到"阳光下"——为何这里的医生薪酬让人更有"获得感"》，新华网，http://news.xinhuanet.com/politics/2017 – 04/10/c_1120783439.htm，最后访问时间：2019 年 12 月 30 日。
③ 来源于个人访谈资料。
④ 来源于个人访谈资料。

难免会选择向沿海城市流动。为了满足卫生技术人员不足的问题，三明市重点加强了三明职业技术学院医学专业建设。从 2013 年起，该校还与厦门医学高等专科学校联办临床医学专业，为当地定向培养本土化医学大专层次人才。2016 年 9 月，经福建省政府批准，三明职业技术学院更名为三明医学科技职业学院。尽管如此，短时间内当地仍然无法解决高层次人才的招聘难问题。比如，2010～2015 年，市属医疗卫生单位招聘的 991 名人员中，只有 3 名博士，本科、专科、中专学历人员的比重各维持在 1/3 左右。

另外，对于医疗机构和医疗行为的监管力度、医疗服务质量的提升都是此轮医改成功的关键。试点后公立医院服务能力及水平持续提升，但仍较缓慢。三明市作为远离福州、厦门等发达城市的山区市，存在成为区域医学中心的可能性。但作为三明市最高水平、唯一的三甲医院，三明市第一医院"无论在功能定位上，还是在人才结构、学科发展（含新药、新材料、新技术的应用）上，均暂时难以担此重任，尚有较大距离"①。虽然出现了如何调动和激励医护人员工作积极性和保证医疗服务水平不下降等问题，但是长期来看，这是对中国基本医疗保险平稳可持续运行极为有利的制度探索。②

应该说，三明试点凸显的是卫生治理体系和卫生治理能力的战略层面，而具体实操的战术层面仍然存在不少问题。三明试点肯定不是公立医院改革的终极出路。除了前文所述人才及医疗质量方面问题，还有如何让医生有效参与医改的全过程。在三明医改试点中，被广为诟病的是较难找到医生和公众参与医改的身影。

然而，三明医改决策者认为，在理性人的背景下，很多医生已经和医药代表形成了较为一致的利益共同体。詹积富认为，"没病说有病，小病说大病。马克思主义经济学里面不是讲了：如果有 100% 的利润，资本家们会铤而走险；如果有 200% 的利润，资本家们会藐视法律；如果有 300% 的利润，那么资本家们便会践踏世间的一切。这个经济学原理，在医疗医

---

① 来源于个人访谈资料。
② 黄冠：《基础医疗保障骗保行为视角下的中美比较分析》，《四川行政学院学报》2017 年第 4 期。

药领域中的坏处非常凸显，发挥得淋漓尽致"。[①] 有学者认为，目前三明的年薪制建立在官僚等级制之上，尚无法有效解决公立医院的激励难题。[②]

在此背景下，如何"既不让马儿吃草，又要马儿跑"？人才建设是一个医院发展的根本动力，是医院稳定持续发展的重要基础。如何吸引优秀人才、培养人才、挽留优秀人才，提供良好的成长土壤与发展空间？改革中，医生收入有了较大提升，但这可能与原本基数较低有关，目前的收入仍与医生的预期值有一定差距。医务人员的薪酬增长实际速度并没有比城镇职工工资增长快很多。三明市已公布的数据分析也显示，改革的红利（73.6亿元）主要流向医保基金和老百姓（55.25亿元，占75.1%），医务人员（18.35亿元，占24.9%）获益有限。特别是与医疗质量医疗安全紧密相关的核心骨干医生收入提升较小，甚至实际收入下降较大，调研中骨科、消化内科等科室医生对医改的认同度和满意度明显不高，应与此有关。因此，对中国卫生健康服务提供者进行有效的激励机制调整至关重要。[③] 如何让医生们真正站在公益、公正的立场来参与这场改革，需要更多的智慧。

尽管地方政府的投入力度不断加大，但与不管是"政府主导派"还是"市场主导派"的设想都有一定差距，"三明模式"也就容易让人认为地方政府有甩"财政包袱"的嫌疑，特别是在经济欠发达地区。当地方政府的财力有限的时候，如果缺乏科学合理的长效筹资机制和筹资责任分担机制以及考核机制，人们难免会对这种模式的可持续性提出质疑。同时在三明试点制度设计中，医院员工的薪酬总额占业务收入的比重逐年提高，各医院的收支结余很少，意味着医院依靠自身的运营难以实现再投入发展，更多地需要依靠地方政府承担投入的发展模式。政府本应承担更大、更多的公立医院的改革成本，鉴于事权、财权分配问题，是否应该由更高层级的政府统筹承担改革成本呢？如何改变政府"撒胡椒面"式的财政投资方

---

① 来源于个人访谈资料。

② 代志明：《"三明医改"模式可以复制吗？——兼与钟东波先生商榷》，《郑州轻工业学院学报》（社会科学版）2015年第2期。

③ Yang, J., Hong, Y., & Ma, S. "Impact of the New Health Care Reform on Hospital Expenditure in China: A Case Study from a Pilot City." *China Economic Review* 39 (2016): 1–14.

式，① 把政府十分有限的财力集中用在刀刃上，以此化解政府的财政压力，提高政府的投资效率？

事实上，除了虚高的药价、医保支付方式改革之外，改革的空间还有规模效益等方面。比如，借鉴国外检验和临床分开的做法，设置独立的第三方医学实验室，对分散的医学检查检验进行统一集中，又可以量降价，同时还可以解决以往单一医院难以开展罕见病检查的问题。这部分腾出的空间可以进一步用来调整医疗服务价格，提升医务人员薪酬。在全国人事薪酬制度、编制等配套改革政策没能跟上的情况下，如何缓解基层医疗卫生人才缺乏，怎样有效开展疾病预防和健康教育等方面的改革？

三明试点着力切断医院、医生与药品间的利益链，扭转"以药养医""以检养医"，但要警惕由此替代生成因为追求医务性收入而导致的"以医养医"。"会不会出现这种情况：以往只要吃药就可以好的病，变成非要动刀了？对于老百姓而言，是多吃药好些，还是多动刀好些呢？"② 三明市医保支付方式改革起步较晚，也不够精细，尚未完善。③ 自成一套体系的C - DRG 试点在缺失了原有的推广主导部委支持后，未来的发展前景有待观察。

西医诊断比较依赖仪器设备检查检验。而且，现代医学的知识量呈现爆炸式增长，远远超过一般人的"常识"所能理解的范畴。特别是一些癌症早期筛查，更多的是通过各种先进的医疗设备检查与检验技术来实现早发现、早治疗，比如 PET-CT 的出现就对肿瘤、心脑血管疾病的早期诊断做出了重要贡献。一般认为，国产仿制药质量参差不齐，治疗效果往往低于进口原研药品。但这些先进的设备、技术和药品的价格都是相对高昂的，在三明市现有的药品器械招标政策下，要买到"物美价廉"的药品和器械的可能性不大。加上医生特别是技术水平相对差的医生越来越依赖检查检验技术进行诊治，因而三明市的医疗服务能力提升会受到一定影响。甚至时间一长，相比邻近地区其医疗服务能力会显得退步。中国版的 C - DRG 实

---

① 熊茂友：《三明医改应避免昙花一现》，《中国卫生》2015 年第 3 期。

② 来源于个人访谈资料。

③ 顾昕：《突破去行政化的吊诡——剖析三明模式的可复制性和可持续性》，《中国医院院长》2016 年第 22 期。

施后，也可能会进一步发生减少服务、降低临床质量、降低药品和医用耗材质量、阻碍新技术发展等问题。

另外，由于医疗信息不对称，患者无法体验到改革者通过改善医疗行为导致的少检查、少化验、少开药等，医改认知情况及获得感不强。北京大学的一项调研发现受访患者对三明医改的了解程度总体上较低，仅有20.70%完全了解或基本了解三明医改。[1] 在实施新的政策时，若患者不清楚报销比例和报销政策，高估或者低估政策带来的优惠，就可能产生落差或者没有足够动力去报销。这些都将使患者对试点政策产生不满，降低其对改革的支持度，减少获得感。当地居民尚且无法有效了解三明试点政策，更不要说其他地方的各方利益相关者了。这恐怕也是社会上对三明试点有诸多误解的源头之一。另外，如何发展医院学科、推进社会力量办医等问题亟待决策者考虑。

事实上，除了"政府"与"市场"观点之争外，在体系整合方面，三明医改政策设计上也存在一些不足。三明试点更多的是进行横向整合，对于纵向整合的力度有待加大。比如，目前"三保合一"仅仅是机构职能整合，还不是筹资渠道、标准及保障水平等方面的整合。筹资、补偿水平差异仍较大，不公平仍表现明显。保统筹层次仅仅是市级层面，医保基金风险分担能力发挥有限。迫切需要提升筹资统筹层次、实现真正意义的"三保合一"，比如从省级、国家层面进行整合。另外，与全国其他地方统筹层次提升后类似，三明市收入较低的县医保基金使用率和医疗服务利用率更低，存在"穷帮富"问题。[2]

又如，公立医院与基层医疗机构的纵向整合。职工医保患者利用三级医院和统筹区外住院服务的比例分别约为41%和21%，利用一级医院的比例不足7%。[3] 由于基层改革与公立医院改革分开进行制度整合、要素整合设计，如何构建协同型卫生治理体系，实现大医院与基层医疗卫生机构资源共享？医疗保险制度仍然是以治病为中心，没有真正地向健康保障制度

---

[1]　阳明春等：《"三明医改"患者满意度调查研究》，《中国药房》2017年第18期。

[2]　张小娟：《三明市三医联动改革效果分析——基于医保的视角》，《中国卫生政策研究》2019年第4期。

[3]　张小娟：《三明市三医联动改革效果分析——基于医保的视角》，《中国卫生政策研究》2019年第4期。

转变，没有对医疗机构的纵向整合起到引导作用。如何充分利用福建当地丰富的社会医疗资源，建立具有竞争力的非公立医院及公私合作的医院集团，打破公立医院垄断局面？这些年我国存在非常突出的仿制药监管问题，至今没有一个及时、有效的质量认证的药价形成体系，究竟如何形成医保支付标准？

詹积富认为，"人民的健康就是我们最大的政治"。[①] 利益的调整与再分配，必然会受到获益者的支持、既得利益者的反对，无论其利益正当与否。但如何利用窗口期，将价格压缩至合理范围从而让药企对医生无行贿空间？如何建立以医疗质量与效果为结果导向的考核与激励机制？控费是否会导致患者负担从医保目录内向目录外转移，导致患者个人自付费用增加？患者是否会无法接受廉价药品的品质，自费转向品牌形象更好、费用更高的药品？

毫无疑问，上述这些问题大多不是三明试点带来的，亦不是三明市所独有，但显然都有待三明市和全国的决策者们去探索解决。另外，基于市级层面医药市场规模的限制，三明市议价能力较差，需要建立省级或者国家层面的整体价格谈判机制，提高议价能力。当地医疗服务能力和质量提升程度并不显著，这是不是医保管控强度加大的缘故，有待进一步研究。更何况三明试点运行至今仅有6年多时间，有些最终目标，比如健康水平等，短时间内是无法显现效果的。

公立医院改革的复杂性注定了不可能"一气呵成""一次搞定"，必定是个渐进的螺旋上升过程。毫无疑问，关于三明医改的争鸣，会持续下去。但若是一味地从"政府"与"市场"角度出发不断找缺点、指责，那么"三明模式"是否也可能会像"子长模式""神木模式"等前期探索一样偃旗息鼓，医改是否也会继续迷失在无休止的争论中呢？但不管怎样，"三明模式"依然是新医改以来生命力最长、影响最深的一个案例。

应该说，三明试点在短时间内已经产生了较为明显的正面效果。这个以"三医联动"为核心的整合方案，撬动了医疗、医保、医药三个方面的既定格局。在中共中央和国务院层面以两办名义推广深化医改经验的政策

---

① 来源于个人访谈资料。

文件《中共中央办公厅国务院办公厅转发国务院深化医药卫生体制改革领导小组关于进一步推广深化医药卫生体制改革经验的若干意见》以及《国务院深化医药卫生体制改革领导小组关于进一步推广福建省和三明市深化医药卫生体制改革经验的通知》先后出台后，三明试点经验得以扩散已是大势所趋。但值得注意的是，地方政府在推广和不断探索三明经验的同时，要特别与当地的实际情况相结合。不能仅仅是为了解医保"穿底"等燃眉之急，而忘记改善医疗质量、解决"看病难"等问题才是医改的核心目标。尽管有批评的声音，但我们无法否认以药养医、药品回扣、药品质量不高、辅助药滥用、药品流通环节空间巨大等问题迫切需要中国政府来解决。药企应该回归药品研发生产本源，回到靠研发、技术和品质赢得市场的时代。虽然这些改革试点措施适合三明市，并提高了地方政府的治理能力，但是否会提高整个国家卫生治理能力还有待进一步观察。

毕竟，三明市社会经济发展水平较低，人口结构较单一，医药界影响力有限，各种要素流动性低，是一个以信任为基础的社会，从上往下推动难度不大。如果要在规模更大和经济更多元化的发达城市推行，遇上当地实力雄厚的医院和药企的阻拦，实施的难度将加大很多倍。因为经济发达地区是陌生人社会，更适用以诚信为基础的社会治理手段。诸多来自内外部的问题与挑战影响三明试点的发展与进行，公立医院的体制机制改革整体性、系统性、协调性尚有欠缺，呈现"起步难、衔接难、两头少"的情况。[①] 无论采取什么模式，作为发展中国家的中国政府医疗投入不足的问题可能长期存在，而人民群众不断增长、不均衡的健康需要也是存在的。也就是说，两者的矛盾将在相当的时间内持续存在。要实现试点的可持续发展，多方需要努力共同推进。

我们要更加客观地评价三明医改成效，不能忽视其存在的不足，毕竟医改一直在路上。"在国家层次多次肯定三明经验后，有关三明医改的宣传似乎有些铺天盖地，难免使人产生只要照搬三明的做法，医改就可以成功了的错觉。"中国社会科学院一位最早一批关注和支持三明医改的专家

---

① 应亚珍：《三医联动及三明模式创新经验》，2016 年（第八届）中国医药战略峰会，成都，2016 年 12 月 18 日。

不禁善意地提醒道："过度宣传未必是好事。"① "三明模式"具备一定的时效性，且对于医院的长久发展、公众的获得感还是不够的。希望三明的改革者们不忘初心，牢记为人民健康服务的使命，继续砥砺前行。将三明经验推广到全国需要更多的试验、政策设计和配套措施，也需要借鉴其他地方的有益探索。中国卫生体系改革涉及的子体系很多，涉及不同层级政府和部门，涉及的政策主体也多，治理目标不仅多元而且往往互相矛盾，除了进行政策选择借鉴外，更要进行有效治理体系整合，"握指成拳、合力攻坚"，才能实现有效卫生治理目标，更好地满足公众对美好生活的健康需要。

① 来源于个人访谈资料。

第九章 效率视角下的试点卫生政策评估

——基于深圳市案例研究

第一节 研究背景与问题的提出

2009 年 3 月 17 日，作为新医改的顶层设计的《中共中央国务院关于深化医药卫生体制改革的意见》，规定了新医改的目标、原则和方向。在该意见的指导下，地方政府在医改实践中探索出了许多不同的改革模式，推动了中国卫生事业的发展。

长期以来，我国医疗资源配置不均衡被广为诟病，为了实现盈利，公立医院规模不断扩张，大型医院数量不断增加，甚至出现了有上万张床位的"宇宙级"医院。医院的规模扩张也带来了一系列问题，控制医院按照合理规模发展逐渐成为共识。从成为经济特区开始，深圳只用了 40 多年，就完成了从一个小渔村到世界级大都市的华丽转身。不过，作为四个一线城市之一的深圳市，与庞大的经济体量不对称的是短缺的医疗资源和薄弱的医疗服务能力。

为改变这一明显的短板，深圳市主动申请成为第一批公立医院综合改革国家联系试点城市，并于 2012 年正式启动改革，积极推进分级诊疗、现代医院管理、全民医保、药品供应保障、综合监管"五位一体"的基本医疗卫生制度建设。深圳市成立市医管中心，作为专门医院管理机构，代表市政府履行举办公立医院的职能。试点推进公立医院编制改革，建立岗位管理、全员聘用制度,淡化身份差别。试点推行薪酬制度改革,取消按科室分配,实行以岗定薪、同岗同酬,合理拉开医生、医技、护理、行政、后勤人员的工资待遇差距。建立健全按人头包干、总额预付、按病种、按服务单元等复合式医保支付、医疗收费方式,逐步推行技术服务费、药品和耗材费"打包"收费,促使医院主动控制药品和耗材费用。2016 年,全市公立医院人员经费支出占业务支出的比重达到 51%。这些改革措施获得了各界的广泛赞誉,堪称"深圳模式"。2016 年 6 月,在原国务院医改办发布的 35 项深化医改重大典型经验中,深圳市罗湖医院集团、公立医院管理中心、财政投入机制、综合监管体系 4 项改革榜上有名。2017 年 9 月、10 月,原国务院医改办和广东省政府先后在深圳召开医联体建设现场会,推广罗湖医院集团等医疗联合体建设经验。

在大力推进存量改革的同时,深圳市也在增量上下功夫。"十二五"期间,深圳市新增医院 25 家、新增病床 1.8 万张。"十三五"期间,深圳市将新建或改扩建 60 余家公立医院,其中新建成 14 家公立医院,计划新增床位 2.5 万张以上,新增执业医生 1.2 万名以上。[①] 深圳市明确新建市属公立医院不再实行编制管理,取消公立医院行政级别。这些改革新政究竟对深圳市原有的公立医院运营效率产生什么影响?本章通过对试点医院 2012~2016 年的运营效率进行分析,为下一步的改革和发展提供决策参考。

第二节 卫生健康领域的效率[*]

自新医改启动以来,中国政府总共投入了近 10 万亿元的巨额经费。尽管如此,老百姓对新医改好处的切身体会似乎并不明显。新医改投入大,而公众对改革效果的评价却偏低,这里引申出来的一个现实问题是:政府的大规模投入是否改善了公共医疗服务的公平和效率问题?究竟这些年来的大量投入转化为公平、高效的卫生健康服务了吗?或者说,新医改

[①] 《市卫生计生委关于印发深圳市医疗机构设置规划(2016-2020 年)的通知》(深卫计发〔2017〕25 号),2017 年 5 月 25 日。

[*] 本节部分内容改写自《公平与效率:广州新医改的实证研究》一书。

改善中国卫生治理体系的公平与效率了吗？这既是一个重要的理论问题，也是一个亟待解决的实际问题。

事实上，新医改在改善卫生治理体系效率方面的成效也备受质疑。叶志敏（Winnie Yip）等人就曾指出，如果中国政府不能够应对卫生健康服务成本扩张的根源——非理性和挥霍无度的卫生体系，多数新增资金就会变成供方的高收入和利润。[1] 一项针对中国各省卫生健康服务的研究表明，新医改以来卫生健康服务的规模效率下降了。[2] 也有研究指出，1997～2007 年中国卫生治理体系的效率先下降后上升。[3] 总之，不同的学者运用不同的指标和方法，对中国卫生治理体系效率的变化进行了不同的估计。不过，需要指出的是，目前仍较少有研究比较评估公立医院改革以来的中国公立医院微观效率的变化。如果医院的微观效率发生了变化，那么，这些变化是受到什么因素的影响？它是改革造成的吗？为什么？显然，这些问题需要我们给出清晰的答案。

一　效率的定义

在经济领域中，"效率"一词被广泛用于评价生产某一产品的最佳资源利用情况。英国经济学家法约尔（Farrell）把技术效率和配置效率两部分归纳为经济效率。[4] 诺贝尔经济学奖获得者诺思（Douglass C. North）则从制度变迁的角度进一步提出了制度效率，将关注点从经济效率转移到制度效率上，他认为制度创新与优化是提高经济效益或资源配置效率的必要途径之一。[5]

技术效率通常被用来衡量每个决策单元（Decision Making Unit，DMU）投入与产出之间的关系。当得到相同数量的产出而生产投入最少，或者使用相同的生产投入获得的产出最大时，决策单元就达到了技术效率。相

---

[1] Winnie，C. Y.，& Hsiao，W. "The Chinese Health System at a Crossroads." *Health Affair*（*Millwood*）27（2018）：460－468.

[2] 李习平：《我国医疗服务行业全要素生产率增长实证分析：基于 2005～2011 年省际面板数据》，《中国卫生经济》2014 年第 4 期。

[3] 韩华为、苗艳青：《地方政府卫生支出效率核算及影响因素实证研究——以中国 31 个省份面板数据为依据的 DEA-Tobit 分析》，《财经研究》2010 年第 5 期。

[4] 康鹏：《经济效率研究的参数法与非参数法比较分析》，《经济工作》2005 年第 19 期。

[5] 诺思：《经济史中的结构与变迁》，上海：上海人民出版社，1994。

反，如果决策单元同等数量的产出需要以更多的资源投入来获得，则决策单元是低技术效率的。人们尽管对于每一种产品和服务的期望效用是不同的，但总是希望将有限的资源投入能够获得效用最大化的生产过程中。配置效率就是充分使用有限的资源去生产人们赋予最高价值和效用的产品类型和数量。从福利经济学的角度来看，当资源的配置能够使社会福利最大化时，决策单元即达到了配置效率。配置效率衡量的是公共服务的有效性（effectiveness），即公共服务供给相对于需求的充分性和匹配性。根据配置效率标准，当政府提供的公共服务可以最大限度地满足居民的需求偏好时，则满足公共服务供给的配置效率条件；如果与居民的实际需求相比，公共服务供给过度或供给不足，则公共服务的供给便处于配置无效率状态。① 自然，效率也是卫生经济学评价的另一个重要原则。新自由经济学派和货币学派主张效率优先，他们认为效率是卫生体系的主要问题，应该消除政府管制，极力推崇市场的作用。② 实际上，要特别强调的是，卫生资源分配的前提条件是有充分的资源，也就是俗话说的"要先把蛋糕做大，再考虑分蛋糕的事情"，所以需要以经济持续、快速发展作为支撑。这些年来，随着中国不断推进改革开放，市场经济迅速发展，卫生健康服务市场逐步形成。而当卫生健康服务受市场经济的影响越来越大的时候，市场这只"无形的手"对卫生资源的配置也就起到了越来越重要的导向作用乃至决定性作用。

二　卫生健康领域的效率

卫生健康服务效率是指在有限的卫生资源下，实现卫生体系产出的最优化，是卫生健康服务成效与为之所花费的人力、物力、财力及时间之间的比较分析，是所有卫生健康服务相关制度与卫生健康服务运行各要素的适应程度。③

---

① 龚锋、卢洪友：《财政分权与地方公共服务配置效率——基于义务教育和医疗卫生服务的实证研究》，《经济评论》2013 年第 1 期。

② Palmer, S., & Torgernson, D. J. "Definitions of Efficiency." *British Medical Journal Clinical Research* 318 (1999)：1136.

③ 于景艳、李树森、于淼：《卫生经济学视阈中卫生服务公平与效率的关系研究》，《中国卫生经济》2008 年第 9 期。

卫生健康服务技术效率是指选择能够以最低的价格提供指定卫生健康服务的资源配置结合，即在固定的卫生资源的投入水平上获得最大化的卫生健康服务产出。卫生健康服务技术效率可以通过比较单位卫生资源提供的卫生健康服务量来分析。如根据每个医生每日负责门诊人次数（或住院人数）、每一门诊病人或住院病人的医疗费用的比较、每床位日费用、病床使用率、病床周转次数及平均住院天数等指标进行评价。

卫生健康服务提供的配置效率是指卫生资源的配置可能达到最大利益的程度，它要求卫生体系尽最大可能为其社会成员提供他们最需要的、一定数量和种类的医疗卫生产品和服务。卫生健康服务提供的配置效率可以通过卫生资源在地区之间、城乡之间、层级之间的合理配置等方面来评价。由于准确评估卫生健康服务的投入和产出比较困难，绝大多数文献只研究技术效率而非配置效率，所以本研究也重点关注技术效率。效率包括两重含义——宏观效率和微观效率。宏观效率是指整个卫生体系的运行效率，主要是指卫生资源配置所产生的总的健康状况结果。所以宏观效率实质上是指卫生资源的配置效率。微观效率是指个别医疗卫生机构的工作效率。新医改第一阶段政策初步实现了医保全民覆盖，所以，第二阶段政策的重心逐步从公平转向效率。不过，这一阶段改革可能与经济下行所带来的财政负担有关，更加关注供方服务的效率和质量等方面，特别是在卫生福利和服务的提供方式上进行探索，如政府购买服务和公私合作等。需要指出的是，宏观效率的提高有待于微观效率的提高，但微观效率的提高并不一定带来宏观效率的提高。本章主要聚焦于个体参与公立医院改革试点情况，故主要描述的是微观效率。

第三节　深圳案例研究

一　资料与方法

（一）资料来源

本节研究资料来源于广东省卫生行政部门监测数据。以深圳市行政区域内 2012 年前经认定的政府办的全部一级、二级及三级公立医院（不含乡镇卫生院、社康服务中心）为研究对象，共计 35 家公立医院（其中，31 家综合医院、4 家中医医院；9 家三级医院、17 家二级医院、9 家一级医院），每家医院计为一个决策单元。通过收集每家医院 2012～2018 年投入、产出指标的面板数据，分析其全要素生产率（Total Factor Productivity，TFP）及其分解因素的变化趋势。

（二）研究方法及 Malmquist 模型

Fare 等[①]首先引入了全要素生产率变化指数，即定义为在固定规模报酬假设下的第 t 期到第 $t+1$ 期的 Malmquist 指数。具体公式如下：

$$m(y_{t+1},x_{t+1},y_t,x_t) = \sqrt{\frac{d_0^t(y_{t+1},x_{t+1})}{d_0^t(y_t,x_t)} \times \frac{d_0^{t+1}(y_{t+1},x_{t+1})}{d_0^{t+1}(y_t,x_t)}} \qquad (9-1)$$

式（9-1）表示生产函数点（x_{t+1}，y_{t+1}）相对于（x_t，y_t）的 TFP 变化。当 m（y_{t+1}，x_{t+1}，y_t，x_t）>1 时，说明相对于 t 期来说，$t+1$ 期的 TFP 进步；当 m（y_{t+1}，x_{t+1}，y_t，x_t）=1 时，说明相对于 t 期来说，$t+1$ 期的 TFP 没有变化；当 m（y_{t+1}，x_{t+1}，y_t，x_t）<1 时，则说明相对于 t 期来说，$t+1$ 期的 TFP 退步。其中，x 为投入指标，y 为产出指标，t 为年份。

本节基于数据包络分析（Data Envelopment Analysis，DEA）的 Malmquist 生产率指数（Malmquist Productivity Change Index，MPI）模型，系统分析样本医院 2012～2018 年的跨期效率变动趋势。数据包络分析是一种用于测评一组具有多种投入和产出决策单元绩效和相对效率的方法，常用的分析模型包括 CCR、BCR 以及 Malmquist 生产率指数。其中，CCR 与 BCR 一般用于同一时期，即静态生产要素效率分析，而 Malmquist 生产率指数模型可评价全要素生产率的跨期变动，并可将全要素生产率变动分解为技术进步变化指数（Technical Progressive Change Index，TI）与技术效率变化指数的乘积（Technical Efficiency Change Index，EI）。其中，TI 代表技术进步，可以反映被评价对象对新技术的模仿；EI 代表技术效率变化，可以反映在给定投入的情况下被评价对象获取最大产出的能力。在放宽规模报酬不变

① Fare, R., Grosskopf, S., & Lindgre, B. et al. *Productivity Developments in Swedish Hospitals: A Malmquist Output Index Sapproach* (Boston: Kluwer Academic, 1994).

的假设后，技术效率变化指数亦可进一步分解为纯技术效率变化指数（Pure Efficiency Change Index，PI）与规模效率变化指数（Scale Efficiency Change Index，SI）的乘积。此处，PI 表示纯技术效率变化，反映被评价对象技术运用水平变化所产生的效果；而 SI 表示规模效率变化，反映被评价对象是否在最合适的投资规模下进行经营的规模效应。以上各指数若数值 >1，表明效率呈提升趋势，若数值≤1，则反映效率没有变化或呈下降趋势。通过分析各个指数的变化趋势，我们可以深入了解影响样本医院相关效率的因素。[①]

（三）投入、产出指标

DEA 用投入和产出两种标准评价决策单元的效率，并且投入和产出指标数量和样本数量严重影响 DEA 分析结果[②]。本研究遵循完整性、明确性、可数量化和同向性等原则，同时考虑相关指标的经济效益和社会效益[③]，在文献回顾和专家咨询的基础上，最终确定投入和产出指标。其中，投入指标包含下列 2 个变量：床位数、卫生技术人员。产出指标包含下列 5 个变量：出院人次、病床使用率、医疗收入、1/次均住院费用、1/出院患者平均住院日。由于次均住院费用和平均住院日两个产出变量与其他产出变量反映效率方向相反，本研究对上述两个指标进行了取其倒数的数据处理。涉及物价相关指标以 2012 年为基期进行调整。本节利用 DEAP 2.1 软件，运用 Malmquist 模型对各样本医院生产效率变化趋势进行实证研究。

二 结果与分析

（一）总体情况

从投入指标的变化情况来看，2012～2018 年，深圳市 35 家样本医院

① Rosko, M. D. "Measuring Technical Efficiency in Health Care Organizations." *Journal of Medical Systems* 14 (1990): 307 – 322; Cooper, W. W., Seiford, L. M., & Tone, K. *Introduction to Data Envelopment Analysis and Its Uses: With DEA – solver Software and References* (Springer, 2006); Ruggiero, J. "Impact Assessment of Input Omission on DEA." *International Journal of Information Technology and Decision Making* 4 (2005): 359 – 368.

② Ruggiero, J. "Impact Assessment of Input Omission on DEA." *International Journal of Information Technology and Decision Making* 4 (2005): 359 – 368.

③ 林江亮、杨志春、郭弘卿：《台湾公立医院经营效率之实证研究》，《现代会计与审计》2007 年第 5 期；侯文、任苒、宁岩：《数据包络分析在医院效率评价中的应用》，《中国卫生统计》2001 年第 5 期。

的各项指标均有所上升，分别体现在：床位数从每家医院 390 张增加至 557 张；卫生技术人员从每家医院 655 人增加至 1194 人（见表 9 - 1）。

从产出指标的变化情况来看，2012 ~ 2018 年，出院人次从每家医院 16173 人次增加至 24297 人次；病床使用率从 84.83% 上升至 91.92%；医疗收入从 229601.00 千元增加至 540674.71 千元；1/次均住院费用从 20.25 元减少至 14.21 元；1/出院患者平均住院日从 0.14 天减少至 0.13 天。

表 9 - 1 2012 ~ 2018 年深圳市样本医院各项指标基本情况

指标	2012 年	2018 年
	M（P25，P75）	M（P25，P75）
投入指标		
床位数（张）	390（200，722）	557（351，871）
卫生技术人员（人）	655（373，996）	1194（841，1770）
产出指标		
出院人次（人次）	16173（7178，25345）	24297（14941，38855）
病床使用率（%）	84.83（74.13，99.56）	91.92（82.10，97.34）
医疗收入（千元）	229601.00（96994.00，427222.00）	540674.71（339140.97，944591.60）
1/次均住院费用（元）	20.25（13.48，23.30）	14.21（9.58，16.19）
1/出院患者平均住院日（天）	0.14（0.11，0.16）	0.13（0.12，0.15）

（二）运行效率情况

由表 9 - 2 可见，2012 ~ 2018 年，样本医院整体 Malmquist 生产率指数年平均下降 1.0%，呈小幅下降状态。究其原因，主要是技术进步指数下降（-1.4%），而技术效率变化指数及其分解的纯技术效率变化指数年平均值均呈增长趋势，增长率均为 0.5%，规模效率变化指数呈稳定趋势。

总体来看，全要素生产率在 2012 ~ 2018 年表现为先下降再提高后下降。其中，2012 ~ 2013 年全要素生产率下降，可归因于除纯技术效率变化指数外，各分解指标效率均呈下降状态；而 2013 ~ 2014 年尽管技术效率变化指数、纯技术效率变化指数及规模效率变化指数均呈增长趋势，但技术进步变化指数下降明显，导致全要素生产率最终下降；2014 ~ 2015 年仍呈下降趋势，但下降幅度较 2013 ~ 2014 年缩小；而 2015 ~ 2016 年发生逆转，在技术效率变化指数、规模效率变化指数下降或稳定的情况下，技术进步变化指数、纯技术效率变化指数均提高，尤其是技术进步变化指数显著提高（4.4%），最终带动全要素生产率上升4.5%；2016~2017年各分解指标效率均呈下降状态，导致全要素生产率明显下降（-5.5%）；2017~2018年技术效率变化指数因纯技术效率变化指数提高大于规模效率变化指数的下降而提高，但技术进步持续下降，导致全要素生产率仍呈下降状态。

就各分解指标来看，技术进步变化指数除了2015~2016年呈上升趋势，其他年度跨期均呈下降趋势，2013~2014年下降幅度最大，达到5.9%。规模效率变化指数2012~2013年呈下降趋势，2013~2014年与2014~2015年呈上升趋势，而2015~2016年、2016~2017年及2017~2018年出现连续下降趋势。技术效率变化指数除在2012~2013年与2016~2017年出现轻微下降趋势外，其他年份均呈上升或稳定趋势。纯技术效率变化指数除在2014~2015年与2016~2017年出现轻微下降趋势外，其他年份均呈上升趋势。

表9-2　2012~2018年深圳市样本医院整体Malmquist生产率指数及分解

比较年份	技术效率 （effch）	技术进步 （techch）	纯技术效率 （pech）	规模效率 （sech）	全要素生产率 （tfpch）
2012~2013	0.996	0.994	1.004	0.992	0.990
2013~2014	1.043	0.941	1.019	1.024	0.982
2014~2015	1.000	0.988	0.992	1.007	0.988
2015~2016	1.000	1.044	1.011	0.989	1.045
2016~2017	0.984	0.960	0.987	0.997	0.945
2017~2018	1.005	0.990	1.017	0.988	0.995
几何平均值	1.005	0.986	1.005	1.000	0.990

（三）样本医院生产效率动态变化的机构间分析

由表9-3可见，2012~2018年深圳35家样本医院运营效率水平有一定差异。就全要素生产率水平而言，有20家医院（占总量的57.14%）呈稳定发展或提高趋势，其中提高幅度最大达到5.40%。而同期，有15家医院（占总量的42.86%）呈下降趋势，其中下降幅度最为明显的医院达到15.50%。就具体分解指数来看，与2012年相比，部分医院在2018年呈现小幅度上升趋势，分别为：技术进步变化指数提高 9 家（25.71%）、技术效率变化指数提高 16 家（45.71%）、纯技术效率变化指数提高 13 家（37.14%）和规模效率变化指数提高 9 家（25.71%）。这表明，相比 2012年，2018 年深圳市公立医院运营状况良好，近六成医院效率提升。

表 9 - 3　2012～2018 年深圳市样本医院的动态效率分布情况

动态效率	医院数量（个）	占比（%）
全要素生产率		
提高	19	54.29
稳定	1	2.86
降低	15	42.86
技术进步变化指数		
提高	9	25.71
稳定	1	2.86
降低	25	71.43
技术效率变化指数		
提高	16	45.71
稳定	5	14.29
降低	14	40.00
纯技术效率变化指数		
提高	13	37.14
稳定	8	22.86
降低	14	40.00
规模效率变化指数		
提高	9	25.71
稳定	6	17.14
降低	20	57.14

（四）样本医院生产效率变化的机构类别分析

从表 9 - 4 可见，2012～2018 年，深圳市一、二级样本医院全要素生产率均有所下降，分别下降 4.9% 和 0.5%，三级样本医院全要素生产率呈上升趋势，上升幅度为 2.3%。进一步分解可以发现，三级样本医院的技术效率变化指数、技术进步变化指数、纯技术效率变化指数和规模效率变化指数均有不同程度的上升；二级样本医院则在技术效率变化指数和纯技术效率变化指数有所提高的情况下，由于技术进步变化指数和规模效率变化指数出现下降而导致全要素生产率略有下降，以技术进步下降影响最大（－1.4%）。此外，2012～2018年，一级样本医院所有分解指标均呈下降趋势。也就是说，深圳市四成公立医院运营状况不佳，主要是一级样本医院效率低导致的。

不同类型的样本医院（综合医院、中医医院）在2012～2018年的效率变化情况如表9－5所示。分析结果显示，中医医院的总体运营情况较综合医院好，中医医院的全要素生产率提高0.6%，综合医院的全要素生产率下降1.2%。其中，综合医院的技术效率变化指数、纯技术效率变化指数以及规模效率变化指数均略有增长，而技术进步变化指数的下降较明显（－1.7%），导致其总体运营情况下降。中医医院则相反，其总体运营情况提升主要是因为技术进步变化指数的提升较明显（1.3%），有效弥补了其技术效率变化指数下降。在纯技术效率变化指数提升方面，中医医院高于综合医院。

表9－4　2012～2018年深圳市不同等级样本医院 Malmquist 生产率指数变化情况比较

医院等级	技术效率 （effch）	技术进步 （techch）	纯技术效率 （pech）	规模效率 （sech）	全要素生产率 （tfpch）
一级	0.988	0.962	0.991	0.996	0.951
二级	1.009	0.986	1.013	0.996	0.995
三级	1.013	1.011	1.004	1.009	1.023

表9－5　2012～2018年深圳市不同类别样本医院 Malmquist 生产率指数变化情况比较

医院类别	技术效率 （effch）	技术进步 （techch）	纯技术效率 （pech）	规模效率 （sech）	全要素生产率 （tfpch）
综合医院	1.006	0.983	1.004	1.001	0.988
中医医院	0.994	1.013	1.009	0.984	1.006

（五）各样本医院的生产效率动态变化

从表9-6可见，此轮改革的明星医院罗湖医院集团下属罗湖区人民医院和香港大学深圳医院运营效率均位列前茅。罗湖区人民医院除了规模效率稍有下降外，技术效率、纯技术效率、技术进步均得到提升。香港大学深圳医院因技术效率（其分解的规模效率的上升弥补了纯技术效率的下降）的提高大于技术进步的下降促使全要素生产率得到提升。

表9-6 2012~2018年35家样本医院Malmquist生产率指数变化情况比较

医院名称	医院类别	医院等级	技术效率（effch）	技术进步（techch）	纯技术效率（pech）	规模效率（sech）	全要素生产率（tfpch）	tfpch排序
A1 香港大学深圳医院	综合医院	三级	1.074	0.970	0.993	1.081	1.042	并列3
A2 医院	综合医院	三级	1.000	1.027	1.000	1.000	1.027	8
A3 中医院	中医医院	三级	0.972	1.044	0.989	0.982	1.015	11
A4 医院	综合医院	三级	1.018	1.013	1.003	1.015	1.031	7
A5 医院	综合医院	三级	1.000	1.041	1.000	1.000	1.041	5
B1 医院	综合医院	三级	0.982	1.007	0.987	0.995	0.988	21
B2 医院	综合医院	三级	1.013	0.995	1.018	0.994	1.007	16
B3 医院	综合医院	三级	1.019	0.990	0.993	1.025	1.008	并列14
B4 深圳市罗湖区人民医院	综合医院	三级	1.042	1.011	1.053	0.990	1.054	1
B5 深圳市罗湖区中医院	中医医院	二级	0.977	1.024	0.994	0.982	1.000	20
B6 医院	综合医院	二级	1.027	0.988	1.036	0.991	1.014	并列12
B7 中医院	中医医院	二级	0.979	0.998	1.000	0.979	0.977	23
B8 中医院	中医医院	二级	1.048	0.987	1.054	0.994	1.034	6
B9 医院	综合医院	二级	0.997	0.979	1.000	0.997	0.976	24
B10 医院	综合医院	二级	1.001	0.997	0.997	1.004	1.001	19
B11 医院	综合医院	二级	1.060	0.983	1.033	1.026	1.042	并列3
B12 医院	综合医院	二级	1.043	0.980	1.048	0.995	1.022	并列9
C1 医院	综合医院	二级	1.013	0.994	1.022	0.992	1.008	并列14
C2 医院	综合医院	二级	0.978	0.970	0.989	0.990	0.949	31
C3 医院	综合医院	二级	0.987	0.978	0.991	0.995	0.965	并列26

续表

医院名称	医院类别	医院等级	技术效率（effch）	技术进步（techch）	纯技术效率（pech）	规模效率（sech）	全要素生产率（tfpch）	tfpch排序
C4 医院	综合医院	二级	1.022	0.983	1.009	1.012	1.004	17
C5 医院	综合医院	二级	0.980	0.985	0.991	0.989	0.966	25
C6 医院	综合医院	二级	0.966	0.992	0.991	0.975	0.958	29
C7 医院	综合医院	二级	1.039	0.983	1.037	1.002	1.022	并列9
C8 医院	综合医院	二级	1.046	0.969	1.030	1.016	1.014	并列12
C9 医院	综合医院	二级	1.000	0.965	1.000	1.000	0.965	并列26
B13 医院	综合医院	一级	0.944	0.968	0.962	0.981	0.913	34
C10 医院	综合医院	一级	0.935	1.018	0.951	0.983	0.952	30
C11 医院	综合医院	一级	0.999	0.948	1.000	0.999	0.948	32
C12 医院	综合医院	一级	1.026	0.976	1.016	1.010	1.002	18
C13 医院	综合医院	一级	1.009	0.978	1.009	1.000	0.987	22
C14 医院	综合医院	一级	0.999	0.961	0.999	0.999	0.960	28
C15 医院	综合医院	一级	0.982	0.861	0.987	0.995	0.845	35
C16 医院	综合医院	一级	1.000	0.918	1.000	1.000	0.918	33
C17 医院	综合医院	一级	1.000	1.046	1.000	1.000	1.046	2

注：A、B、C 分别代表创办主体为市级政府、区级政府、镇街级政府。

三　结果

（一）整体全要素生产率变化不明显

改革 6 年多来，深圳市公立医院整体全要素生产率稍微有所下降，说明投入产出配置效率水平需要提高。其中，技术效率及其分解的纯技术效率及规模效率均提高或者维持不变，说明有不错的管理水平，发展规模较为适当。特别是纯技术效率的提升，预示着这些年深圳市开展现代医院管理制度建设可能起了较好的作用。良好的管理模式与机制有效地激发了员工的工作热情，合理利用资源，从而改善资源使用效率。另外，医保机构第三方购买者角色不断加强，并对医院经营行为进行干预，如缩短平均住院日、加快床位周转率等，促使其不断提升服务能力。

同期，技术进步效率总体下降。从短期来看，如果人才引进、培训不足，医疗设备、诊疗技术和药品研发等缺乏技术创新，资源利用不充分，都可能会导致技术衰退。可能的解释有：一是深圳等国内一线大城市医院由于原本使用相对先进的技术，技术进步已不再成为绩效增长的源泉；[①] 二是前期受区域卫生规划和大型设备购置的限制；三是卫生技术人力资本增速和改善速度减慢。随着来深圳建设者逐渐步入老龄，医疗服务需求井喷的步伐正在加速，上级政府可以适当放宽对该市的卫生规划限制，吸引更多优秀人才从事医疗卫生事业，从而使其可通过采用高新技术设备、新诊疗流程、新诊疗方案以及加强人员引进培训等措施促进生产率的提高。

（二） 整体全要素生产率变化趋势分析

2012～2018 年，深圳市公立医院整体技术效率的增长主要来自 2013～2014 年及 2017～2018 年。除 2012～2013 年，其他时段技术进步变化指数与技术效率变化指数均呈反向变动关系，这可能是由于医院技术效率的发挥对于技术变化存在滞后性。当技术效率上升时，技术进步所带来的成效则会相应下降；而为在短时间内改变医院整体运行低效的情况，可通过不断引进先进技术的手段来实现。

2012～2018 年，深圳市公立医院整体技术进步趋势与全要素生产率变化趋势基本一致，均呈下降趋势。结合前面的分析发现，深圳市公立医院全要素生产率下降主要是由技术进步指数下降带来的。这与国内其他大城市，如北京、上海、武汉等地的研究结果相一致。[②] 在规模一定的情况下，技术进步能够提供其生产经营的集约边际，实现规模经济，提高医院的运行效率，降低成本。[③] 而 2015～2016 年，尽管技术效率指数、规模效率指

① 李志建、马进：《我省省际间卫生资源利用效率水平分解及地区差异研究》，《中华医院管理杂志》2011 年第 5 期。

② 庞慧敏、王小万：《基于 DEA 的 Malmquist 指数的我国大型综合医院跨期效率研究》，《中国医院管理》2010 年第 3 期；张纯洪、刘海英：《我国城乡卫生经济全要素生产率的测度、分解及对比》，《中国卫生经济》2012 年第 7 期；陆文娟、杨巧、冯占春：《武汉市医院效率动态变化的 Malmquist 指数分析》，《中国医院管理》2012 年第 11 期。

③ 余运福：《谈规模经济理论与企业规模化扩张关系》，《中国经贸》2010 年第 8 期。

数呈下降趋势，但因为技术进步指数上升，当年全要素生产率总体呈上升趋势，亦提示仍可能存在政府投入不足的情况。

（三）个体全要素生产率分析

一级医院大多隶属原特区外（"关外"）的镇街级政府，社会经济发展水平相对不均衡、不充分。此轮公立医院改革政策主要是针对二级、三级大型公立医院。一级医院虽然也属于公立医院范畴，但往往既较难享受到公立医院改革政策红利，也没有纳入基层医疗卫生机构改革。一级医院承担了区域内大部分的基本医疗服务任务，有良好的群众基础，可为缓解大医院人满为患发挥重要作用。作为人口急速增长的一线城市，深圳医疗资源总量不足的问题仍比较突出，与北京、上海、广州有较大的差距。根据《深圳市医疗机构设置规划（2016-2020年)》，"十三五"期间，深圳计划新增床位2.5万张以上，新建或改扩建60余家公立医院，其中计划新建成14家公立医院，有10家位于原特区外。至2020年，深圳市三级医院将在60家以上，三甲医院达到20家。借鉴罗湖医院集团模式，深圳市着力推行医院-社康中心一体化运作（由一家三级综合医院牵头，若干家社康中心、其他医疗卫生机构共同组成)，通过财政补助、医保支付和医疗收费机制等方面改革，引导卫生工作重心下移、资源下沉。这势必将对一级医院效率产生更大的影响。建议重点关注一级医院改革，分析其生产率下降的深层次原因。

在全市医院整体全要素生产率下降的背景下，罗湖医院集团下属两家医院有1家运营效率提升，另1家没有变化，也算是不错的成绩。但在纯技术效率上1家提升1家下降，这也从侧面说明"一个法人单位、一致化统一管理"还没有完全落实到位。不过，上述两家医院的全要素生产率变化（提升或者不变）均来自技术进步提升，技术效率变化不一（特别是规模效率都下降)，值得进一步关注。尽管在全市推广"罗湖模式"，10个区也都建立了基层医疗（医院）集团，但各区级牵头医院并没有出现像罗湖医院集团的良好结果。这也印证了这些基层医疗集团实际上形式各异，"罗湖模式"经验推广的力度还不够。香港大学深圳医院在技术效率和技术进步两个指标呈现与全市整体相反的结果，也印证了这家"港式"医院的特殊运行机制。但纯技术效率降低，说明医院管理水平出现问题，这是否由于该医院实行香港管理模式，与大陆现行的管理制度文化间存在冲突，有待进一步研究。

与综合医院相反，中医医院技术效率下降明显，尤其是规模效率的下降拉低了技术效率水平，这说明中医医院没有充分考虑国家此轮医改宏观形势，没有达到适度经营规模。中医医院规模效率下降可能是由要素在"关内"城区集聚过度导致的。因此，合理引导要素从"关内"城区向"关外"郊区流动，促使要素在区域间有效配置是提升中医医院的规模效率的必要手段之一。可喜的是，中医医院纯技术效率指数比综合医院来得好，这说明这些年来深圳市中医医院内部治理和管理得到了更好的规范完善。深圳老百姓有良好的使用中医药传统。深圳市也给予了中医医院较大的政策倾斜力度，比如，有更加有利的中医药政策性亏损的补助机制。深圳市支持中医医院与我国台湾、香港、澳门等传统中医浓厚地区中医药机构合作开展国际中医药培训和科研协作。这些都有力地推动了深圳市中医药与西医药互相补充协调发展。

目前，国内外尚没有完整、合理的指标体系研究，本节在指标的选取上有待进一步的改进。尽管从 2017 年起深圳市开始推行罗湖医院集团经验做法，但基层医疗（医院）集团的成立时间和形式不同，且绝大多数社康服务中心没有设置病床，即重构整合后的各个医院集团牵头医院的住院病人大都没有受到基层社康中心的影响。因此，为了保持面板数据的可比性，本研究选取住院方面数据进行统计分析，而没有将门急诊数据（整合后人财物一体化，部分牵头医院数据可能会纳入基层社康中心的门急诊数据）纳入统计模型。不过，这可能会损伤数据的全面性，不能很好地反映整合后注重预防、"以健康为中心"的医院集团效率，也没有考虑环境制度因素对运营效率的影响。当然，每个数据模型都不可能完美，总是难免存在一定的缺陷。我们选择的指标难免受到个人判断、经验和价值观的影响，所以我们在这里提出，希望价值观不同的读者也能理解这个框架。上述问题的解决有待于进一步收集微观数据，采用更科学的计量方法，这也是下一步的研究方向。

第四节 结论与讨论[*]

卫生政策不可避免涉及伦理选择。我们知道，如果政府投入单向度地流向卫生健康服务提供方，仅仅由政府直接提供卫生健康服务，必然需要建立大量的公立医疗卫生机构及雇用大量公职人员，同时还需要承担患者的卫生费用，容易造成卫生健康服务效率降低、资源分布不公平、政府公共财政负担加重等问题。这在西方福利国家已凸显了危机。而在撒哈拉以南的非洲国家等发展中国家，过少配置卫生资源带来国民健康素质的低下，更是备受批判。不过，公共部门所能用于卫生健康服务提供的资源总量是有限的，要提供更多的卫生健康服务单凭政府的力量是远远不够的，公共财政不足以同时支撑多层次卫生服务系统。

为了致力于追求和维护社会公平，实现社会福利的最大化，政府公共支出不得不以效率为主要价值目标，依靠市场来提高整个卫生健康服务提供的效率。市场配置方式，是以居民的卫生健康服务需要为导向，通过市场机制实现卫生资源在不同层次医疗卫生机构和不同类型卫生健康服务之间的分配。通过充分发挥利用市场机制的作用，优化卫生资源的配置，卫生健康服务的供给和需求达到统一；通过充分发挥市场机制的激励作用，促进医疗卫生机构的竞争，提高卫生资源的使用效率；通过市场的价格机制、合理制定卫生健康服务价格，卫生资源得到充分合理利用。深圳市卫生计生委医改办李创处长说："很多医生吵着要调整优化医疗服务价格。调价真的能解决问题吗？我认为，不能从根本上解决问题。怎么确定外科、内科、妇产科、儿科、检验检查、护理服务等哪个价值最高，哪个价值最低，中间的比价关系能搞清楚吗？全国有 9600 多项医疗服务价格，我们能搞清楚哪一项成本有多高吗？能搞清楚各项服务之间是什么比价关系吗？不可能的事情！而且不同层级、不同类比的医疗卫生机构，其功能定位不一样，这种比价关系就不一样。政府不是万能的，不要试图用行政手段搞'一刀切'。那么怎么做呢？我觉得应该大力推广'打包收费'

---

[*] 本节部分内容改写自《公平与效率：广州新医改的实证研究》一书。

制度。"①

香港大学深圳医院的实践也证明了，这种方式较好地体现了效率原则，把有限的卫生资源配置于效率较高的服务，满足人们多方面、多层次的卫生健康服务需要。李创说："像香港大学深圳医院看一个全科门诊200元，住一天院杂费打包180元。当医院把诊金、耗材、药品整体打包在一起收费的时候，医院一定会努力去控制药品、控制耗材、控制不必要的检查。因为这些都是成本。港大深圳医院的运营效率为什么最高呢？实际上来看病的人，有多少是需要打针吃药的呢，有多少是需要去做检查的呢？很多人实际上并没有躯体性、器质性的疾病，不要打针吃药。这时候200元的全科诊金，可能有150元会成为医生的技术劳务费，70%以上都是技术劳务费。而我们现在其他医院的技术劳务费占医疗服务收费的比例有多少呢？不到30%。港大深圳医院的价格更有利于体现医务人员的技术劳务价值。从老百姓的角度来看，这也是最体现老百姓利益的，少吃不必要的药和少做不必要的检查不是更好?!"② 香港大学深圳医院院长卢宠茂认为，"港大深圳医院就是探索两种优势融合的载体。过去6年的改革探索，就是要在'港式'专业和内地效率之间找到一种平衡"。③

不过，市场也只能在其最适宜发挥作用的范围和限度内发挥作用。如果仅仅单纯依赖市场机制的作用，卫生资源的配置往往以牺牲卫生健康服务的公平性来换取最大的效率，而且会因为市场对卫生健康服务价格体系的诱导，出现医疗卫生行业效益与社会健康利益矛盾的激化，进而导致卫生体系运作的混乱和社会公平机制的破坏。在效率与公平的选择中，不能因为医疗卫生体制存在的信息不对称、激励不相容等问题，就只依赖医生的职业道德或者医患的博弈进行医疗服务甚至是公共卫生的提供，其结果必然导致医疗卫生机构和医务人员作为理性的经济人，追求自身利益最大化的趋利行为和严重的市场失灵，甚至上升到道德伦理层次问题。

香港大学深圳医院从成立之初，就重在突破人事薪酬制度改革这一公

---

① 来源于个人访谈资料。
② 来源于个人访谈资料。
③ 李振：《港大深圳医院医改试验：专业与效率的平衡》，《21世纪经济报道》2018年9月3日，第10版。

立医院与运营机制改革的核心问题。在香港卫生系统内，主要采用英国 NHS 体系，无论是内科与外科还是病理与放射科等，医务人员都是统一的年薪标准，没有奖金、绩效等激励机制。这显然与现行很多地方的市场化的薪酬制度不相符。香港大学深圳医院根据实际，对医务人员的薪资采用了 70% 的基本工资加上 30% 的绩效工资的方式。在人事管理制度上，现在大部分公立医院实行计划经济管理模式，比如编制管理就是计划经济的核心制度，这也与香港有很大的差异。香港大学深圳医院实行全面岗位管理和全员聘用制度，医院所有员工不纳入编制管理。医院去编制化以后，可以根据医院的功能定位、工作业务的需要，合理地设置工作岗位。医院根据岗位要求来聘用医生，根据医生实际价值来确定工资。医院的服务量越大、服务质量越高，聘用的医生就越多。人事制度改革以后，医院就可以打破原来的计划经济兼企业化运作的内部分配机制——院科两级分配制度，不再形成变相的科室承包。深圳市医改办曾华堂表示："港大医院的人力资源成本在全市大型公立医院里面基本上算是最低的。"[1] 这个观点可以从原深圳市公立医院管理中心部门决算信息加以印证，2018 年深圳市人民医院、深圳市第二人民医院、北京大学深圳医院、南方医科大学深圳医院和香港大学深圳医院获得的财政拨款分别是 5.5 亿元、4.4 亿元、4.0 亿元、3.5 亿元和 1.5 亿元。[2]

随着中国民众经济生活水平的提高，国民对卫生健康服务的需要在层次、数量和质量方面提出了更高的要求。然而，目前中国卫生体系无论是从总量上还是结构上，均没能完全满足全体社会成员的服务需要，仍存在财政投入总量不足、卫生资源配置不合理以及使用效率不高、农村和城市社区缺医少药的状况严重等问题。基于卫生资源的有限性与公众卫生健康服务需要的无限性的矛盾，这里就有卫生资源使用的效率问题，即如何使有限的卫生投入获得尽可能大的增进国民健康的效果。深圳罗湖医院集团院长孙喜琢介绍说："我们医院集团着力于将社康中心提供的预防保健，

---

① 来源于个人访谈资料。

② 深圳市公立医院管理中心：《深圳市公立医院管理中心 2018 年部门预算》，深圳政府在线网站，http://www.sz.gov.cn/cn/xxgk/zfxxgj/zjxx/gbmczyjs/201802/t20180212_10787061.htm，最后访问时间：2019 年 12 月 30 日。

医院提供的临床诊疗服务，再加上康复护理机构提供的康复护理照顾服务。把它们统统整合起来，重新构造一个覆盖生命全周期的、能够全方位保障老百姓健康的医疗卫生服务流程，使预防保健、临床诊疗服务和康复护理服务变成由一个医疗机构来承担，变成一个全方位、全周期的健康医疗服务共同体。"① "罗湖医改过程中，最关键是公立医院公益性不能改变，与老百姓关系最密切的初级保健、公共卫生等要越来越强化。"② 合理分配和有效利用稀缺的卫生资源来提高人们的健康水平，促进卫生事业的协调发展，让卫生健康服务按照"公平、合理、高效"的原则逐步完善，关系到一个国家或地区居民的健康水平和资源的利用效率。卫生资源配置效益和卫生健康服务效率的追求正是由医疗市场的性质所决定的。"罗湖做的是'没病先预防'，这就是'大健康'的概念，在初期也肯定会提高成本。因此，'罗湖模式'还需要3到5年才能去评估其效果。"③

基于卫生资源的有限性与公众卫生健康服务需要的无限性之间的矛盾，卫生健康领域也存在公平与效率这一对难缠的矛盾体，卫生资源的分配同样需要遵循这两个基本原则。公平问题主要是针对卫生健康服务的需求者，效率问题则针对卫生健康服务的供给者。政府与市场是资源配置的两种手段，政府以维系公平为导向，追求公共福利与秩序；市场倾向保证效率，追求自身利益的最大化。

一方面，卫生健康服务公平促进卫生健康服务效率的提高。实现卫生健康服务公平是提高卫生健康服务效率的保证，失去公平的效率往往是扭曲的、失控的。没有公平的效率只能是超经济强制下的效率，它不可能成为一种社会制度的稳定支柱。只有卫生资源配置是优化的、公平的，才能实现高效率。公平合理的卫生制度，有助于形成和谐安定的社会环境，极大地促进卫生健康服务效率的提高。

另一方面，卫生健康服务效率是卫生健康服务公平的物质基础。长期低效率的卫生健康服务将产生高费用，带来更多的资源浪费，必然导致公平的失败。公平必须有效率的保障，通过提高效率不断积累卫生资源，才

---

① 来源于个人访谈资料。
② 向雨航、祁觊：《医改"罗湖模式"为何被全国推广？》，《南方日报》2017年9月14日。
③ 向雨航、祁觊：《医改"罗湖模式"为何被全国推广？》，《南方日报》2017年9月14日。

能把公平推上一个新的台阶。如果卫生健康领域市场功能失灵，就不可能依靠市场机制实现卫生资源的有效配置，也不可能依靠市场本身的作用实现公平的目标。

改革开放以来，中国的卫生健康服务提供公平和效率方面存在一些问题，主要有卫生健康服务的提供在地区、城乡、居民间的不公平；卫生健康服务提供效率和卫生资源利用效率低；卫生费用增长过快，老百姓难以承受过高的卫生费用等。从平衡公平与效率的角度来看，个人与社会应当在医疗费用分摊上保持适当的比重。

在现实中，公平与效率实际上是通过公共政策的选择来实现的，公共政策的目标就是在公平与效率之间实现平衡，并努力达到公平与效率的统一。福利经济学理论也论证了公平与效率平衡发展的必要性和可行性。[1]公平与效率的平衡是政府的价值要求，政府作为公共政策的制定者和监督者有责任平衡公平与效率的关系，达到三方共赢的状态。所以，要实现卫生事业的可持续发展，政府必须寻求卫生健康服务提供的公平与效率两个关键问题的解决方法。而要解决这对矛盾，关键在于使公平与效率之间维持一种必要的张力，寻找两者的最佳"均衡点"。在保证卫生健康服务公平的前提下，不断提高卫生健康服务效率；在提高卫生健康服务效率的基础上，建立更高层次的卫生健康服务公平。二者相互依赖、相互促进，进而在卫生事业中达到和谐统一。因此，政府在制定卫生政策的时候，应尽可能在提高效率的同时改善公平，即在提高城乡居民对卫生健康服务可得性、可及性的同时，使卫生健康服务的提供具有较高的效率。[2]

有国外学者认为，卫生政策是"由政府提议或承担的行动方针，旨在影响卫生健康服务的筹资和供给"。[3] 也有人把它定义为"被认为是影响医疗卫生系统的一系列机构、组织、服务以及资金安排的行动（不行动）方针的总和"。[4] 施卫星等认为，卫生政策是指一国政府为改善社会的卫生状

---

① 李明哲：《福利经济学与医疗卫生改革的基本政策取向》，《中国卫生经济》2007年第5期。

② 于景艳、李树森、于淼：《卫生经济学视阈中卫生服务公平与效率的关系研究》，《中国卫生经济》2008年第9期。

③ Blank, R., & Burau, V. *Comparative Health Policy* (Basingstoke: Palgrave Macmilan, 2004).

④ Buse, K., Mays, N., & Walt, G. *Making Health Policy* (Maidenhead: Open University Press, 2005).

况而提出的行动方针和方法，"是一个国家对卫生资源的社会使用进行合理控制、最优化地配置，从而使有限的卫生资源发挥最大的功用，起到真正维护人类健康利益的一个战略决策"。① 实行怎样的卫生政策，医改的模式究竟是选择公平优先还是选择效率优先，这是一个各方相互制约的复杂问题。实际上，平等、公平、效率哪个作为社会政策的价值基础，哪个应该优先，不仅因为领域不同而有所不同，而且随着历史发展而变化。其变化的标准依据实际上是大众心理的变化，这是社会政策的一个原则。② 对卫生政策制定者而言，他们应当综合考虑各种因素，针对卫生事业发展的不同阶段、不同卫生健康服务项目，提出不同的政策目标组合，推进卫生事业的健康发展。任何一个国家干预卫生的措施都是在公平与效率之间进行权衡的，卫生健康服务的公平与效率体现了政府干预与市场机制的相互补充。卫生政策的目标是实现稀缺卫生资源的公平与效率的统一。这需要政府主导卫生健康服务提供，实施公平与效率并重式发展模式：在宏观上发挥政府的调控职能和政策机制，在微观上加强对卫生健康服务提供方的经济管理。本研究中，罗湖区人民医院、香港大学深圳医院的研究结果也表明，只要能把激励机制安排好，就能从保障公众少得病、不得病中实现收益最大化。

根据公共经济学的基本原理，社会产品分为公共产品、准公共产品和私人产品。对于卫生健康领域中的疾病预防控制、传染病防治、食品卫生、环境卫生、公共场所卫生、饮用水卫生、精神卫生等公共产品和基本医疗服务等准公共产品，不应该实行"效率优先"的政策，而应加强政府干预，依靠政府制定"公平优先"的政策来解决不公平问题，维护上述卫生资源配置的公平性。属于公共产品的卫生健康服务，可以由政府通过直接购买或者直接生产的方式提供。属于准公共产品的基本医疗卫生服务，可以由政府直接生产的方式，也可以由政府或社会资助的非营利性医疗卫生机构提供。属于私人产品的高端医疗服务，应该由市场化经营的营利性医疗卫生机构有效提供。本研究没有推理香港大学深圳医院高效与医生年

---

① 施卫星等：《生物医学伦理学》，杭州：浙江教育出版社，1999。
② 刘铎、刘善敏：《平等、公平与效率——何者是中国社会政策的价值基础》，《武汉理工大学学报》（社会科学版）2006 年第 1 期。

薪制是否直接关联，但这值得政策决策者和其他医院思考。如何才能更好地提供卫生健康服务？特别是医生的相对高薪酬并不是建立在政府高额的财政投入基础上的。深圳市医改办主任罗乐宣认为，"很多人质疑香港大学深圳医院花了政府很多钱。现在全市公立医院的财政补助收入占医院总收入的比例在30%左右，但香港大学深圳医院只有20%不到，将来医院全面开放后，经费自我保障能力会更强，指标会更低"[①]。在这点上香港大学深圳医院、罗湖医院集团等进行了积极探索，在前文的论述中也得到数据支持。

中国正在开启新时代，努力推进国家治理体系和治理能力的现代化。经过40多年的改革开放后，剩下的问题都是最艰难、最核心的"硬骨头"，各个领域都处于改革的"深水区"。卫生政策及卫生体制是现代国家制度的重要组成部分，在卫生健康领域改革实现公平与效率均衡发展更凸显国家治理能力。改革就是利益格局的调整。既然是调整利益格局，就是各方博弈，就必然遇到来自有关利益方的阻挠和抵抗。这些年来，经济高速发展、社会快速转型、地域差异和环境退化等，使我国社会面临的风险更多、爆发可能性更高、危害更惨烈、治理成本更大，稍有不慎或者处置不当，其影响就会被无限放大。因此，任何改革模式都是争议不断。有人认为，公共卫生领域是中国供给侧结构性改革的落后领域、甚至是盲点。"中国既有的三级医疗服务体系框架已经名存实亡，丧失了其所应具有的功能组合。"早在2013年，原广东省卫生厅副厅长廖新波就在其个人博客中这样写道。不能用某些知名大医院去代表城市医疗卫生水平，更不能让它野蛮发展。改革要想突破瓶颈，就必须"重构"。这种重构的结果，迫切需要来自制度层面的保障和机制体制的"大破大立"，这才能靠得住。在卫生领域，改革、博弈的共同目标就是重构一个更加科学、合理、公平、高效的卫生治理体系。只有重构现有的卫生治理体系，将其打造成一个有机整体，才能真正实现卫生健康能力现代化。

---

① 来源于个人访谈资料。

第四部分
综合分析

　　这些年来，随着改革不断向纵深前行、推进，卫生管理体制、医疗保障体制、药品供应体制均发生了很大的变化，改革的复杂性和艰巨性也日益显现，牵涉面、覆盖面越发广泛。新医改后成立的医改领导小组及其下设办公室没能解决这个迫切需要解决的治理体系创新问题。① 卫生政策扩散是个艰难的过程。现存的机构和既得利益集团反对卫生政策改革，反对政策扩散。而且促使国家进行卫生改革的机会很少，改革者要做好准备，把握机会，在时机来临时启动重大变革。② 碎片化的治理机构使任何一个部门都没有独立提出、通过、推广一项新卫生政策的能力。卫生治理体系的改革是一个深刻的政治过程，如果不能有效整合起来，形成合力，更容易被逐个击破，分而治之。因此，一些学者将此轮改革的问题症结归于中国卫生治理体系出现了问题。医改是公共管理问题，不是卫生健康、发展改革或人社等部门可以单独解决的，特别是"三医联动"问题。

　　中国有独特的政治体制，幅员辽阔，各地的社会经济、卫生资源与民众的健康需要和条件不完全一致。对于卫生改革者来说，政治技巧非常关键。一项改革是否能被接受，取决于这种技巧、承诺以及支持者（或反对者）的资源和他们使用的政治策略。③ 那究竟三明市和深圳市等这些成功的试点经验是如何突破重重利益阻拦，传播扩散开来的呢？

　　本部分主要运用定性分析的方法论证了三明市、深圳市等地成功的试点政策如何实现了扩散，同时也讨论了政策试验与国家卫生治理的关系。卫生健康领域的政策试点如何能突破困境，事关如何实现社会政策的落地，如何让更多的民众共享医改的红利。在中国，通过试点的路径，可以更好地确定国家（政府）的角色，更好地了解国家（政府）能做什么和不能做什么，从而为推进卫生政策创新和国家卫生治理现代化提供理论支持。

---

① 在 2018 年新一轮国务院机构改革中，相对独立的国务院医改办被撤销，与原国家卫生计生委整合成新的国家卫生健康委。相应地，各级医改领导小组大都没有了具体的经办实体机构、人员、编制，各级医改领导小组办公室（秘书处）协调议事机构职责。

② Roberts, M., Hsiao, W., & Berman, P. et al. *Getting Health Reform Right: A Guide to Improving Performance and Equity*（Oxford University Press，2008）.

③ Roberts, M., Hsiao, W., & Berman, P. et al. *Getting Health Reform Right: A Guide to Improving Performance and Equity*（Oxford University Press，2008）.

第十章　三明市公立医院改革试点经验 如何得到扩散？*

第一节　研究背景与问题的提出

2012 年以来，不少专家和社会舆论开始认为，公立医院改革滞后或不到位，正在抵消或侵蚀基层综合医改和全民医保的效果。然而，也就是差不多在此时，财政部、原国家卫计委、国务院医改办等有关部门及智库专家开始密集到福建一个叫三明的山城调研医改。更引人注目的是，2014 年 2 月刘延东副总理亲自到三明考察医改。此后，各地赴三明的考察者更是纷至沓来。2015 年 12 月 12 日晚，央视《新闻联播》播报了一则关于三明医改的新闻，时长为 5 分 10 秒，约占整个节目时长的 1/6。三明医改经验不仅在国内引人瞩目，而且引起了国际关注。世界卫生组织、世界银行均对三明医改给予充分肯定，后者还特别投入巨资推广其经验做法。这一现象令我们思考以下问题：为什么三明这个没有被国家定为公立医院改革试点的城市能率先进行综合医改？为什么三明的医改经验最先被财政部关注，并在全国扩散？什么因素推动了三明医改经验的扩散？三明医改经验的扩散案例可以为我们分析思考中国的社会政策扩散提供什么样的启示？

---

* 本章根据作者刊登于《广东社会科学》2017 年第 7 期的《三明医改经验何以得到全国性推广？——基于政策创新扩散的研究》一文修改而成，并曾收录于《三明医改：政策试验与卫生治理》一书。

通过福建省三明市实地调研，进行深入访谈，我们尝试从政府间关系的视角对三明医改的政策创新与扩散进行研究，进而揭示在中国情境下社会政策扩散的特征。本章的结构安排如下：第一，对现有政策扩散理论做文献综述并提出理论框架；第二，通过对三明案例分析，具体呈现政策扩散源；第三，从政府间关系视角分析三明医改政策的扩散过程；第四，分析政策企业家在政策扩散中的作用；第五，讨论与结论。需要指出的是，本研究采用了定性研究方法对特殊个案进行了分析，而很多问题需要通过多案例的比较才能研究得更透彻。未来的研究可以采用多案例研究方法、定量研究方法对社会政策扩散进行更为深入的检验和验证。

目前，大多数研究文献对中国政策扩散的原因与机制进行了梳理，丰富了对政策扩散实践的认识。不过，现有文献也存在三个缺陷。第一，目前的文献偏向从水平层面的府际关系来研究政策扩散，特别是基于社会学习的近邻扩散模式。虽然有些文献从纵向关系进行研究，但较多也是关注自上而下的扩散，对自下而上的扩散机制还缺乏足够的研究。[1] 第二，对中国情境下政策创新和扩散的经验研究还需要进一步丰富，理论分析也需要进一步提炼。尤其是对包括卫生政策在内的社会政策的扩散机制，还需要更多、更系统的学术关注。第三，对中国社会政策扩散的实证案例研究还需要强化。受制于政策透明度，第一手的研究资料不多，研究者也往往难以深入政府"内部"细致地考察政策创新和扩散的实际过程。[2]

本章通过对三明医改试点政策扩散的实证案例分析，通过深入访谈收集第一手资料，旨在从政府间关系视角探索卫生政策的扩散情景，并试图弥补当下中国政策扩散研究中存在的不足。

第二节　府际博弈、政策企业家与社会政策扩散

一　社会政策扩散与府际博弈

社会政策是影响公众福利的政府行为。各级政府既是社会政策制定的

---

① 马亮：《府际关系与政府创新扩散：一个文献综述》，《甘肃行政学院学报》2011年第6期。
② 周望：《中国"政策试点"研究》，南开大学博士学位论文，2012。

主体，也是社会政策扩散的主体。在现代社会，政府在公共福利中发挥重要作用，政府的社会政策直接影响公众的福祉和幸福感。在中国这样的超大规模的单一制国家中，不同层级的政府、不同的政府部门在公共福利与服务上承担着决策、投入、执行和监督等不同的责任。由于公共问题的复杂性，加上公共治理中的条（纵向）块（横向）关系的存在，拥有公共权力的各级政府及其不同的部门在政策执行过程中各有自己的"政策领域"、"政策利益"、"政策目标"和"政策顾客"。任何一个政策领域，都存在核心政策部门，如各级政府的政策主管部门，它们在自己负责的政策领域具有核心利益，以及非核心但利益相关部门。在政策执行过程中，即使一项政策的出台有核心政策部门的驱动，部门间也不容易达成共识，甚至各行其是，形成多头管理、相互推诿的局面。从权力运行的角度来看，这种情况可以被称为"碎片化的权力结构"。在这样的权力结构中，由于一项政策往往涉及不同层级的政府及其相关部门，任何一个政府部门，或者一级政府，如果想在某一政策领域进行政策创新或者政策转移，都可能遭遇到来自上下级政府以及本级政府不同部门的不同态度，这些态度必将对政策创新形成一定的制约，或者一定程度的支持，使政策创新或扩散处在一种复杂的情景中。如果政策创新或转移的时机不当，即使有来自上级政府或者某个上级主管部门的支持，也可能遭遇其他层级的政府或者相关政府部门的掣肘，从而导致政策创新及扩散的失败。如果政策创新的时机适当，即使有来自上级主管部门的反对，但是能赢得相关政策部门的支持，政策创新或扩散也可能有成功的机会。换言之，在中国的单一制国家结构和分割的权威体系下，特有的府际、部门间博弈和政策企业家的活动，可以决定政策创新或扩散的节奏、进度，乃至成败。

我们以卫生政策领域为例来做说明。与卫生政策相关的事务包括卫生核心事务、核心关联事务和相关事务三个层次，这些事务分别由卫生健康、财政、人力资源和社会保障、发展改革、编办等十多个部门管理。各部门分别致力于实现各自的机构目标，对于超出自身决策领域的大局认识有限，出台的政策相互独立乃至冲突，缺乏清晰明确的战略目标。[1] 虽然

---

① Winnie, C. Y., & Hsiao, W. et al. "Early Appraisal of China's Huge and Complex Healthcare Reforms." *The Lancet* 379 （2012）：833 – 842.

卫生健康部门是与医疗卫生政策业务最直接相关的部门，是名正言顺的卫生政策主管机构，或者说是卫生政策的核心部门，但由于缺乏实质性的政策工具和协调能力，卫生健康部门在卫生政策领域实际上处于弱势地位。[①]这种局面使卫生政策过程存在严重的部门间协调困难，任何一个部门都缺乏独立提出、通过、推广一项新政策的能力。这种局面又因为政府层级的多样性而更为复杂。中国存在五级政府，在分级财政的背景下，卫生政策的财政责任大多由市、县一级政府承担。地方政府在财政压力下，其核心政策部门，如卫生健康部门、人社部门往往会有进行政策创新及扩散的动力。然而，由于卫生政策涉及的行动主体多，管理体制又处于"多龙治水"的局面，政策创新及扩散的意愿会受到来自同级政府相关职能部门以及上级政府及其相关职能部门的制约，一不小心就可能处于既得罪中央也得罪地方的尴尬局面，因此难以实现真正的政策创新与扩散。然而，这并不等于说在这样的权力结构中不会出现政策创新或扩散。事实上，中国多层级的政府结构可以为地方政府及其职能部门的政策创新与扩散带来空间。在特定的政策情景下，地方政府的政策创新可以在中央政府或某个中央职能部门的支持下得以实现并得到扩散。正如下文将分析的三明医改经验的创新扩散就是这方面的典型例子。

二 社会政策扩散与政策企业家

由于碎片化权威的存在，社会政策扩散既不是简单的自上而下或自下而上的传播模式，也不是单纯的水平层级的影响模式，所以无法实现自然扩散。同时，利益集团的阻挠也影响了社会政策扩散的速度和范围。为了有效降低政策制定和执行的成本，减少政策执行中的失败风险和执行失败的主体责任归因风险，社会政策扩散往往采取模仿机制。这也成为中国卫生政策扩散的最直接的路径。创新性模仿，可以减少扩散路途中遇到的排斥与摩擦，降低制度成本。这种模仿机制主要是通过政策企业家来实施。通过官员交流、提拔任职等形式，地方创新性经验可以在更高、更大范围直接复制、模仿，由这类政策企业家主导的政策制定也比较容易获得上级

---

① Hsiao, W. C. "The Chinese Health Care System: Lessons for Other Nations." *Social Science & Medicine* 41 (1995): 1047-1055.

政府的权威认同，并大大提高政策执行的合法性和社会接受度。因此，政策企业家在卫生政策扩散中起着至关重要的作用。政策企业家主要包括政府官员、政府顾问、学者或智库成员。在现有体制下，地方政府官员的理念、经验、目标和能力则更为关键，会直接影响政策创新的采纳和推广。[1]学界知识精英通过向中央领导提交政策咨询报告、政策建议、参与政府决策论证咨询。他们以知识扩散和决策咨询为载体，间接地参与政策制定过程。他们的存在和活动把创新思想和政府议程结合起来，使政策扩散更具可操作性。

第三节 "三明模式"的创新与扩散

一 政策创新的背景

三明市地处福建省腹地的西北部山区。该市经济总量和地方财政收入，排名均处于福建省中等靠后。2018 年末，全市常住人口 258.0 万人，地区生产总值 2353.72 亿元，居全省 9 地市的第 6 位。[2] 由于台海关系，中华人民共和国成立后三明市被建设为福建的工业基地，但在改革开放后，这个工业基地逐渐衰落，退休人员财政供养的压力巨大。三明市城镇职工赡养比由 2011 年的 2.06∶1 下降到 2018 年的 1.51∶1，并保持继续下降的趋势，[3] 远远低于福建省确定的赡养比风险线 2.5∶1。2009 年，三明的职工医保基金已开始收不抵支。在全民医保的政策宣传刺激下，医疗服务需求被不断放大，医疗费用快速增长，到 2011 年形成了 7000 多万元的巨大缺口，医保基金随时可能崩盘。差不多同期，三明市先后有 8 个医院院长被查出涉及严重的药品腐败。[4] 一面是捉襟见肘的财政困难，一面是医疗腐败频发所引发的民怨，市委市政府束手无策。可以说，现实恶劣处境迫使

① 杨代福：《中国政策创新扩散：一个基本分析框架》，《江西行政学院学报》2016 年第 2 期。
② 三明市统计局、国家统计局三明调查队：《2017 年三明市国民经济和社会发展统计公报》，三明市统计局网站，http://www.sm.gov.cn/zw/zwgk/tjxx/tjgb/201903/t20190307_1271317.htm.，最后访问时间：2019 年 12 月 30 日。
③ 于修芹：《在全面推开城市公立医院综合改革现场会上的发言》，三明，2017 年 4 月 24 日。
④ 詹积富主编《三明市公立医院综合改革》，福州：福建人民出版社，2014。

改革者"无路可退",必须尽快找出办法用已经非常紧张的"存量"资源来遏制住不断恶化的局面,为未来的发展争取时间。在这种复杂的背景下,原本不是公立医院改革试点城市的三明却拿出了"红军不怕远征难,万水千山只等闲"的勇气与魄力,开始"自带干粮搞改革""动真格""不走过场"。

二 政策创新的过程、内容及效果

2011 年底,刚刚调回三明的副市长詹积富主动要求分管医改。他不仅担任医改领导小组组长,而且得到充分授权,分管与医改相关的医疗保障、卫生、药品行业。2012 年 2 月 26 日,三明市召开关于努力降低医疗成本提高"三险"资金运行使用效率的专题会议,明确了"三医联动"的改革途径,按照"政府→医药→医保→医疗"顺序强势推进。此次会议被视为三明医改的起点。

在政府方面,将卫生政策制定主体调整为市医改领导小组。① 试点 4 年多以来,除了 1 个文件按照规定以市委市政府名义发布,其他涉及医改的 100 多个政策性文件都以医改领导小组名义签发。领导小组办公室设置在原市卫生计生委,市里专门为此增配了 3 个科级职数。政策执行则集中在医疗保险管理机构。将城镇职工医保、居民医保、新农合三类医保经办机构整合在市医疗保障基金管理中心,市、县实行垂直管理,具体承担药品限价采购与结算、基金管理、医疗行为监管、医疗服务价格调整等职能。后来,三明市又成立医疗保障管理局,与市财政局合署办公,负责统筹决策、研究部署市医药卫生体制改革工作,制定医保政策,并对实施政策情况进行监督管理。② 这些措施直接撼动了政府内部原有的权力架构,改变了政府部门既有的权力格局。

在医药方面,所有二级以上公立医院实行药品零差率销售,减少的收入主要由财政和调整医疗服务价格来补偿。将省药品集中采购中标药品目录的 129 种辅助性、营养性且历史上疑似产生过高额回扣的药品品规,列

---

① 王忠海等:《药品集中采购政策改革试点效果评析——以福建省三明市为例》,《中国卫生政策研究》2015 年第 1 期。

② 苏诗苗:《三明在全国率先成立医疗保障管理局》,《三明日报》2016 年 7 月 11 日。

入重点跟踪监控对象。[①] 改革规范药品和耗材采购机制，挤出流通环节的水分和腐败。严格实行"一品两规"、"两票制"和"药品采购院长负责制"，允许"三次议价"。

在医保方面，将城镇居民医保和新农合整合为"城乡居民医保"，实行市级统筹，参保范围、缴费标准、待遇水平、基金管理、经办服务、信息管理"六统一"；职工医保和居民医保用药目录、诊疗目录、服务标准"三统一"。[②] 建立市医保基金管理中心与医院、药品耗材供应商的谈判机制，实行医保基准价格制度和阶梯式差别化报销政策。实行单病种付费（中医、西医同价）改革，建立动态调整机制。

在医疗方面，实行院长年薪制，由财政全额负担，建立六大类 40 项的院长考核评价体系。实行全员目标年薪制，对各类医务人员按照级别和岗位，实行不同等级年薪，年薪与岗位工作量、医德医风、社会评议挂钩，不与药品、检查、耗材等收入挂钩。先后发布 5 个文件调整医疗服务价格，总共调整了 4000 多项服务价格。建立医药、医疗、医保信息公开透明机制和"健康三明"网络服务监管平台。

三　政策扩散

三明经验首先在福建省内得到扩散。2015 年，从"腾笼换鸟"到实行医务人员年薪制，从"三保合一"到成立省医疗保障管理委员会，福建省这一改革路径中的三明经验清晰可见，可以说基本上是复制了三明经验。2015 年 2 月出台的《福建省深化医药卫生体制改革综合试点方案》明确提出，"各地可借鉴三明经验，试行公立医院院长目标年薪制，合理核定年薪水平，并由财政全额负担……"。事实上，不仅在推行院长目标年薪制上如此，福建省还参照三明做法创建了"三个一"办医领导体制：一个领导小组，负责医改决策部署，由省委书记亲自担任省医改领导小组组长，承担领导改革的第一责任和政府的办医责任；一个领导分管"三医"，即将卫生健康、医疗保障、药品流通等工作由一位省领导统一分管，负责医改具体策划，加强对医改工作的统筹协调；一个组织机构，即公立医院

---

① 詹积富主编《三明市公立医院综合改革》，福州：福建人民出版社，2014。
② 詹积富主编《三明市公立医院综合改革》，福州：福建人民出版社，2014。

管理委员会，作为实施公立医院改革的具体平台。这样的领导体制全省全覆盖。又如，成立省医疗保障管理委员会下设办公室，挂靠省财政厅，相对独立运作。省医改办一位同志认为，"这个医保办某种程度上弥补了以往医改办作为议事协调机构想履行却无法履行医改政策决策的职责"。① 2017 年 3 月前，全省其他 8 个地市都效法三明，陆续成立了医疗保障管理局。访谈中，原福建省卫生计生委体制改革处处长张福弟对此并不讳言："我们是在充分借鉴三明经验的基础上，制定、出台省里的政策。比如，三医联动、治药为先，从挤压药品虚高水分入手，全面启动公立医院综合改革。以院长年薪制为突破口，推进医院管理制度改革。突出强基层，扎实有序推进分级诊疗制度的建立。这些方面，三明都给全省积累了丰富的经验。"②

三明经验在国务院支持下的全国扩散。从 2015 年底开始，由原国务院医改办在三明市分期分批对各省（区、市）医改相关部门负责人、试点城市相关部门负责人及试点省所有省级医院、试点城市二级及以上公立医院、全国所有县级公立医院院长等进行集中培训。除国家部委专家外，讲师大都是詹积富和他的医改团队。如此高规格、大规模的培训意味着三明试点经验已经得到中央高层认可。而到 2017 年 6 月，全国 2800 多个县级、300 多个市级、31 个省级行政区（不含港澳台）政府，以及这些政府所辖负责公立医院改革的部门、公立医院负责人均到过三明进行过经验学习交流，完成至少一次的培训，实现了三明试点经验传播全覆盖。2016 年 3 月印发的《国务院批转国家发展改革委关于 2016 年深化经济体制改革重点工作意见的通知》明确表述，"在部分综合医改试点省推广福建省三明市医改做法和经验"。随后，原国务院医改办又在《关于请修改完善综合医改试点工作方案的函》中以三明试点经验为原型上升为 10 道必答题的形式明确要求试点省必须完成的改革任务。事实上，早在 2015 年，"国务院办公厅印发《关于城市公立医院综合改革试点的指导意见》，三明医改中的三医联动、药品自行采购等典型做法均得到了很好的体现"。③ 2016 年 4

---

① 来源于个人访谈资料。
② 来源于个人访谈资料。
③ 财政部社会保障司：《三明医改可复制可推广》，《情况反映》2015 年第 14 期。

月，国务院办公厅印发《深化医药卫生体制改革 2016 年重点工作任务》，要求"总结完善福建三明改革经验，并在安徽、福建等综合医改试点省份推广"。在 2016 年 7 月 12 日原国家卫计委例行新闻发布会上，时任体制改革司副司长姚建红明确表示，"三明市作为国家城市公立医院综合改革试点，在强化组织领导、创新体制机制等方面做了许多有益探索，也取得了许多宝贵经验，党中央、国务院明确要求进一步推广三明改革经验"。①2016 年 8 月 20 日，在新中国历史上政治局全部常委出席的最高规格的全国卫生与健康大会上，三明市代表是 8 个在会上发言的代表之一。2016 年11 月 8 日，中共中央办公厅、国务院办公厅转发了《国务院深化医药卫生体制改革领导小组关于进一步推广深化医药卫生体制改革经验的若干意见》。这份文件的核心内容就是推广来自三明等各地医改试点中总结出来的"8 个方面、24 条经验"。2017 年 2 月 9 日，国务院办公厅《关于进一步改革完善药品生产流通使用政策的若干意见》正式印发，推行药品购销"两票制"，重点整顿药品流通秩序，改革完善流通体制。同年 3 月 24 日，习近平总书记主持召开中央深改组第三十三次会议，专门听取了时任福建省委书记尤权推进医改落实情况汇报。之后，在当年国务院深化医改电视电话会议上福建省做了医保管理体制改革经验介绍。

当三明试点得到中央肯定并自上而下推广时，政策扩散就进入了"纵向推进"模式，不同程度的强制性是其重要特征。各省份纷纷有选择性地修改、出台了卫生政策。比如，在领导管理体制方面，11 个试点省份均由省委书记或省长亲自担任医改领导小组组长，不少非试点省份也开始参照执行。2016 年底，有 21 个省份采用了上述做法。在医保管理体制方面，甘肃庆阳市成立了城乡居民健康保障局。湖南省筹划将三保的经办机构合在一起成立相对独立的医保基金管理中心。辽宁锦州也在准备成立锦州市医疗保障管理局，并负责市医改领导小组日常工作。2018 年 5 月 31 日，国家医疗保障局正式挂牌成立，成为三明经验升级为国家模式的最直接例证。之后，三明医保机构整合经验在全国全面推广。在药品供应保障方

① 2016 年 7 月 12 日原国家卫计委例行新闻发布会文字实录，原国家卫计委网站，2016 年 7 月12 日，http://www.nhfpc.gov.cn/zhuz/xwfb/201607/a1b91602c12948d9b81e4d5228bb48f8.shtml，最后访问时间：2019 年 12 月 30 日。

面，河北省 6 个试点城市，珠海、玉溪、宁波、乌海、太原、鄂尔多斯等 12 市和河北省 28 个示范县分别与三明市签署了第三次药品（三明联盟）联合限价谈判采购协议。陕西、河北、辽宁、新疆、西藏、宁夏、山西等推行了"两票制"。不难发现，尽管"三明模式"扩散不乏质疑之声，但各级医保局的成立、"两票制"和"4＋7"带量采购等重大政策，很难说没有"三明模式"的影子。

第四节　政策扩散的内在逻辑

一　政府间博弈与政策扩散

改革之初，三明的政策创新并没有得到上级政府和专家们的认可，但受到媒体的关注。新闻媒体的传播贯穿于整个政策扩散的全过程，起到桥梁的作用。试点专题报道甚至多次得到新华社、中央电视台、《人民日报》等中央级媒体集中报道、肯定，并呼吁复制推广，引发社会广泛关注。三明市医改办一位同志说："因为我们很早出台了药品零差率、'三保合一'、成立医保中心等大手笔政策，媒体很快就关注过来了，甚至惊动了国家卫计委，专门委托应（亚珍）教授来我们这里调研。应该说，一开始她也是戴着有色眼镜来的，仅仅是半信半疑地把我们的数据带回去分析。不想，结果非常令她出乎意料。她的三明医改蹲点调研报告是三明医改走出去很重要的一步。""新闻媒体针对三明试点可复制和不可复制的争论很多，这导致财政部也想来探个究竟。以前一讲到医改，就是讲财政投入不足，财政部门为此背负了很大骂名。"[①]

事实的确如此。这次全国推广三明试点经验，财政部是最积极的推动者。2015 年底，财政部时任部长楼继伟在《求是》杂志上撰文明确表示，正在研究制定职工医保退休人员缴费政策。对于政府为何要出此下策，学界的答案是职工医保基金不可持续。截至 2014 年，中国已有 185 个统筹地区的城镇职工医保资金出现收不抵支现象。如果这个问题不能得到有效解决，就意味着国家需要提供巨额财政补贴。从这个意义上讲，"三明医改

---

① 来源于个人访谈资料。

是被逼上梁山的"。这场改革是"箭在弦上，不得不发"。随着中国经济进入新常态，财政部门急需寻找一条解决医保"穿底"问题的方案。在这样的背景下，对财政部门来说，三明的探索无疑是雪中送炭，而且可能有立竿见影之效。将三明改革材料报告给财政部社会保障司的福建省财政厅的一位处长介绍说："卫生部门对于三明当初宣传说'走一条不增加财政投入的改革路子'有意见。财政部时任司长却在电话中认为我们写的材料很好，要到三明实地调研。"① 2013 年底，财政部原副部长王保安带队对三明改革情况进行调研。之后，"根据财政部部长楼继伟指示，这份调研报告以财政简报的形式报送国务院，并得到国务院副总理刘延东的高度肯定，所提建议均被采纳。由此，三明医改进入中央领导层视野。2014 年 2 月，詹积富更是直接被请到中南海汇报医改工作"。② 之后，这份调研报告以《"三医"联动，向综合改革要红利——福建省三明市公立医院改革调研报告》正式公布，文中称"改革的出发点、原则、大方向无疑是正确的"，并"建议尽快以国务院医改办名义在三明市召开公立医院改革现场会，推广三明市公立医院改革的成功经验"。③ 应该说，"三明模式"主要是由财政部发现并加以推广的。

要全面推广"三明模式"，仅有财政部、原国家卫计委的支持还不够，必须得到党中央、国务院的明确支持。某省医改办原负责人曾表示："早在 2013 年 3 月 18 日，国务院总理李克强主持召开新一届国务院第一次常务会议，研究加快推进机构改革，医疗保险管理层面实行'三保合一'的改革决心也得以印证。当年，国务院办公厅印发的深化医改工作安排也明确提出，整合职工医保、城镇居民医保和新农合的管理职责。"④ 事实上，2018 年党和国家机构新一轮改革前，针对医保基金的管理权限问题，人社和卫生部门双方一直争执不下，即便是中央编办居中协调，也未能实现统一。"两边（人社和卫生部门）都在争。实在没法子，中央编办就想看看

---

① 来源于个人访谈资料。
② 财政部社会保障司：《三明医改可复制可推广》，《情况反映》2015 年第 14 期。
③ 财政部社会保障司：《"三医"联动，向综合改革要红利——福建省三明市公立医院改革调研报告》，《中国财政》2014 年第 6 期。
④ 来源于个人访谈资料。

有没有第三方管的","高层也在寻找路子,正好三明是第三方管,就去看看"。① 三明选择了一条最能够被中央接受的路径,符合中央的预想。上述因素直接促成了刘延东副总理亲自到三明视察。2014 年 6 月,财政部会同原国家卫计委、原国务院医改办在三明市召开全国城市公立医院综合改革试点座谈会。此后,全国人大常委会副委员长陈竺、全国政协副主席韩启德等卫生系统出身的中央高层先后多次到三明考察,肯定其政策创新。"2015 年 12 月,财政部部长楼继伟、国家卫计委主任李斌以两人名义联名写信向党中央、国务院高层反映,建议以适当方式将三明医改最新的进展及推广'三明医改模式'面临的问题,上报中央深化改革领导小组和国务院,促进从更高层面重视和推广'三明医改模式'。"② 这也直接推动了 2016 年 2 月 23 日中央深改组第二十一次会议听取三明市的医改汇报,从而使"三明模式"在更大范围得以扩散。

二 政策企业家与政策扩散

即便政策方案在最高决策层面获得通过和确定,具体的政策执行仍然需要政策企业家的不断协调和推动。不可否认,个别官员的创新精神和能力是政策试验成功的关键,"子长模式""神木模式"等未能很好地扩散开来,侧面印证了这一观点。这些政策创新项目往往"昙花一现",随着主政者的离去而衰败。③ 钟焕清、郭宝成等的调离甚至可能是导致政策试验中止或者蜕变的决定性因素。福建省政协副主席、原副省长李红曾表示:"各地要特别关注医改的操盘手,这点非常重要,像三明的积富同志对医改工作非常熟悉,非常精通,是个专家……"④ 詹积富有在财政厅、食品药品监督管理局等多个岗位历练的丰富经验,非常了解、熟悉医药购销整个过程中的每个环节,是三明试点的掌舵人,在三明医改中起了十分重要的作用。从 2013 年下半年至 2014 年初,三明医改遭遇前所未有的阻

---

① 来源于个人访谈资料。
② 吴绵强:《福建三明医改"三医联动"为何能成功》,《时代周报》2016 年 8 月 30 日。
③ 韩福国、瞿帅伟、吕晓健:《中国地方政府创新持续力研究》,《公共行政评论》2009 年第 2 期。
④ 沈念祖、赵燕红:《三明医改孤岛:改革好榜样,模式难复制》,《经济观察报》2015 年 4 月 19 日。

力，形势岌岌可危。詹积富后来感慨道："作为改革者，面临的风险和杀机我早就想象得到。当时，我这个团队应该说是拿着政治生命来进行改革的。真正一路过来，改革遇到的风险和阻力，远远大于我们原来的估计。"① 李玲也讲述了这个故事："时任福建省政府主要领导甚至打电话给三明市委书记要求调整詹积富职务。2013 年 8 月，詹积富明升暗降从副市长调整为市委常委、宣传部部长。当时，那药企、供货商、医药代表等可是开心得放鞭炮啊，詹积富终于不做副市长了。不过，他们高兴得太早了。三明市委、市政府并没有相应调整其医改领导小组组长的职务，仍然由其主导医改，三明市再次暗度陈仓。"② 然而，李玲似乎只说对了一半。根据 2013 年 5 月 30 日下发的《三明市人民政府关于杜源生市长工作分工的兼职的通知》，实际上时任市长杜源生已经兼任了市医改领导小组组长。可以试想，在这种政治背景下，让詹积富继续主导这场改革，当时三明市执政者面临多大的政治压力和风险。在"三明模式"刚风生水起时，"河南省的一位医疗系统人士去三明学习，他提到詹积富推心置腹地给他的同行讲，如果政府全力支持，你们就做，没有当地政府的支持，一个人没法做"③。正如萧庆伦等认为的，卫生治理体系的改革常常要面对各种政治挑战。让大家接受改革政策，不仅要考虑到政治承诺和承担风险（政治意愿），而且要考虑到政治策略的有效性和建立联盟（政治技巧）。④

三明经验为何突然发力扩散开来？这离不开时任福建省委书记尤权的关注，他曾多次做出指示，希望三明市坚持到底。⑤ 省级政府常常是自下而上吸纳辐射公共政策扩散模式的首创主体。⑥ 应亚珍认为，福建省有一个整体能力较强、协同度也较好的省级医改团队。⑦ 事实上，早在 2003 年

① 吴靖：《"弄潮"·福建三明医改：一场自发性的地方实验》，《新京报》2018 年 11 月 12 日。
② 李玲：《在广州市城市公立医院综合改革专题讲座上的发言》，广州，2017 年 1 月 3 日。
③ 王晨：《詹积富：医保局长不好当，三明医改才刚刚起步》，http://www.sohu.com/a/307408990_452205，最后访问时间：2019 年 12 月 30 日。
④ Roberts, M., Hsiao, W., & Berman, P. et al. *Getting Health Reform Right: A Guide to Improving Performance and Equity* (Oxford University Press, 2008).
⑤ 江宇：《一把手抓医改，好!》，《东方早报》2015 年 4 月 7 日。
⑥ 王浦劬、赖先进：《中国公共政策扩散的模式与机制分析》，《北京大学学报》（哲学社会科学版）2013 年第 6 期。
⑦ 应亚珍：《福建医改的示范效应》，《中国卫生》2016 年第 4 期。

尤权就担任了国家电力电信民航体制改革领导小组副组长，非常清楚改革中各个利益集团的角逐套路。通过干部交流推广某些区域性成功经验也是中国政策扩散的一种方式。① 尤权和詹积富有一项相似的从政履历：从上级政府到下级政府任职，并掌握实权。上级政府的工作历练使他们都非常熟悉医改相关领域存在的问题和困难。所以，当在下级政府任要职时，他们可以如鱼得水、见招拆招。当省市一把手亲自抓医改时，有了政府的强力推动，才能打破药品流通利益链，整合分散在各部门的管理权限，推动改革。② 不过，正如三明市一样，地方主管不可能把全部精力放在医改上。省级层面的事务更为复杂，福建省也需要有具体的操盘手。正因如此，詹积富没有调往福建省卫计委，也没有主政福建医改办，而是担任省医疗保障管理委员会掌握实权的第一副主任兼医保办主任。事实上，不仅仅詹积富一人由市里调到省里任职。差不多同时，一大拨上下级政府间人事调动频频进行。三明团队的核心人物——市财政局副局长、市医改办常务副主任张煊华调任省医保办，曾任省人社厅副厅长、省发改委副主任、省医改办主任的赖诗卿挂职国务院医改办正司级监察专员。因为年龄原因，转岗为省政协副主席的原副省长李红仍然兼任省医改领导小组副组长，继续分管医改工作。同时，在国家层面先后承担"三医联动"职责的原国务院医改办、国家医保局高层的认可也是至关重要的。新成立的国家医保局局长胡静林外出调研的首站就选择三明市，还邀请詹积富为该局"不忘初心、牢记使命"主题学习实践活动做专题报告，并要求认真总结推广"三明医改"的成功经验。为了培育、推广"三明模式"，原国务院医改办甚至安排常驻联络员和专家、学者作为福建、三明医改顾问，直接提供决策参考，以此来推动这一进程朝着既定的改革方向发展。因此，以专家、学者为代表的知识分子也在此政策扩散中扮演着重要的角色，其学术阐述分析功不可没。③ 学界认为，"三明模式"可以推广的学者主要有李玲、应亚珍

---

① Chien, S. S. "The Isomorphism of Local Development Policy: A Case Study of the Formation and Transformation of National Development Zones in Post Mao Jiangsu, China." *Urban Studies* 45 (2008): 273 - 294.

② 李玲：《公立医院改革的"三明模式"》，《时事报告》2013年第9期。

③ 王浦劬、赖先进：《中国公共政策扩散的模式与机制分析》，《北京大学学报》(哲学社会科学版) 2013年第6期。

等。试点初期就蹲点挖掘"三明模式"的应亚珍撰写了一系列推荐文章，她认为，"三明公立医院改革成效毋庸置疑，验证了其改革目标方向、设计思路的正确性，手段措施的有效性，值得推广借鉴，难度只是在于政府的改革决心。如果能以'三明模式'为蓝本，并更好地实现医保与医疗服务的统筹管理，公立医院体制机制转换有望在短时间内取得实质性进展，公益性实现、服务效率提升和群众受益等医改目标将可预期"。[1] "强调医改推进中组织管理体制的首要作用，把福建省实施综合医改的组织管理体制的成功做法推介给其他地区。"[2] 为"三明模式"呐喊的李玲、应亚珍也是福建省三位医改顾问中的两位。三明经验甚至引起了世界卫生组织、世界银行的极大关注，并均对试点经验给予充分肯定，特别是世界银行还投入巨资推广其经验做法。在有限理性下，福建省最具有可获得性即在空间上最接近三明案例，方便进行学习、复制，实现近邻效应。

第五节　结论与讨论

三明市属于经济不发达地区，财政收入有限。随着医保基金收不抵支，地方财政压力巨大。在这种情况下，在三明的卫生政策领域，"管钱"的财政局取得了比管政策的发改委、管医院的卫计委、管医保基金的人社局更大的政策话语权。在得到了地方领导的强力支持后，市财政局与原市卫生计生委在公立医院改革问题上达成了共识，结成了联盟，成为卫生政策的真正主导者。面对来自地方党政领导的强大改革压力，其他相关政策部门则顺水推舟，不再纠缠于部门利益，从而推动了三明医改政策创新。这种敢为天下先的精神显示了地方官员极大的政治勇气和改革气魄。三明经验的成功推广也为观察中国卫生健康领域的政策扩散提供了一个极佳的案例。

三明经验的扩散发生在中央政府急需地方政策创新的特定情境下，而且是财政部而不是原国家卫生计生委或人社部起到了最重要的推动作用。

① 应亚珍：《三医联动 多方共赢——三明市公立医院改革蹲点调研报告》，卫生部卫生发展研究中心，2014年7月。
② 应亚珍：《福建医改的示范效应》，《中国卫生》2016年第4期。

2009 年启动的新医改设定了到 2020 年需要实现的政策目标。由于新医改整体推进成效不彰,加上目标实现的期限日益逼近,中央最高决策层有迫切的政策创新和扩散的需要。由于中央各部委在医改问题上暂时无法达成共识,医改的顶层设计受阻,中央决策层非常需要来自地方的创新主动性。因此,中央确定了不少医改试点城市,期待它们尽快出经验、出模式,但是试点城市并没有拿出像样的经验。这时,三明市在地方财政的强力推动下,创造了医改的"三明模式",为处于创新焦虑中的中央决策层带来了希望,从而也为"三明模式"的扩散埋下了伏笔。

"三明模式"主要是由财政部发现并加以推广的。也就是说,财政部是三明医改政策创新扩散的最积极的推动者。面对城镇职工社会保险基金运营收不抵支的压力,财政部担心需要为社保基金提供巨额的财政补贴,因而对社保基金(包括医保基金)的财务可持续性极为关注。时任财政部部长楼继伟多次就社保基金发表自己的看法,并提出了一些有争议性的政策建议。作为因应地方医保基金危机而探索出来的"三明模式",其隐含的财政政策意义似乎比卫生政策意义更引人注目。这也说明了为何三明经验最先得到财政部而不是原国家卫生计生委、人社部的关注。也正是在财政部的积极推动下,三明经验开始得到原国务院医改办和主管医改的国务院领导的关注,并迅速在全国得到扩散。三明经验的扩散表明,在中国的单一制国家结构和分割的权威体系下,特有的府际、部门间博弈可以为政策扩散创造条件。

本章从政策扩散的视角透视三明市医改试点过程,从省级乃至中央层面研讨政策扩散机理,对于验证和扩散既有的政策扩散理论进行了探索,为后续的研究积累了经验。不难发现,在中国卫生政策扩散活动的发生和发展中,除了时间、空间这些自然要素维度外,特定的政策行动主体具有特别的重要性。本章的现实政策意义在于以下几方面。

首先,中国社会政策扩散与部门利益密切相关。在碎片化权威体系下,各级政府以及每一级政府内部各部门间的利益认知,对政策创新扩散的进度和广度具有主导性影响。一项成功的政策创新及扩散需要来自府际及部门间的协调以及在协调中的"付出"与"妥协"。三明经验表明,不打破卫计部门和人社部门的利益分割,难以实现政策创新。同时,如果没有财政部的支持，三明经验也难以得到有效的扩散。其次，府际关系对政策创新扩散的影响具有一定的普适性。政策学习和扩散过程是一个受到国内结构和政治影响的过程。对于政策创新，中央政府虽然没有既定翔实的政策试验内容，但有明晰的政策目标。只有符合中央政府意图的政策创新才能得到强力的推广扩散。最后，政策创新与扩散在很大程度上有赖于政策企业家的独特作用。在政府间、部门间利益格局难以打破的局面下，采取从国家到省、省到市，再从市到省、省到国家任职的曲线、双向干部流动，以及上级政府向下级政府派驻联络员和顾问等方式，可以推动政策创新扩散进程。

第十一章　深圳市罗湖医院集团改革模式
何以受到青睐？[*]

第一节　研究背景与问题的提出

前些年，网络上曾广泛流传一句话："深圳的医疗水平还不如一个三线城市。"这句略带夸张的话，折射出深圳人对医疗卫生等社会政策的不满。更让他们失望的是，在经济崛起的过程中，为满足民众急剧增长的卫生健康服务需要，深圳市原有的社区医院迅速转型为大型医院，几乎抽空了基层医疗卫生资源。罗湖区是深圳经济特区最早开发的城区，是深圳中央商务区的重要组成部分。这些年来，深圳在公立医院综合改革方面涌现了香港大学深圳医院等不少典型，在基层综合改革方面亮点却不多。罗湖区作为深圳市老城区，存在区属公立医院管理方式落后，医疗服务高度同质化，约80%的医疗资源配给三甲医院或大型医院，以及基层社康中心医疗资源匮乏等问题。在此轮改革中沦为"鸡肋"的区级医院如何突围？如何做强基层社康中心，推动分级诊疗制度的建立？如何优化区内医疗资源配置，以实现有限资源效率最大化？这些问题是当时罗湖区亟待解决的难题。

2014年12月，习近平总书记在浙江省乡镇卫生院的调研中，进一步

---

[*] 本章根据作者刊登于《南京社会科学》2019年第3期的《"罗湖模式"何以得青睐？——基于政策创新扩散的视角》一文修改而成。

强调促进医疗资源下沉、推动卫生健康服务重心下移。[①] 同年底，深圳市基于医改应以患者需求为目标、医改应兼顾居民健康需要与体制问题的要求，试点推动家庭医生与分级诊疗改革工作。在此背景下，深圳市罗湖区自 2015 年 2 月开始踏上以建立医院集团、改革医保支付方式、推进家庭医生签约服务为主要内容的基层综合医改之路。2016 年 11 月 14 日，李克强总理点赞罗湖医改经验。之后罗湖医改经验又被原国务院医改办树立为深化医改的典型。2017 年，罗湖医改经验先后在深圳市、广东省和全国推广，"罗湖模式"的创新扩散仅经历了两年多。到底是怎样的医改模式，可以在如此短的时间内实现创新扩散？"罗湖模式"何以受到青睐？推动"罗湖模式"创新扩散的内在机制是怎样的？

　　本章首先对已有政策创新扩散的相关文献进行梳理并简要述评；其次，在文献研究与实践经验的基础上，构建一个包括政策创新与扩散、内部需求与外部推动、层级扩散与水平扩散在内的，受学习、竞争、强制、诱致、模仿与沟通网络等多种动机因素影响的理论分析框架；再次，重点分析"罗湖模式"创新扩散的案例，在总结"罗湖模式"创新与扩散特点的同时，归纳和提炼出"罗湖模式"的创新扩散机制；最后是本章的研究结论与讨论。

第二节　政策创新扩散内外部因素

　　政策扩散是指政策创新性的扩散，政策创新是政策扩散的前提和基础，推动政策扩散，首先须促进政策创新。西方学界将政策创新视为内部发展需求与外部扩散要求综合作用的结果。[②] 内部发展需求包括经济发展、政治体制改革、重大社会问题、领导者转换、政策企业家工作绩效等内容，该类因素激励或者迫使政府为满足组织需求进行政策创新。外部扩散是指通过学习、竞争、模仿、诱致、强制性指令与沟通性网络等方式，采

---

①　顾雷鸣等：《习近平江苏考察纪实：努力肩负为全国发展探路使命》，《新华日报》2014 年 12 月 16 日。

②　Berry, F. S. , & Berry, W. D. "State Lottery Adoptions as Policy Innovations: An Event History Analysis." *American Political Science Review* 84 (1990): 395 – 415.

纳和推行习得的政策创新。内外部要素共同作用推动政府政策创新与政策扩散。总结已有研究，多数学者将政策创新扩散机制大致归纳为学习、竞争、模仿、强制和社会化五个方面。① 地方政府通过试点可获得一定的创新收益，客观对上级和中央政府形成了利益诱导，促进了政策创新的推广，因此扩散机制中增加了"宣传、诱致"内容。②

从地方政策创新到政策创新在其他区域扩散，直至推广到全国，是内部需求与外部推动因素综合作用的结果。经济发展、社会问题、政治体制改革、领导者变更与组织自身创新属性等因素，通常是地方政策创新的内在推动力，而通过外部模仿、竞争、学习、强制与沟通网络等方式采纳的政策，则为地方政府政策创新的外在助推力，两者彼此作用促进组织政策创新。地方创新政策的扩散模式既涵盖地方组织间的水平扩散，③ 也包括自下而上与自上而下的垂直扩散。④ 在不同扩散路径下，政策创新的采纳与推广方式也存在显著差异。如在垂直扩散模式中，地方政策创新通过政策宣传和创新绩效诱致上级或中央政府重视和关注创新政策，并推动中央政府通过强制或财政鼓励等方式向其他区域推广政策创新。在水平扩散模式中，政策创新地毗邻政府，基于政府合法性考量，通过模仿、竞争与学习等方式习得创新政策，并在区域内推广。区域或全国性网络，如市长协会、区域性首长联席会议等，通过政府间沟通交流，共享创新政策，达成政策创新正当性与合法性共识，进而推动网络内政府创新政策的采纳与推广。从水平扩散到垂直扩散，更多体现的是政策创新扩散中的外在助推

---

① Mintrom, M., & Vergari, S. "Policy Networks and Innovation Diffusion: The Case of State Education Reforms." *The Journal of Politics* 60 (1998): 48 – 126; Dolowitz, D., & Marsh, D. "Who Learns what from whom: A Review of the Policy Transfer Literature." *Politcal Studies* 44 (1996): 343 – 357; Shipan, C. R., & Volden, C. "The Mechanisms of Policy Diffusion." *American Journal of Political Science* 52 (2008): 840 – 857; Heinze, T. "Mechanism-based Thinking on Policy Diffusion: A Review of Current Approaches in Political Science." *KFG Working Papers* (2011).

② 杨代福:《中国政策创新扩散：一个基本分析框架》,《地方治理研究》2016 年第 2 期。

③ Walker, L. "The Diffusion of Innovations among the American States." *The American Political Science Review* 63 (1969): 880 – 899; Berry, F. S., & Berry, W. D. "State Lottery Adoptions as Policy Innovations: An Event History Analysis." *American Political Science Review* 84 (1990): 395 – 415.

④ Shipan, C. R., & Volden, C. "The Mechanisms of Policy Diffusion." *American Journal of Political Science* 52 (2008): 840 – 857.

力，而政府自身的创新属性与组织发展要求作为政府扩散的内在推动力，激励政府自主探索学习有益组织发展的政策创新，客观促进创新政策的推广与扩散。

第三节 "罗湖模式"的创新与扩散

一 "罗湖模式"的创新

（一）创新过程及内容

1. 落实政府主体责任，探索现代医院管理

在政府领导下成立医联体理事会、监事会，加强对医联体营运管理和服务保障的监督。2015 年 2 月，罗湖区建立起"以人民健康为中心"的服务理念，并正式将公立医院改革作为重点工程纳入政府工作报告，这标志着罗湖区开始实施从预防到治疗一体化管理方式的探索；经专家的 10 轮论证后，同年 6 月，罗湖区委、区政府印发《深圳市罗湖区公立医院综合改革实施方案》，确定公立医院综合改革总思路与总目标、主要任务与实施保障等内容，为改革提供了政策支持与方向指引。2015 年 8 月 20 日，罗湖区将人民医院、中医院、妇幼保健院、康复病院、医养融合老年医院 5 家区属医院和区内 23 家社康中心整合为唯一法人机构的罗湖医院集团。制定实施罗湖医院集团理事会章程与罗湖医院集团章程，明确规定集团的理事会、监事会和集团管理层的权责，规范集团管理与组织运营。区政府派驻财务总监审计集团财务。同时，罗湖区将各家医院的资源重新整合，医院集团内设立统一的人力资源、财务、质控、信息、科教等管理中心，集中建立医学检验检查、医学影像等医技中心，实现同质化服务、集约化保障，降低运营成本。2016 年 8 月，罗湖区将原区医药卫生体制改革领导小组调整为区医疗卫生事业改革发展领导小组，组长与副组长分别由区委书记与区长担任。

2. 改革医保结算方式，科学实施财政补偿

以医联体打包整体支付为纽带，建立"总额管理、结余留用、合理超支分担"的激励机制，引导各医疗卫生机构精准医疗、优化服务、加强预防保健，提高签约参保人健康素养，促进医保从"保治病"向"保健康"

转变。2016 年 5 月，市人社局、原市卫计委与罗湖区政府共同印发并出台《深圳市试点建立与分级诊疗相结合的医疗保险总额管理制度实施方案》。集团不得限制签约居民的就医选择，也不参与签约居民在集团外医疗机构就医的医保控费，签约居民在集团外就医的医保支付部分从医保基金总额里扣除。罗湖区医改办程芙蓉博士认为，"外界对我们的医保改革还有一个误解，认为我们是'总额预付'，其实不是。我们的改革避免了总额预付最大的弊端，就是容易出现'短斤少两'。签约参保人在集团外任何一家医疗机构住院花费都要从打包的总盘子里面出。所以集团一定会想方设法用性价比最高的方式对患者进行治疗，而且不能出现'短斤少两'。如果不认真给患者医治，患者会去别的医院住院。但是在别的医院住院的钱仍然要从打包给集团的总盘子里面出"。①

采取以事定费、购买服务、专项补助、绩效主导的方式，落实政府对基本医疗卫生的财政投入。2016 年，罗湖区财政预算卫生经费投入 7.4 亿元，比 2015 年增加 1.5 亿元，其中对社康中心的总投入为 2.0 亿元，占卫生总投入的 27.03%。2016 年 11 月，为规范医院集团财政补助的管理、核算与使用效率，区财政局、区卫生和计划生育局印发《深圳市罗湖医院集团基本医疗服务补助实施方案》。实行医联体内三级医院到基层的分级定价，适当拉开基本医疗卫生服务报销水平差距，引导居民自愿到基层就诊，激励医院集团主动向基层分流普通门诊。例如，对社康中心每诊疗人次财政补贴 37.02 元，对医院则每诊疗人次财政补贴 30.85 元；社康中心的医疗服务价格是三级医院的 80%。

在医保支付方式和财政补偿方式的双重引导下，集团主动提升技术水平，并下沉资源做强社康中心，做好预防保健和健康管理，让签约参保人少得病、少得大病。签约参保人越健康，集团越受益。广东省卫生健康委副主任黄飞认为，"深圳罗湖没有在体制上做大的调整，却在机制上由医保发挥了很大的主动积极的作用，最终取得了明显的分级诊疗效果，这在一线城市是不可想象的"。②

---

① 来源于个人访谈资料。
② 来源于个人访谈资料。

3. 优化资源配置，促进服务体系重塑

深圳市医改办主任罗乐宣认为，"现在老百姓看病在社康中心看一次，然后再找上级医院看一次。觉得这家医院不可信，再找一家医院看一次。老百姓得一次病可能要看两三次，而且反复地去判断医生治疗合不合理，或者是诊断正不正确。这浪费了大量的公共医疗卫生资源，而且医院、社康中心、康复护理机构的服务是脱节的。老百姓得了病以后很焦虑，不知道去找哪个医生、找哪个医院、找哪个科看病"。[①] 对此，罗湖区科学界定集团内各级各类医疗卫生机构的职能定位，打通阻碍机构协作、资源整合的各种壁垒，实行人员编制一体化、运行管理一体化、医疗服务一体化，构建管理、责任、利益、服务共同体，促进集团内各级各类机构差异化发展。把重心放在基层，做实家庭医生签约服务，主动开展疾病预防和健康促进，当好"健康守门人"。免费实施健康少年行动计划、独居老人家庭防跌倒工程，高血压、糖尿病等慢性病，以及乳腺癌、宫颈癌、肺癌、肝癌、胃肠癌等的基因早期筛查，减少居民疾病特别是重大疾病的发生，减少医疗费用支出。比如，集团为 65 岁以上居民免费安装防跌倒扶手 529 户，从而降低发生意外跌倒的风险；为 13420 名老人接种流感疫苗，为 12840 名老人接种肺炎疫苗。2017 年上半年，集团内肺部感染、支气管肺炎住院病例同比分别下降 40.7%、48.6%。集团开展认知障碍筛查，共筛查 2304 人，查出阳性 183 人。集团利用现有医疗资源，与深圳的养老服务体系相结合，在社康中心为老人提供生活照料、膳食供应、长期托老等服务，开设医疗型、康复型、护理型家庭病床，做实居家养老。作为全国 20 家老龄健康能力服务试点区之一，罗湖试点入选全国医养融合 7 个典型案例。

4. 改革薪酬制度，调动医务人员积极性

按照"两个允许"要求完善与医院集团相适应的绩效工资政策，同步推进基层机构和公立医院的绩效工资改革，逐步实现基层医务人员收入不低于上级医院同年资医务人员收入水平。2015 年 12 月，为提高基层社康中心医疗服务质量，提高居民健康素养，罗湖区面向全国高薪聘请全科医

---

① 来源于个人访谈资料。

生，年薪均在 30 万元以上，为改革提供人力资源保障。出台社康中心医疗专业技术人员享受在编人员同等待遇的规定，淡化编制管理，做实同岗同酬。2017 年 8 月，罗湖区出台科技成果转化管理办法和科研奖励规定，调动医务人员工作积极性。

（二）创新成果

自 2015 年试点以来，罗湖医疗服务逐步实现由"以医院为重点""以治病为中心"向"以基层为重点""以健康为中心"的转变，居民就医实现从"不愿到社康"向"愿意到社康"的转变。一是资源配置全面翻番，实现补短板目标。2014～2018 年，集团员工从 2583 名增加至 4458 名，研究生学历人员从 218 名增加至 495 名，博士学历人员从 19 名增加至 80 名，三、四级手术病例从 2980 例增加到 1.05 万例。二是社康诊疗能力提升 3 倍，实现强基层目标。社康机构年诊疗量从 53 万人次增加到 172 万人次。2018 年，集团累计上转病人 2.08 万人，下转病人 2.49 万人。集团下属社康机构从 23 家增加到 30 家，平均业务用房从 495 平方米增加至 831.4 平方米，全科医生从 131 名增加到 418 名，万人全科医生数从 1.4 名增加到 4.07 名。集团组建了 316 个家庭医生团队，累计签约 52.7 万人，累计建立家庭病床 4592 张。三是推进医防融合发展，实现促健康目标。居民健康素养水平从 12.97% 提高到 35.51%。2018 年，慢性病住院病例数出现拐点，医保人群高血压住院例数较 2017 年下降 5.4%。四是提升科教能力和可持续发展能力。2016～2018 年，集团累计获批 16 项国家自然科学基金项目，数量居深圳市第 3 位，发表 SCI 论文 54 篇，获批国家科技部重点专项 1 项，公立医院综合评价位列全市三级医院第 6 名，学术影响力位列区级医院第 1 名、全市第 3 名。[①]

二 "罗湖模式"的扩散

（一）扩散背景

在"罗湖模式"走红后，社会上有一种声音认为"罗湖模式难以被复制，东门经验也难以被模仿"。原因就在于东门是罗湖的东门，罗湖是深

---

① 根据罗湖区医改办提供资料整理。

圳的罗湖。"其他地方哪里能像他们一样，财大气粗地投入？"这种质疑的声音萦绕在不少人耳边，甚至包括很多来参观过的改革者，"即便是省内发达的珠三角地区领导也曾是这样认为的"①。从 2017 年起，原国务院医改办开始大力推动医联体建设。但在实际运作中发现，更多的医联体建设处于"联而不动，动而乏力"的困境。2017 年 4 月 20 日，李克强总理在威海考察时用中药治病的原理来比喻医联体的重要作用。他指出，"中医讲'通则不痛'。我们就是要让优质医疗资源上下贯通，以医联体之'通'，破解群众看病之'痛'"②。在实际推进过程中，相当一部分医联体"叫好不叫座"，存在"联而不动，动而乏力"的问题，也逐渐成为媒体和公众热议的焦点。那究竟医联体如何联？如何通？加强对罗湖医改经验的总结、完善与推广势在必行。

（二）扩散过程

1. 经验总结与观摩："罗湖模式"走入中央视野

2016 年 11 月 9 日，原国家卫计委副主任王培安一行前往东门社康中心（隶属罗湖医院集团）调研时，提出应多总结、完善和推广"罗湖模式"的期望。同年 11 月 14 日，国务院医改咨询委员会专家曾益新院士（现国家卫健委副主任、时任北京医院院长）在国家经济发展与民生改善座谈会上，向李克强总理介绍了深圳罗湖医改经验，"罗湖模式"得到李克强总理"很有价值"的评价③。2016 年 12 月 21 日，在国务院常务会议上，李克强总理强调以建构医联体或医共体方式推进医改的重要性。④

2. 区域推广与扩散："罗湖模式"从深圳市到广东省

2017 年 2 月 6 日，广东省省长马兴瑞提出，在分级诊疗、三医联动与家庭医生等方面已进行有益探索的"罗湖模式"完全可以推广。同年 7 月 17 日，深圳市委书记王伟中指出，深化医改，应在强基层、降成本的基础

---

① 来源于个人访谈资料。

② 《李克强：以医联体之"通"，破解群众看病之"痛"》，中国政府网，http://www.gov.cn/xinwen/2017-04/20/content_5187700.htm，最后访问时间：2019 年 12 月 30 日。

③ 杨芳：《李克强主持召开经济座谈会为啥加上"民生"二字？》，人民网，http://politics.people.com.cn/n1/2016/1115/c1001-28870512.html，最后访问时间：2019 年 12 月 30 日。

④ 《国务院常务会｜总理要求：推动医疗服务重心下移和诊疗资源下沉》，中国政府网，http://www.gov.cn/premier/2016-12/21/content_5151170.htm，最后访问时间：2019 年 12 月 30 日。

上，全面推广罗湖医改经验。2017 年 7 月，广东省政府出台《广东省推进医疗联合体建设和发展实施方案》，因地制宜推动多种形式的医联体建设。8 月 13 日，深圳市政府下发《关于推广罗湖医改经验推进基层医疗集团建设的若干措施》，在全市推广。从 2017 年起，广东省财政连续三年每年投入 7500 万元在 15 个地市开展医联体建设试点。当年 10 月 12 ~ 13 日，广东省深化医药卫生体制改革领导小组在深圳召开全省综合医改暨医联体建设推进及培训会，推广罗湖经验。

3. 全国推广与扩散："罗湖模式"从广东省到全国

2017 年 3 月 6 日，在全国政协第十二届全国委员会第五次会议的分组讨论上，时任国家卫计委副主任、国家中医药局局长王国强向与会委员推介改革医保结算模式、建立医共体的"罗湖模式"。3 月 19 日，时任国务院医改领导小组副组长、原国家卫计委主任李斌一行前往罗湖调研，对"以事定费，购买服务"的财政补助方式予以赞赏，并充分肯定其在提高基层医疗服务能力方面做出的有益探索。6 月 4 日，作为推进分级诊疗改革的典型，罗湖医院集团入选国家 35 项重大医改经验。9 月 1 日，原国家卫计委、原国务院医改办在深圳举行医联体建设推介会，李斌对"罗湖模式"给予了充分肯定，正式提出在全国推广罗湖经验。此后，原国务院医改办组织全国 321 个分级诊疗试点城市的政府分管领导以及医改部门相关领导约 1500 人，分批前往深圳学习罗湖医改经验。至此，"罗湖模式"开始推向全国。

第四节　创新与扩散机制

"罗湖模式"的创新与扩散是内部需求与外部助力综合作用的结果。罗湖医改前，区内大医院同质化建设严重、服务效率低下；基层社康中心缺医、少药、少技术、少人才，居民对社康中心不信任；居民不管病症大小多前往大医院就医，造成医疗资源紧张，社康医务人员更缺少临床实践提高技术的机会，循环往复，基层社康中心发展被抽空。如何促进优质医疗资源下沉，推动分级诊疗制度的建立，成为罗湖寻求医改创新的内在动力。与此同时，外部助力推进罗湖医改创新。国家自 2009 年起开始新一轮的医改，深圳市也于 2014 年底试点推行分级诊疗与家庭医生签约服务，加之省内城市县镇一体化医改绩效刺激等外部综合因素促进罗湖踏上推动资源基层下沉、做强基层社康中心、发展家庭医生等集预防、保健与治疗于一体的改革之路。2015 年 2 月，"罗湖模式"在内外部因素作用下正式进入探索阶段。

2016 年，深圳罗湖在经历整合建立罗湖医院集团、高薪聘请和培养全科医生、改革医保结算方式、实现法人治理等系列改革后，医改实施绩效逐渐显现。此后，国家、省、市各级政府部门纷纷组织考察团，前往深圳罗湖调研学习；国家智库与高校学者同样深入罗湖，推动罗湖经验的总结、完善、宣传与推广。2017 年 9 月，原国家卫计委、原国务院医改办要求各地学习和推广"罗湖模式"。全国 321 个分级诊疗试点城市，基于有限资源竞争与政府合法性考量，通过学习、模仿、沟通交流等方式，借鉴罗湖经验，推动辖区卫生事业的发展。至此，"罗湖模式"在内外部综合因素作用下，开始在全国推广与扩散（见图 11 - 1）。在分析"罗湖模式"创新与扩散特点的基础上，归纳总结地方政策创新与扩散机制，对于推动政策发展、研究和实践具有积极作用。

一 创新与扩散特点

（一）创新特点

1. 顺应时代要求

罗湖医改是在中央与地方政府大力倡导医疗资源与服务下沉的时代背景下进行探索的。2009 年 3 月，《中共中央国务院关于深化医药卫生体制改革的意见》提出，应从推动公立医院综合改革、促进医疗服务均等化和加强基层医疗服务体系建设等方面入手，全面推动医改工作。2013 年发布的《中共中央关于全面深化改革若干重大问题的决定》再次明确加快推进分级诊疗制度、家庭医生签约服务等改革措施的重要意义。2014 年底，为提高居民健康素养，基于现实的考量，深圳市医改办开始推动建立家庭医生与分级诊疗的试点工作。而恰在此时，面对区级医院的发展困境，罗湖区也基本确定了一个整合区内医疗卫生资源、建立医院集团、做强基层社康中心的计划。双方改革思路不谋而合，深圳市医改办与罗湖区政府共同

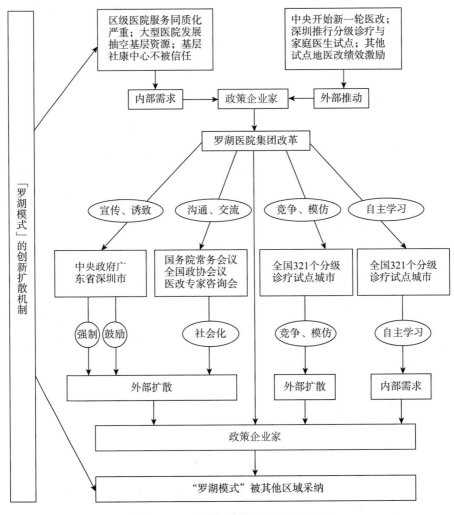

图 11 - 1 "罗湖模式"的创新与扩散

探讨，探索建立整合型卫生治理体系。

2. 直面现实

罗湖医改是在医疗资源配置不合理与基层医疗机构能力不足的现状推动下进行探索的。改革开放以来，深圳市经济迅速发展，随之而来的是居民医疗服务需要的急剧增长，大量社区医院转变为大医院，基层医疗机构的服务能力被严重抽空。加之，基层医疗机构人才匮乏，药品储备贫瘠，无力满足基本用药需求，居民对基层医疗服务缺乏信任，大小病症均流向大型医院，显著降低了就医质量与效率。与此同时，这也阻碍了大型医院转型为高水平人才培养中心与科研中心、重大疑难病症治疗中心与新技术研发中心的步伐。如何提高居民健康水平，让居民少生病、少住院；如何促进优质医疗资源下沉，提高基层社康中心服务能力，成为罗湖区迫切推动医改的内在动力。

3. 多部门协作

政府多部门协作与三医联动为"罗湖模式"助力加码。区委与区政府主要领导分别出任罗湖医改领导小组组长与罗湖医院集团理事长，以保障医改决策的协调、统一与高效。罗湖区医改办程芙蓉博士介绍道："在罗湖区多家医疗卫生服务机构都可以看到两句宣传标语。一句出自罗湖区委书记贺海涛，'对罗湖区的医疗卫生事业发展，罗湖区政府有求必应，无求也应'；另一句则出自他的搭档、罗湖区区长聂新平，'让罗湖医改找不到不成功的理由'。有这样的区委、区政府撑腰，我们的改革才可以底气足。"① 区政府还将家庭签约医生率纳入各居委会绩效考核体系，以强力推动家庭医生签约服务覆盖。改革财政补助方式为"以事定费""专项补助"，医疗卫生的财政预算尤其是基层社康中心的经费投入显著增加。区医改领导小组将居民医疗费用、健康状况、医疗服务质量和效率等内容予以量化，纳入绩效考核，并与集团领导年资薪酬相挂钩。罗湖区改革医保结算方式为"总额预付、结余自留"，利益引导形成居民健康程度越高，集团收益越大的就医逻辑，内在激励集团为维护居民健康、增进疾病预防，客观上引导优质资源基层下沉，促进分级诊疗的实现。

4. 选对执行者

谈及罗湖医改理念与措施的具体执行者，罗湖医院集团孙喜琢院长是其中的关键引路人。马兴瑞就曾表示，罗湖医改"选对了一个人"。② 孙喜琢于2014年4月就任罗湖区人民医院院长一职，在此之前已连任大连市中心医院院长13年（任职期间，医院医疗资源与诊疗规模大幅增加，其被评为"全国优秀院长"）；文化背景方面，他拥有经济学与医学双博士学历，并享受国务院政府特殊津贴。就职罗湖医院集团院长后，他着力做强基层社康中心，推进家庭签约医生服务，推进分级诊疗制度建设。不过，

---

① 来源于个人访谈资料。
② 来源于人之初杂志社编辑出版的内部刊物《罗湖为什么能》。

省医改办一位负责人说："军功章里面，还有主动革自己命的罗湖区卫计局的一份。"①

（二）扩散特点

1. 与国家理念相契合是"罗湖模式"得以推广扩散的前提和基础

2014 年 12 月，习近平考察江苏镇江市世业镇卫生院时提出，"没有全民健康，就没有全面小康"。② 2016 年，由世界卫生组织、世界银行、财政部等三方五家共同编制的《深化中国医药卫生体制改革：建设基于价值的优质服务提供体系》研究报告，积极倡导以健康作为医改的价值取向。在政策层面，中国的决策者也开始强调医改的健康导向。2015 年 3 月 5 日，国务院总理李克强在第十二届全国人民代表大会第三次会议上所作的政府工作报告中指出，"健康是群众的基本需求，要不断提高医疗卫生水平，打造健康中国"③，标志着建设"健康中国"上升为国家战略。

1996 年 12 月，中共中央、国务院在北京召开新中国成立以来的第一次全国卫生工作会议。时隔 20 年，2016 年 8 月，中共中央、国务院再次召开了规格相近的全国卫生与健康大会。会议首次明确人民健康是民生问题，也是社会政治问题，没有全民健康，就没有全面小康，要把人民健康放在优先发展的战略地位；首次提出人民健康"共建共享"的发展理念。很明显，国家意图树立"大卫生""大健康"并重的观念。2016 年 10 月，中共中央、国务院印发《"健康中国 2030"规划纲要》，从普及健康生活、优化健康服务与健康保障等方面，对健康中国的建设提出了总要求和总规划。2017 年 10 月，党的十九大报告再次承诺"为人民群众提供全方位全周期健康服务"。2019 年 6 月，国务院印发《国务院关于实施健康中国行动的意见》，成立由孙春兰副总理任主任的健康中国行动推进委员会，并出台《健康中国行动组织实施和考核方案》。

罗湖区在改革医保结算方式的基础上，将政府、医院、医生与病人四

---

① 来源于个人访谈资料。

② 顾雷鸣等：《习近平江苏考察纪实：努力肩负为全国发展探路使命》，《新华日报》2014 年 12 月 16 日。

③ 新华社：《政府工作报告——2015 年 3 月 5 日在第十二届全国人民代表大会第三次会议上》，http://www.gov.cn/guowuyuan/2015 – 03/16/content_2835101.htm，最后访问时间：2019 年 12 月 30 日。

者间的利益相结合，推动医疗服务理念从"以治病为中心"向"以健康为中心"的转变。医保结算方式的改革激励医院集团做好病人疾病预防，引导全科医生做好签约居民健康管理，使居民少生病。随之衍生出来的"宝宝手卫生"、家庭老人"防跌倒工程"、中老年人群癌症筛查、流感疫苗接种等系列健康管理服务措施，均体现罗湖区致力于打造"健康居民"、"健康城市"和"健康社会"的决心与勇气。这种为居民提供集预防、治疗和保健于一体的全方位健康保障模式，为健康中国建设积累了宝贵经验。

2. 宣传与利益诱致推动上级政府关注是"罗湖模式"得以推广扩散的诱发因子

改革后，在就医观念方面，区内居民实现从"不愿到社康"向"愿意到社康"的转变；在医疗资源配置方面，基层社康中心硬件服务设施与全科医生配备显著提高；在薪酬待遇方面，2016 年医院与社康中心医务人员薪酬待遇较 2015 年分别显著提高 25.22% 和 29.65%。从硬件设施到医务人才配置，罗湖基层社康中心的医疗能力大幅提高，在 2015～2016 年居民医疗服务满意度的评比中均排在深圳首位，分级诊疗成效开始展现。与此同时，原国家卫计委、原国务院医改办、广东省、深圳市等各级政府部门领导在各级各类工作会议中积极宣传和倡导"罗湖模式"。2017 年 1 月，深圳市政府要求在全市推广罗湖经验，并提出各区至少一家医疗集团的工作目标。2017 年，深圳市共建立 11 家医疗集团，标志着"罗湖模式"在深圳市得以全面推广。随后省医改办提出 2017 年下半年在省内推广以"罗湖模式"为代表的医联体的工作要求。2017 年 9 月，原国家卫计委、原国务院医改办举行全国医联体建设现场推进会，正式提出在全国推广罗湖经验。

3. 学习、竞争、模仿与府际沟通网络是"罗湖模式"得以推广扩散的外在因素

2017 年 3 月 30 日，深圳市举办 2017 年全市医改政策培训班，孙喜琢在培训班上介绍罗湖医改经验。2017 年 6 月 4 日，原国务院医改办发布 35 项深化医改重大典型经验，深圳市有 4 项改革入选，其中"罗湖医疗集团促服务理念转变"入选分级诊疗制度改革的典型。前有原国家卫计委主任、原国务院医改办主任、广东省省长、深圳市委书记等政府高层，多次

前往罗湖考察调研，后有国家组织全国医联体建设现场推进会，推动实地观摩学习，促进"罗湖模式"的推广。整个创新扩散过程，体现了政府间沟通网络对地方成功经验实时宣传、总结与学习的重要性；同时，同级政府、邻近政府，通常基于有限资源竞争与政府合法性的考量，学习和模仿地方成功经验。由此可看出，学习、竞争、模仿和府际沟通网络作为政策创新扩散的重要扩散机制，同样会显著影响"罗湖模式"的采纳、推广与扩散。

4. 各级政府深化医改的需求是"罗湖模式"得以推广扩散的内在动力

除受政府强制推行、诱致、竞争、学习、模仿与府际沟通等外在因素影响外，推动建立分级诊疗制度，是罗湖医改得以向全国推广的内在推动力。我国卫生健康服务提供方基本呈倒三角形分布，优质的资源、人才、充足的资金多集中于大型医院，基层医疗机构从药品供给到软硬件医疗设施均远远滞后于居民就医需求与经济发展。城市大型医院，尤其是三级医院规模扩张迅速，基层诊疗机构从服务能力到设施规模均急剧萎缩，医疗资源配置不均，居民不管病症大小多前往大型医院就医，降低了基层医疗服务质量与效率，也阻碍了大型三甲医院在承担疑难病症研究、促进高新技术研发与优秀人才培养职责上的角色转变步伐。为充分发挥基层医疗机构的"健康守门人"作用，切实提高居民健康素养，包括推动分级诊疗制度在内的医改工作迫在眉睫。"罗湖模式"在改革医保支付方式的基础上，做强基层社康中心，重视发展和培养全科医生，为推动我国分级诊疗制度的建立提供了宝贵经验。

二　创新与扩散机制

从"罗湖模式"的创新与扩散特点可以看出，地方政策创新扩散是内外部因素综合作用的结果；政策创新扩散路径，既涵盖自上而下与自下而上的层级扩散，也包括同级政府间的水平扩散；政策创新扩散过程中，强制性行政指令、利益诱致、竞争、模仿、学习和府际沟通网络是政策创新扩散的动力机制与影响因素。"罗湖模式"之所以受到青睐并全国推广，与其政策属性、政策企业家的推动及府际关系密不可分。

（一）政策属性与政策创新扩散

政策本身会显著影响政策创新扩散的速度与规模。[①] 政策属性包括政策特点、特征与性质等内容。Rogers 最早提出政策属性与政策扩散的作用关系，认为政策创新的相对优势、复杂性、兼容性、可试用性与可观察性会影响其扩散效率。[②] Clark 和 Makse 等在此基础上拓展提出，政策复杂性与实施成本对政策扩散有负向影响，而政策可观察性、相对优势与创新显著性对促进政策扩散具有积极作用。[③]

与已有政策的高度兼容性会显著促进创新政策的扩散与推广。"罗湖模式"的创新与扩散均得益于医改理念与中央和上级政府的政策导向高度契合，这也是其政策创新扩散的前提和基础。罗湖医改确立以健康为中心的服务理念，发展健康促进员、推进家庭医生签约，重视居民健康生活习惯的培养与疾病的预防、加强居民慢性病管理与个人健康档案管理，以提高百姓健康质量。罗湖以促进医疗资源基层下沉、增进居民健康为目标的医改理念与国家此轮医改目标和健康中国建设的发展理念相契合，这也是"罗湖模式"在改革与扩散之初可以获得各级政府高度关注与大力支持的主要原因。

政策实施的低成本对创新政策的推广与扩散具有积极影响。"罗湖模式"在推广与扩散中遭受的最大质疑是深圳作为经济特区，医改资金充裕，像以年薪 30 万元招聘全科医生的举措，究竟能在多大程度、多大范围上适用？如此强大财力支持下发展起来的"罗湖模式"，究竟能否在其他区域，尤其是经济欠发达试点地区推行下去？对此，政策实践者、执行者是这样答复的。广东省卫健委黄飞副主任认为，"罗湖模式成功之处不只在于财政资金投入。相反，罗湖推动'总额预付，结余自留'医保结算方式的改革，激励医疗集团从以治病挣钱为中心，向以防病省钱、提高居民健康为中心的服务理念转变，通过疾病预防与健康管理，降低签约居民

① Shipan, C. R., & Volden, C. "The Mechanisms of Policy Diffusion." *American Journal of Political Science* 52 (2008): 840 – 857.

② Rogers, E. M. *Diffusion of Innovations* (3rd ed) (New York: The Free Press. 1983).

③ Clark, J. "Policy Diffusion And Program Scope-research Directions." *The Journal of Federalism* 15 (1985): 61 – 70; Makse, T., & Volden, C. "The Role of Policy Attributes in the Diffusion of Innovations." *The Journal of Politics* 73 (2011): 108 – 124.

患病率，从而实现医院盈利。因此，越是改革资金缺乏的地方越应该推广罗湖经验，以此推动医疗机构改革动力，提高居民健康水平"。① 孙喜琢表示，"罗湖的医改投入在深圳各区中算是比较低的，但医改绩效却更为显著。成功的关键还是在于转变观念，并且罗湖以存量改革为主，增量改革主要在于做强基层社康中心。就该意义而言，'罗湖模式'是完全可复制的"。② 罗湖医改的低成本、相对优势性、绩效可观察性等政策属性，促进罗湖经验的推广与扩散。

（二）政策企业家与政策创新扩散

政策企业家通常是指掌握一定资源、拥有较强责任心、愿意参与政策决策和执行过程，并愿为此承担风险的群体。③ 政府官员、智囊团、专家学者等均可被称为政策企业家，他们往往通过组织观察团学习、政治性流动、提供决策建议与咨询、进行学术传播和交流等方式，促进创新政策的推广与扩散。政策企业家是政策创新与扩散的重要保障与推动力。在"罗湖模式"推广与扩散的过程中，官员政治调动客观上起到促进作用。"省长马兴瑞是'罗湖模式'创新与扩散的最重要推动者。"④ 深圳市医改办李创处长介绍道："2015 年 3 月，广东省委副书记马兴瑞兼任深圳市委书记，并亲自担任医改领导小组组长。这是广东省内第一个由'一把手'亲任组长的地市。他直接明确深圳市医改目标，即在推动'三医联动'的基础上，促进医疗资源下沉、服务下移。"⑤ 罗湖医改启动之初，马兴瑞就明确指出，深圳市医改未来发展方向为，以"三医联动"为突破口，促进医疗资源下沉、重心下移，推动建立诊疗制度。这为罗湖医改模式创新提供了方向指引。2016 年 5 月 19 日，马兴瑞走访考察东门社康中心时提出，应注意做好罗湖经验的总结与推广，继续做强做实基层社康中心。之后，"罗湖模式"基本形成并进入稳定发展阶段。2017 年 2 月 6 日，春节后上班第一天，已经升任广东省省长、省医改领导小组组长的马兴瑞到省医改

---

① 来源于人之初杂志社编辑出版的内部刊物《罗湖为什么能》。
② 来源于个人访谈资料。
③ 岳经纶、王春晓：《三明医改经验何以得到全国性推广？——基于政策创新扩散的研究》，《广东社会科学》2017 年第 5 期。
④ 来源于个人访谈资料。
⑤ 来源于个人访谈资料。

办拜年时特别指出,"推动分级诊疗、家庭医生签约服务、三医联动是医改的发展方向,罗湖的模式完全可以推广"。[①] 也正是在他的倡导下,自2017年下半年开始广东省全面推进"罗湖模式"。

医改智库通过政策建议与决策咨询推动试点经验推广。国务院医改咨询委员会委员曾益新院士曾实地观摩学习"罗湖模式",并在经济发展和民生改善座谈会上向李克强总理推荐介绍罗湖经验,推动了中央层面对此的重视与关注。中国工程院院士钟南山、孙颖浩等专家学者在实地调研基础上提出的政策建议、意见也促进了罗湖经验的推广与扩散。[②] 可见,政策企业家是"罗湖模式"创新扩散的重要主体与推动力。

(三) 府际关系与政策扩散

府际关系既指政府间由中央、省、市、县、乡五级政权构成的正式层级关系,也涵盖政府间非正式沟通网络的内容,如市长协会等。基于府际关系视角,政策创新扩散实质上是地方创新政策从一个行政区推广到另一个行政区的过程。其中,在正式层级关系下,政策创新的扩散主要受政府规模、资源和权力等因素影响;在非正式关系下,创新政策的扩散水平则主要受制于政府间沟通频率与沟通方式。

各级政府的重视与政府多部门的协同作战共同推动罗湖医改的创新与扩散。在短短两年多内,"罗湖模式"实现了从地方创新政策到全国医改经验的转变,中央和地方政府的支持与协同推动是其得以迅速推广的重要因素。孙喜琢一再表示,"罗湖医改成功不只是资金的问题,改革更是一个系统的多部门联动的工程,罗湖医院集团之所以能成功并扩散开来,与强有力的政府支持分不开"。[③] 实施改革以来,国家、省、市的医改、卫生、人社部门以及中共深圳市罗湖区委与区政府等对罗湖医改表示关注与支持,坚定了"罗湖模式"创新的信心与决心。区委、区政府建立了协

---

① 来源于广东省卫生健康委网站。
② 浙江大学顾昕教授认为罗湖医改的经验在于采用了总额预付制,理顺了国家、医院、医生与患者间的关系。复旦大学黄葭燕教授称,罗湖医改中以预防为主的做法,实质更是一个大健康概念,罗湖医联体建设为公立医院改革提供了较好的改革思路。中山大学申曙光等教授均肯定了罗湖医联体在推动我国卫生体系重构与再造中的重要作用,主张重视全科医生的培养,促进家庭医生签约服务,提升基层医疗机构服务质量。
③ 来源于个人访谈资料。

调、高效的政府办医决策机制；区政府将家庭医生签约率纳入各居委会绩效考核指标体系；人社部门实行医保基金"总额管理、结余留用、合理超支分担"的激励机制；财政部门实行"以事定费、购买服务、专项补助"的财政补助方式，为罗湖医改注入资金支持；卫生健康部门将居民健康状况、医疗服务质量与服务效率等纳入绩效考核机制，考核结果与集团领导班子的年薪挂钩。多部门协同作战，形成"三医合一"机制，助力推进罗湖医改创新。同时，官员的政治性调动与各级政府的协同推动促进"罗湖模式"的扩散。随政府官员职务调动而改变的是权力与资源的变化，加之官员绩效考核要求，关键领导者职务的向上调动成为"罗湖模式"在短时间内得以扩散与推广的关键因素。

第五节　结论与讨论

地方政府先行试点推动政策创新实践，并实现改革经验"以点带面"的全面扩散，是我国政策创新扩散的主要形式及推动我国经济社会发展的重要因素①。深圳作为改革开放的桥头堡，在做强基层社康中心、发展家庭医生、改革医保结算方式等促进分级诊疗制度建立方面积累了成功经验。自2015年2月正式启动试点，到2017年9月经验的全国推广，"罗湖模式"在短短两年多的时间里实现了由地方性创新政策向全国性经验发展的转变。"罗湖模式"受到全国青睐的同时，我们也发现"罗湖模式"扩散并不像想象中那么容易，即便是在深圳市，拥有扩散的地缘便利性，至今也没有出现基本类似的第二个"罗湖"。新事物往往让人产生不安和抵触。而现存的权力机构常常是最反对改革的。②

本章首先基于文献研究与政策实践，构建包括政策创新与扩散、内部需求与外部推动、层级扩散与水平扩散在内的，受学习、竞争、强制、诱致、模仿与沟通网络等多种动机因素共同作用的理论分析框架。其次，以

① Heilmann, S. "Policy Experimentation in China's Economic Rise." *Studies in Comparative International Development* 43 (2008): 1 – 26.

② Roberts, M., Hsiao, W., & Berman, P. et al. *Getting Health Reform Right: A Guide to Improving Performance and Equity* (Oxford University Press, 2008).

"罗湖模式"的创新与扩散为例，梳理地方政策创新扩散的动力、机制与影响因素，并在总结政策创新扩散特点的基础上，提炼地方政策创新扩散成功的一般经验。研究结论对于促进政策理论发展、指导政策创新实践具有积极意义。

本章基于政策创新扩散理论，分析"罗湖模式"的创新与扩散过程，在探讨罗湖经验创新扩散机制的同时，归纳出地方政策创新扩散成功的一般性经验。研究发现有以下几点。首先，政策创新扩散是政策创新性的扩散，政策创新扩散包括政策创新与政策扩散两方面内容。其次，政府政策的创新与扩散，是外部环境与内部发展需求共同推动的结果，而其扩散路径，既包括自上而下与自下而上的层级扩散，也涵盖同级关系的水平扩散。再次，强制性行政指令、利益诱致、竞争、学习、模仿与沟通网络是政策创新扩散的主要动力；因创新扩散主体与创新扩散模式差异而存在不同的动力组合。最后，政策属性、政策企业家与府际关系贯穿政策创新与政策扩散的始终，是影响政策创新扩散的关键因素；低成本、高兼容性、可观察的政策属性，政策企业家政治性流动与强力推动，以及各级政府的协同合作会显著推动地方政府的政策创新与扩散。本章基于罗湖典型案例归纳可能的政策创新扩散机制，在研究结论的普适性方面可能存在一定不足，进行多案例研究与实证分析是未来政策创新扩散研究的努力方向。

第五部分

结　论

数十年来，许多国家政府都在致力于卫生治理体系的改革，但许多改革的努力结果却不尽如人意。[1] 患者依旧抱怨糟糕的服务，医生依旧抱怨工资低、工作压力大，政府部门依旧抱怨医疗财政支出不断上涨。中国也存在这样的困难。

"话说天下大势，合久必分，分久必合。"中国卫生治理体系经过前30年的独立试验政策选择之后，到了需要进一步整合才能更好地发挥最大功效的时候了。整合涉及两个或更多的外部知识源与自身的话语和政策之间的融合，而不是仅仅适应一个外部的知识源或者自身条件的过程，需要从整个卫生治理体系出发考虑问题，避免"头痛医头""脚痛医脚"。关键问题就是如何实现整合，以实现制度内外和体系内外的协调和均衡。

整合可以从横向和纵向两个层面进行。整合的内容包括制度整合、功能整合、认同整合和体系整合等。在横向方面，以三明为代表的地方试点，突破部门利益限制，整合"碎片化"行政管理机构职能。就狭义而言，横向整合可以实现卫生筹资方和卫生服务提供方的内部契约化，有利于形成激励相容，降低交易成本。就广义而言，把健康融入一切政策制定过程，就是把卫生服务体系变成健康服务体系，是更大范畴的横向整合。在纵向方面，"三医"各自需要进行纵向整合。就医疗而言，组建医疗联合体，三级卫生服务网络促进分级诊疗，融合公立医院与基层医疗服务机构，提供一体化、均等化的卫生服务。融合医疗机构与公共卫生机构、养老机构，提供疾病预防、健康管理的连贯性健康服务，对供给侧服务进行纵向整合，真正做到以健康为中心。就医保而言，医保统筹层次由县级到市级，城乡的差距逐步缩小，逐步实现省级统筹乃至国家层面的统筹。在医药方面，药品集中采购层次由市级走向省级，由集中采购走向分类采购及国家药品谈判，纵向整合的层次也在不断提升。沿着这个路径，以"整合式"推进健康中国"普惠型"福利体制的建立，就可能最终达到整体上协同有效的卫生治理状态。

本部分主要是对全书进行总结，并尝试对公立医院改革提出政策建议。

---

[1] Roberts, M., Hsiao, W., & Berman, P. et al. *Getting Health Reform Right: A Guide to Improving Performance and Equity* (Oxford University Press, 2008).

第十二章 试点的经验、启示及问题

第一节 主要经验：基于三明和深圳的实践

长期以来，中国卫生健康服务供给主体都是公立医院，而公立医院管理体制无论从宏观还是微观角度看都存在政事不分、效率低下的问题。基于此，在中国新一轮医改第一阶段（2009～2011 年），政府提出"推进公立医院改革试点"为五大重点任务之一，要求改革公立医院管理体制和运行、监管机制，提高公立医院服务水平。但真正试点一直拖至 2012 年才开始。在此语境下，目前中国关于医改现状及问题探讨的研究焦点基本上都集中于公立医院，而公立医院在医药关系、卫生行政管理、医疗服务提供中的特殊性与重要性，更加凸显了公立医院改革的迫切性。公立医院作为供给侧结构性改革主体，要重点建立和健全现代医院管理制度，提供优质高效的卫生健康服务。可以说，公立医院在医改中担负着崇高的历史使命。而公立医院最难逾越的关卡又是体制、机制的改革。当下的难点也正是卫生治理体系不健全以及政府卫生治理能力孱弱所导致的，而应对的关键则是如何通过政府和市场的方式进行要素整合。

从医改政策框架的确立到其实现是质的飞跃，需要依靠医改政策的有效执行来完成。2009 年出台的新医改方案确立了此轮改革的整体方向和路线。这是医改的"道"。然而，医改政策实施的质量、效果和效益如何，尚需执行者的创新和创造。这是医改的"术"。政策意义的"术"主要是政策工具及其选择。政策工具是实现政策目标的基本手段。20 世纪 70 年代后西方国家面临政府失败（政府危机），其原因"不在目的而在手段"。① 可见，政策工具选择对政策目标实现的重要性。因此，从某种意义上说，政策工具的选择是医改能否成功的关键。

中国决策者一直善于利用各种形式的试点进行学习和获取必要的经验和教训，调整政策目标和政策工具以回应不断变化的社会制度环境，从而形成高适应"中国模式"。② 改革开放以来的中国卫生政策试验经验和教训说明，这是一个不断"试错"的过程，也是一个连续、渐进的政策学习过程。特别是近年来，随着地方政策试验式改革局限性日益突出，中央对需要重点推进的改革任务和关键领域的认识越来越清晰，并且不断加大改革的顶层设计力度。不难发现，福建和广东两省的公立医院综合改革试点充分体现了顶层设计的思路。福建和广东两省均坚持"保基本、强基层、建机制"，由农村到城市、由试点到全面、由单项到综合，形成"百花齐放春满园"的公立医院改革局面。全部取消药品耗材加成，"同城同价""一院一策"等财政补偿和价格调整政策效应逐步显现。以取消药品耗材加成和医疗价格调整为突破口，公立医院管理体制、运行机制、价格机制、医保支付、人事薪酬分配制度等改革同步推进，现代医院管理制度建设步伐加快。住院医师规范化培训制度全面建立，全科医生培养力度不断加大。城乡居民医保人均财政补助标准不断提高，医保支付方式改革逐步推开。药品采购制度改革不断完善。全民健康信息化总体框架基本建立，信息化支撑作用明显增强。当然，两省医改核心亮点更多的是在政策试点，其间也在不断地反复"试错"。特别是两个自带"改革基因"的移民城市三明、深圳，在卫生健康领域涌现出诸多改革创新，也为全国医改提供了"三明模式""深圳智慧"。深圳可谓是中国医改界的先驱，三明更堪称"中国医改界的小岗村"。两地之间也不是互相排斥，而是充分的彼此借鉴学习。比如，三明市医改办吴依娟就透露，当地推行的医共体模式，实际上此前还借鉴了深圳罗湖等地经验，并在此

---

① 戴维·奥斯本、特德·盖布勒：《改革政府——企业精神如何改革着公营部门》，周敦仁译，上海：上海译文出版社，1996。

② 王绍光：《学习机制与适应能力：中国农村合作医疗体制变迁的启示》，《中国社会科学》2008 年第 6 期。

基础上，结合多数县域规模小、人口少的实际，探索出了具有三明特色的以总医院的形式开展县域医共体建设的道路。① 卫生政策试验涉及公民与政府关系的调整，其实质就是试图在国家－社会关系中重新划分医疗卫生服务和健康照顾等责任，② 转变现存的卫生资源分配价值及其格局，并最终扩大国家卫生健康服务范围，提高卫生治理能力。中国卫生治理体系改革是提升卫生治理能力和走向卫生治理体系现代化必须迈过去的槛。迈不过去，卫生治理能力和卫生治理体系现代化就会成为无源之水、无本之木。

本书既从公平与效率视角去评估研究某项具体政策措施效果，也从博弈论视角来看政策过程，还从政策创新和扩散视角进行分析，发现两省省级政府充分借鉴了地方试点的经验。三明、深圳等地的试点经验说明，在中国的特殊国情下，只有"三医联动""三保合一"，才能够顺利、高效推进医改。③ "三医联动"本质上是为了解决医改中遇到的一个共性问题，即部门之间各自独立运作，甚至利益冲突及由此导致的卫生政策碎片化。甚至可以认为，医保鼓励医院以个体为单位进行充分竞争，通过竞争来倒逼医院改善服务。医疗希望以医联体形式，依靠控制和垄断医疗资源、筹资来改善服务。医药追求市场利润行为，不断受制于医保、医疗的政策变化。三者的需求和出发点不一样。

整合是治理的基础，治理促进整合。④ 2016 年中国政府提出了新时期卫生与健康工作方针——"将健康融入所有政策"。"健康的决定因素是多维度的，医疗卫生服务只占 10% 左右。"⑤ 这一判断为"将健康融入所有政策"的政策提供了很强的科学依据，也印证了居于主导地位的政府各个部门都要从上到下协同合作，以横向整合的思路，以系统治理的方向致力于解决复杂的卫生问题。在教育、医疗等公益性领域，如果公有制

---

① 吴绵强：《紧密型医联体 福建三明的医改探索》，《时代周报》2017 年 9 月 12 日。
② 王春晓：《三明医改：政策试验与卫生治理》，北京：社会科学文献出版社，2018。
③ 那非丁：《深化医改正当时——"三明模式"的启示》，《求是》2015 年第 7 期；李玲：《中国新医改现状、问题与地方实践研究》，《中国市场》2014 年第 32 期。
④ 杨燕绥、胡乃军、赵欣彤：《以城乡居民医保整合为起点构建综合治理机制》，《中国医疗保险》2016 年第 4 期。
⑤ Marmot, M., Friel, S., & Bell, R. et al. "Closing the Gap in a Generation: Health Equity through Action on the Social Determinants of Health." *The Lancet* 372 (2009): 1661 - 1669.

经济不占主导地位，就谈不上社会公平。这里，三明是一个典型案例。在资源、技术等增加有限的情况下，三明市注意具体试验政策措施的先后顺序，通过腾空间、调结构、保衔接的"三医联动"，调整利益格局和价值重塑，克服制度环境制约，促进各方利益主体联动，协调了医疗、医保和医药等各方主体之间的关系，实现了横向整合。特别是赋权医保履行医疗保障制度重要主体和载体的责任，发挥其保障患者、收集医药信息的重要作用，实现和患者的合理"共谋"，充分利用信息化手段消除医疗信息不对称弊端，提高医疗服务供给水平和质量，降低用药成本，有效化解"看病难""看病贵"难题，也可以弥补落后地区政府财政投入不足的困境。

2017 年，中国政府开始从国家层面强推多种形式的医联体建设试点，试图突破大医院和小医院单独提供服务导致整体低效率的格局，整合区域内卫生资源。而这种纵向整合，并不是强调政府的强制性干预，不是行政主导的"包办婚姻""拉郎配"。这是要各级政府把一些重要的决策权让渡出来，但又要创造把事权、人权、财权结合起来的机制，引导各级各类医疗机构"自由恋爱"，这也包括医疗机构和其他与健康相关的机构，比如和养老机构的医养结合，形成利益共同体。以深圳罗湖医院集团等为代表的"医疗 + 医保""横向整合"改革，加上医疗联合体的医疗"纵向整合"（医联体内的上下级医疗机构联动，如上下转诊）＋医保"纵向整合"（医联体内部的医保统筹，如打包付费）有机结合后，整合的效果将更为明显。这在某种程度上实现了健康的"包产到户"，将患者这个"户"的"长期"整体健康状况承包给医疗集团，由其负责，从而实现责权利的捆绑。这些年来，中国的卫生体系一直缺少专门为公众健康负责的专业机构，没有机构愿意具体承担健康的"包产到户"职责。

这些年，总会有人拿三明医改与深圳医改做比较。甚至在有些人眼里，"它们一个是政府主导'集权派'的代表，一个是市场主导'放权派'的典型"。而事实上，不应该用二分法，片面地、极端地把市场和政府两者对立起来。三明和深圳都是年轻的移民城市，利益关系或许相对单纯一些，都自带"改革基因"。三明和深圳试点成功的共同点都是主要依靠医疗、医保充分横向和纵向整合，甚至可以说是两者合一，进而有效地引导医药配合（见表 12-1）。当卫生健康服务市场契约不完全程度很高时，可以考虑采用统一型的政府主导下的整合；当卫生健康服务市场契约不完全程度很低时，可以考虑采用协调型的市场主导下的整合；当卫生健康服务市场契约不完全程度既不是很低也不是很高时，可以考虑采用结合型的社会主导下的整合。到底哪一类型的整合适合不同阶段、不同卫生体系的实际，只有再次通过试验的方式，才能寻找到充分发挥政府、社会、个人的作用的平衡点，最终构建一个主体多元化、方式多样化、内容丰富化、结构合理化的整合型体系，实现有效的卫生治理。比如在人才培养方面，有人批评"深圳市在全国到处挖人"，有人造谣说"三明的医生都走光了"。"医生荒"是一种全国性现象，第三方医院管理咨询顾问张翠微认为，"三明是一个欠发达地区，人往高处走，医生流向经济发达的地区是自然现象，流出的人才肯定不是只有医生这个群体"。[1] 由于医学人才培养成本高、周期长，我们将不可避免地遇上供给总是赶不上需求的困境。事实上，三明市的医生流入数量远高于流出数量。这一现象在深圳表现得却更加明显。深圳市虽然经济发达，但与同为一线城市的北上广相比，短短几十年发展起来的深圳在医疗人才培养和医院学科建设上存在巨大的差距。因此，深圳市积极推行人事薪酬综合制度改革，建立政府主导下以医生自由执业为基础的市场化的人力资源市场，这是一种有序的可控式竞争。张翠微认为，"在经济欠发达地区采用三明医改模式（紧密型医共体：总医院）结束无序竞争，通过它（构建紧密型医联体）防止基层医疗系统崩盘是有现实意义的。这是保存量的需要。与此同时，在经济发达地区采用深圳可控式有序竞争机制，用市场竞争的力量进一步推动医学技术的发展，提升医疗服务的生产力水平。这是做增量的需要。因此，这两种路径迥异的医改模式之间并不是非此即彼的，可同时在不同经济状况、不同基础条件的地区各自运作，最终携手达成医改目标，解决'看病贵、看病难'问题"。[2]

---

① 来源于个人访谈资料。
② 来源于个人访谈资料。

表 12 – 1　"三明模式"与"深圳模式"之异同点

	三明	深圳
城市特征	新中国成立后的移民城市	改革开放后的移民城市
经济社会水平	欠发达，四线城市	发达，一线城市
要素资源	资金、医疗技术、人才等资源均不足；较为封闭系统，要素较难流动	资金充足，医疗技术、人才等资源不足；开放系统，要素流动快
体制机制改革	以体制改革为主，机制改革配合	以机制改革为主，体制改革协同
作用机制	在政府主导下，"腾空间、调结构、保衔接"	在政府引导下，充分发挥个体活力，以市场机制配置资源
政府主导	市委"一把手"工程，全市"一盘棋"整体推进；一个领导分管三医；政府承担六大项投入；重点监控辅助用药等	市委"一把手"工程，"多点开花"充分发挥个体能动性；医院零债务
市场机制	"限价采购"、招采合一、量价挂钩；"一组团、一包干、两确定"机制	两个药品采购平台；"总额管理、结余留用、合理超支分担"机制；"以事定费、购买服务、专项补助"机制等
政策企业家	一位耀眼医改明星：詹积富	马兴瑞，以及一批熟悉医改的政策推行者：罗乐宣、孙喜琢等
政策扩散	全国扩散	全国扩散
改革启动时间	2012 年，改革启动时非国家级试点城市	2012 年，改革启动时为国家级第一批试点城市
整合顺序	先横向整合，后纵向整合	在纵向整合中，融入横向整合
整合路径	政府→医药→医保→医疗	政府→医疗→医保→医药
政府整合典型	三明市医疗保障局（中心）	深圳市公立医院管理中心
医保整合典型	三保合一，市级统筹，国家 3 个实施 C-DRG试点城市之一	三保合一，市级统筹，国家 3 个实施 C-DRG试点城市之一
医药整合典型	药品采购"三明联盟"、"两票制"	深圳药品集团采购（GPO）；国家"4 +7"试点城市之一
医疗整合典型	县域总医院	城市医院集团；"先全科、后专科"制度；"打包"收费；互联网医院
代表医院	尤溪县总医院	罗湖医院集团、香港大学深圳医院
国际组织作用	世界银行将向中国政府提供 6 亿美元贷款，定向用于支持福建、安徽两省全面推广三明医改经验	世界卫生组织公报（Bulletin of the WHO）推荐
制定和颁布法规	无立法权，国家政策文件推广	全国首部地方性医疗基本法规——《深圳经济特区医疗条例》

	三明	深圳
上榜政策代表	"三医联动"构建运行新机制、实行药品流通"两票制"、医院管委会大"集权"、成立医保管理委员会 4 项改革措施	罗湖医院集团、公立医院管理中心、财政投入机制、综合监管体系 4 项改革措施

整合涉及利益的调整、蛋糕的重新划分。中国（海南）改革发展研究院院长迟福林指出，"有的部门固守自身利益，不愿触及有关利益，而且观念上的障碍比较多"。[①] 改革开放以来，由于缺乏实质的干预工具和经济杠杆，与医疗业务有关的卫生行政部门实际处于弱势地位。[②] 而协调推动此轮改革的原国务院医改办主任一职由卫计委副部级官员担任，要协调中央编办、财政部、发改委、人社部等正部级强势部门，难度可想而知。尽管原国务院医改办克服重重困难出台了一系列相关的配套文件、法规、法律，但似乎始终难以打破中央部委的利益格局。最为典型和明显的是，新农合、城镇职工医保和城镇居民医保仍然分别由卫计部门和人社部门管理，分属不同的主管领导。这就经常导致两个部门会因为各自利益、立场，在工作中互相推诿、扯皮，效率低下。部门归属问题一直是三大医保整合迟迟未能如期实现的主要因素。早在 2013 年，《国务院机构改革和职能转变方案》就曾提出在 2013 年 6 月底前完成城镇职工医保、城镇居民医保、新农合的职责整合。国务院印发的《深化医药卫生体制改革 2013 年主要工作安排》也提出整合三项基本医保的管理职责。之后，国务院在历年医改工作任务安排中均有研制整合城乡医保管理体制改革等类似文字表述。然而，一些缺乏创新动机的地方政府和部门也仅仅是完成改革的最低要求[③]，只"听见打雷，不见下雨"。例如，人社部门担心"三明模式"的扩散会导致自己失去医保统一管理权，因而对政策创新扩散采取"不配合""不参与"的态

---

① 夏冠男：《中国改革：在利益调整中破冰前进》，人民网，http://legal. people. com. cn/n/2013/1108/c188502 - 23472736. html，最后访问时间：2019 年 12 月 30 日。

② Hsiao, W. C. "The Chinese Health Care System: Lessons for Other Nations." *Social Science & Medicine* 41 (1995): 1047 - 1055.

③ Florini, A., Lai, H., & Tan, Y. *China Experiments: From Local Innovations to National Reform* (Washington DC: Brookings Institution Press, 2012).

度。① 从人社部前高官的有关言论中，我们也可以看出该部门对于"三明模式"的立场。② 不少处于改革一线的政府官员表示，"其实也未必是各省都不想改革，这里面来自中央主管部门某些条口机关的阻力尤为明显。每个部委都有自己的立场、利益。一旦涉及体制方面的改革，省里有关部门总以国家部委或者上位规章制度不允许为由不配合改革"。③ 2018 年借鉴三明做法成立的国家医疗保障局，推出国家层面药品谈判、五保合一的医保目录、取消地方目录增补权限等政策措施，无不凸显了整合的痕迹。

同样地，药品集团采购组织（GPO）模式备受青睐，源自其以信息技术为支撑，可以通过整合订单、优化供应链来实现降药费、控流程、提高采购效率、节约成本等方面的效果。2016 年 8 月，深圳市开始 GPO 改革试点。但有业界认为，这是通过行政权力垄断市场，排除、限制竞争，剥夺公立医院采购自主权，僭越限制药品生产经营企业作为市场主体的自主经济行为。"根据企业和行业协会反映，国家发展改革委会同广东省发改委，对深圳市卫计委在推行公立医院药品集团采购改革试点过程中，涉嫌滥用行政权力排除限制竞争的行为进行了调查。经查，深圳市卫计委存在以下违反《反垄断法》的行为。"④ 国家卫健委下属的《健康报》则认为，

---

① 应亚珍：《福建医改的示范效应》，《中国卫生》2016 年第 4 期。

② 原劳动和社会保障部负责人就曾多次刊文公开批评三明做法，"会直接冲击基本医疗保险的制度安排"。"就有那么为数不多的威权人士，偏要置常识、通识、规律和不争的现实成就于不顾，固执己见，刚愎自用。他们看到由社会保障部门统管各项基本医疗保险已成必然趋势，而'一手托两家的一肩挑'的体制梦已是'落花流水春去也'，但仍于心不甘，于是又脑洞大开，另起炉灶，虚妄地设想一个所谓'第三方'机构管理基本医疗保险。如'××模式'那样，撇开社会保障部门，另设一个与财政部门'合署办公'的'医保管理局'，或者交给商业保险公司管理；或者成立一个'大健康委员会'，把医疗、医药、医保全管起来，等等。""坚守由社会保障部门统管包括医疗保险在内的各项社会保险事务的现行体制乃是符合客观规律的'人间正道'，任何形式的另起炉灶的想法和做法都是倒行逆施、有百害而无一利的瞎折腾，是不会有什么生命力的，也是根本行不通的。必须警惕，必须防范，必须打住！"详见《中国医疗保险》2014 年第 12 期和 2016 年第 8 期。

③ 来源于个人访谈资料。

④ 国家发展改革委：《深圳市卫计委承诺纠正公立医院药品集团采购改革试点中滥用行政权力排除限制竞争行为》，国家发展改革委网站，http://www.ndrc.gov.cn/gzdt/201704/t20170407_843758.html，最后访问时间：2019 年 12 月 30 日。公告认为：国家发展改革委会同广东省发改委，对深圳市卫计委推行公立医院药品集团采购改革试点进行调查，认定其违反了《反垄断法》"行政机关和法律、法规授权的具有管理公共事务职能的组织不得滥用行政权力，排除、限制竞争"，"行政机关不得滥用行政权力，限定或者变相限定单位或者个人经营、购买、使用其指定的经营者提供的商品"等规定。

"市场化 GPO 模式难以直接套用"①，表示对深圳做法的支持。一位深圳市医改办人士介绍说："今年（2017 年）2 月，深圳市在一系列沟通无效之后只能无奈接受国家发改委的结论，并采取了灵活的'自我纠错'的办法。文件上允许医院可以在深圳 GPO 平台采购，也可以通过省平台采购。在实际运作中，大多数医院仍然选择照旧运行。应该说，深圳这些年风靡全国的罗湖模式、GPO 等一系列重大举措的背后，多亏了有市委书记马兴瑞的支持。"② 借鉴深圳市罗湖区的做法，2019 年 7 月，国家在 118 个城市开展城市医疗联合体建设试点，共建"治已病"与"治未病"协调配合的疾病控制模式。

从三明和深圳经验的政策扩散可以看出，在利益博弈中，改革面临艰难推进。政策企业家在此过程中发挥了至关重要的作用。在詹积富、马兴瑞等政策企业家的力推下，三明市和深圳市努力通过一系列制度性措施克服来自不同利益阶层的阻力，从而实现对社会利益结构的规范、协调和机制性调整。在卫生健康领域这一利益博弈的"深水区"改革，需要积蓄动力，凝聚共识，更需要调动和整合全社会支持改革的力量，才能形成强大合力，打破现有利益格局。我们相信，中国行政管理体系具有独特的政治优势，可以通过政策制定过程强化顶层设计和总体安排，建立多主体、多层面的利益表达机制、利益整合机制。可以说，福建、广东两省特别是三明市和深圳市的卫生健康领域改革正在努力超越狭窄的部门视野，与其他各个领域的改革通盘考量，齐步推进。"全球医疗界的两大顽疾是医疗水平参差不齐和就医成本居高不下，需要用最低的成本实现最佳的治疗效果，实施价值议程整体战略，这是卫生健康工作的未来趋势。"③ 因此，我们研究发现，横向整合、纵向整合都是卫生治理的基础，卫生治理促进卫生体系整合。运用强大的国家能力进行卫生治理，用制度体系的力量推动卫生健康事业发展④，这是中国目前正在探索的一条非西方的实现卫生治

---

① 刘志勇：《GPO 背后的药品采购纠葛》，《健康报》2017 年 4 月 11 日。

② 来源于个人访谈资料。

③ 载于《医改：该这么改》，《哈佛商业评论（增刊）》，杭州：浙江出版集团，2016；迈克尔·波特：《医改大战略》，北京：中信出版社，2013。

④ 李红梅：《来一场健康服务供给侧改革——共建共享我们的"健康中国"》，《人民日报》2019 年 8 月 19 日。

理的道路。这也充分说明了中国大国转型经验对于理论发展的重要性。

当然，由于改革的深刻性、复杂性和艰巨性，公立医院改革不是"昙花一现"，也不可能"一劳永逸""一了百了"，只能是渐进改革，"摸着石头过河"仍然非常具有生命力。[①] 为了配合新的试点内容，实现新的试点目标，试点正在经历一个由单一向多样、单项向综合、局部向全面、割裂向整合的演变过程。各地试点结合自身社会经济发展特点，运用政府、市场、社会等手段，试点的前瞻性、整体性、综合性、规范性、技术性和系统综合性程度也越来越明显，对试点的统筹能力也越来越强。在充分借鉴前期"试错"经验的基础上，卫生政策试验其实是为了突破现有制度障碍而进行的"试对"。

第二节　几点启示

关于三明医改与深圳医改的争鸣，其实并不始于今天，而是一直存在。这些并不奇怪，如果不能透过现象看本质，那改革就只能是这样。医改争论不会因为主流媒体和高层认可而息声，也许在全国推行过程中还可能有更多争议。事实上，从三明和深圳两市的医改实践来看，医疗卫生事业发展中的突出问题只有通过改革的办法才能得到解决。要实现健康中国的战略，保障人民的健康权，根本途径在于深化医疗卫生体制改革，充分激发医疗卫生事业发展活力。其中，最重要的是要重点解决好以下两个问题。

一要厘清政府与市场的关系，明确政府在提供基本医疗卫生服务方面的主体责任。必须明确政府管医疗卫生，主要管什么、怎么管，把握好哪些权力可以放、哪些权力不能放。关键节点就是政府怎样从以办医院为主转到以管医院、管医疗、管民众健康为主；管医院也要从管具体事转到管规划、管医疗资源均衡分布、管政策、管公平、管执法。按照"保基本、强基层、建机制"的基本原则，明确政府在制定政策、设计机制体制、行业监管和运用公共财政重点保障基本公共医疗服务的主体责任，对群众的

---

① 徐晓波：《政策试验：顶层设计阶段的考量》，《湖北社会科学》2015 年第 2 期。

基本医疗卫生需求尽力而为、量力而行，使保基本医疗服务与经济社会发展水平相适应。同时，还要发挥市场在社会医疗资源配置中的决定性作用，激发社会活力，鼓励社会办医，支持社会资金参与公立医院改制重组，形成政府"保基本"、市场"满足多层次和多样化需求"互相补位、融合发展的新局面。

二要在明确政府主体责任的基础上，深化医疗卫生关键环节的体制改革。着力深化医疗保障、医疗服务、公共卫生、药品供应以及监管体制等领域的综合改革，打破机制体制束缚，着力在医院管办分离、县镇医疗卫生机构一体化管理、促进社会力量办医、公立医院改革、医保支付制度改革、保证基层用药等方面取得重点突破，激发医疗卫生事业发展活力，加快构建起覆盖城乡居民的基本医疗卫生服务体系。国家行政学院副教授胡薇认为，深圳市"财政增加投入不是'愣'投入，而是通过建立科学的、杠杆式的补偿机制撬动资源，引导服务方式变革"。①

在碎片化行政体系下，各地各级政府以及每一级政府内部各部门间的利益认知，对政策试点的进度和广度具有主导性的影响。一项成功的政策创新及扩散需要来自府际及部门间的协调以及在协调中的"付出"与"妥协"。两市经验表明，不打破发改、卫计和人社等部门的利益分割，难以实现政策创新和扩散。特别是三明市医保局的成立，破除了原先的部门利益，既有"破"又有"立"。需要指出的是，三明市和深圳市的医改虽然走在全国的前列，但其在全省、全国的政策扩散过程也呈现不平衡不充分现象，不少地方改革进展仍相对落后。即便同为欠发达地区或者发达地区的公立医院，一些医院在进行改革后各方面都取得长足进步，但另一些医院的发展却举步维艰。

总结而言，三明和深圳两市的实践对全国医改的推进有以下几点启示。

一是提升医疗服务能力是决定改革成败的关键一招。医务人员薪酬制度的完善有利于把改革红利真正转化为医务人员的合法收入和患者的福利。一些县级医院院长表示，医生是医院的核心竞争力。综观一些发展得

---

① 闫龑：《深圳医改观察（上）：开放思维引领深化医改方向》，《健康报》2016 年 8 月 8 日。

好的医院，一个医疗技术精湛的医生可以带动形成一个优秀的医疗团队，更能聚集一批优秀的医生，甚至可以支撑起一座医院的发展。如广东省高州市人民医院狠抓医疗技术服务能力建设，可以开展开颅手术、心脏手术等，已具备疑难杂症的收治能力，县域内住院率稳居全省第一，吸引了周边市县甚至是邻近的广西患者前来就诊。① 而对于县级公立医院的改革而言，目前最缺乏的就是各类优秀医疗技术人才，合理引导省市级优秀专业技术人才下沉到基层医院开展"传、帮、带"，有利于全面提升基层医疗技术人员的能力和水平，将患者留在县域内就诊，实现"大病不出县"的目标。复旦大学教授黄葭燕认为，"病人为何不去社区看病，而要去挤大医院？最大的原因就是不信任社康"。②

二是财政要承担起改革的必需成本。卫生总费用上涨过快，根源在于公立医院的补偿制度这个关键问题尚未得到解决。公立医院没有"定心丸"，只能在逐利性轨道上运行。医院的发展固然主要靠发挥自身的主观能动性，以服务取胜，但不可否认的是，财政的支持对于本身经营能力尚不强的县级医院而言，会起到雪中送炭的效果。三明经验也证明了，政府对医疗机构补助的增加有助于控制医疗费用。③ 改革需要成本，县级公立医院改革主要集中在欠发达地区，部分医院本身发展已经非常艰难，如果仅仅依靠医院自身或者当地财政承担改革成本，可能只会"雪上加霜"。在这样的情况下，政府尤其是省级以上政府需要承担起办医责任，比如在改革开始的几年过渡期内加大财政支持力度。否则，"羊毛出在羊身上"，改革的成本最终会转嫁到患者头上。

三是高度重视医院院长等政策企业家的改革引领作用。"火车跑得快，全靠车头带。"卫生体系中的许多人实际上并不想改革体系、提高绩效，他们想要的是提高自己的收入或者获得权利。在这种背景下，改革倡导者就必须付出巨大的努力，冒很大的个人和职业风险。对于医院而言，只有拥有一位具有改革创新精神、善于经营管理的院长，才能建立起好的机

---

① 来源于广东省医改办提供资料。

② 向雨航：《看病更方便！深圳将再增 600 家社康中心》，《南方日报》2017 年 9 月 4 日。

③ 刘凯、和经纬：《"补供方"与"补需方"对医疗费用的影响比较——基于三明市新医改的实证研究》，《北京行政学院学报》2017 年第 6 期。

制，吸引更多人才，提升服务能力。以广东省阳江市阳西县人民医院为例，作为处于欠发达地区的一家县级公立医院，2009 年以前，该院是一家业务收入约 500 万元、濒临倒闭的医院。① 2017 年，通过公开选配新院长，组建县域总医院，一年内县域住院率提升了 7 个百分点，药占比从 43.8%下降到 24.3%，人均门诊费用从 157 元下降到 137 元，人均住院费用从5610 元下降到 5041 元，而职工平均年薪从 7.2 万元增加到 12 万元。② 福建省三明市则率先推行了医院院长年薪制，以制度来规范院长的行为。如果医院院长不真正地配合改革，他可以充分利用信息不对称的优势规避政策，这样的话，所有的改革措施都可能会在医院层面以各种形式被一一化解。对此，三明市实行院长年薪制将医院院长变成政府政策的代理人，减少这种信息不对称。

四是医保是牛鼻子，可以发挥"四两拨千斤"的功效。社会医疗保险之所以存在，原因是要让不同风险的群体能够在一个风险池子里共担风险，实现社会公平。③ "碎片化"的医保制度显然不利于在不同风险群体之间分散风险，有违社会医疗保险的初衷，所以整合也是社会医疗保险制度发展的大势所趋。在国家医保局成立后，基金碎片化、职权分散化的局面已经得到扭转。2018 年，全国医疗保障基金总规模超过 2.1 万亿元。目前，医疗费用六成以上来自医保基金。这种政府的集团购买力量，为有效引导医疗资源合理配置、规范医患双方诊疗行为提供了强有力的经济支撑和组织基础。

顾昕认为，"三明模式"也好，深圳医改也罢，真正的龙头是医保改革，始于"医保办"的设立。④ 三明市首先统筹整合城镇职工医保、城镇居民医保、新型农村合作医疗经办机构，成立市医保中心，并在各县（市、区）成立分支机构。在国家层面对管理权归属的顶层设计久拖未决

① Roberts, M., Hsiao, W., & Berman, P. et al. *Getting Health Reform Right*: *A Guide to Improving Performance and Equity* (Oxford University Press, 2008).
② 来源于广东省医改办提供资料。
③ 索特曼、布赛、菲盖拉斯：《社会医疗保险体制国际比较》，北京：中国劳动社会保障出版社，2009。
④ 顾昕：《让医改回归正道》，搜狐健康网，http://health.sohu.com/20161114/n473083982.shtml，最后访问时间：2019 年 12 月 30 日。

的情况下，三明市的设计方案充分体现了决策者的政治智慧。无论新成立的机构是设在卫生部门还是设在人社部门，三明市都难免会得罪上级行政主管部门，因此，它们采取了折中的方式，即将市医保中心直接隶属于市政府、暂归财政部门管理的第三方形式。这种操作思路忽略和回避了利益纠葛，折中溯源，直接把"钱"交给"管钱"的机构"来管"，用最简单、最直接的办法解决了这个"烫手山芋"，暂时化解了两部门"剑拔弩张"的局面。这与改革开放的总设计师邓小平的白猫黑猫论是一致的。事实上，如果站在一个城市、一个省份，乃至上升到国家设计者的宏观角度上看，从更高决策者的角度上看，只要能整合在一起，能解决实际问题就可以。至于放在人社部门，还是卫生部门，抑或财政部门，不过是"左手"和"右手"的区别而已。同时，公立医院姓"公"，理应由政府兜底，市医保中心放在财政部门，正好显示了地方财政愿意为改革成本兜底的决心。

三明市医保中心负责全市所有医保定点医疗机构的药品招标采购，并统一与医院和药商结算费用。医院每月产生的药款通过当月病人的医保基金对抵，多还少补，医院只负责"点菜"，不用再考虑"买单"，切断医院与药品耗材供应商之间的资金往来。通过设立这个中心，职工医保、居民医保和新农合由两个不同机构分别经办造成的重复参保、政策执行不一致、管理成本较高、资金使用效益低等问题得到解决。从保障的角度来看，统一管理能够节约资源、避免重复建设浪费；变为单一购买人向医院购买服务，提升利用市场的力量与医院进行谈判的能力；避免了很多人批评的由卫生部门管理医保基金，存在利益输送的问题。医保中心不再仅仅扮演出纳、会计角色，还发挥了杠杆作用，解决了药品招标采购环节医保机构没有发言权的问题，改变了以往事后控制的弊端，避免了事前控制功能失灵的现象。医保支付谈判制度将医保、医院、药商、消费者乃至政府的利益在"议"的基础上进行重新协调、整合，体现了一种从管理到治理的跃进。① 这种谈下来的价格遵循契约精神，是彼此认同的，"点菜"和"买单"的利益是一致的。这就是一个"共识协商一致，形成一个契约，

① 张录法：《药品医保支付价制度设计及实践探索模式比较——以三明、重庆和绍兴市为例》，《价格理论与实践》2015 年第 9 期。

然后共同执行"的治理逻辑体系。

从三明、深圳的试点典型经验可以看到，发挥基本医保的保障、引导作用始终是医改的一条主线，理顺医保管理体制对医改的成功具有关键作用。顾昕认为，"罗湖医改之所以宝贵，就在于公立医保机构与公立医疗机构通过谈判协商建立了全新的公共契约关系。这种关系的要害在于医保机构采用了总额预算制或按人头服务付费的新的支付体系"。[①] 如果医保自身没有成为积极的购买方，在商业保险发育迟缓、激励机制缺位的情况下，卫生健康服务领域的大多数改革可能只会是死水微澜。医保制度要由1.0 版向2.0 版升级，具体就是说医保要由"管账人""出纳"的角色向医疗指挥棒的角色转化，发挥医保购买方的积极引导作用。徐毓才认为，罗湖医改的最强法宝是"总额管理、结余留用"模式，很适合在全国推广。[②]

由于我国区域经济发展不平衡，且医疗保险大都实行市级统筹，各市按"以收定支"的原则，根据本市的基金情况和医疗水平确定医保待遇标准，且各市差距不小。以广东省为例，阳江市职工住院政策规定的报销比例为80%，深圳市为92.5%。[③] 各地也在积极推动本区域内的社会医疗保险制度的一体化建设，逐步建立起以本区域居民身份为基础的不分城乡、不分职业身份的统一的社会医疗保险制度。换言之，就是在医疗保险领域内建立一个整合性的"福利地区"。在这个"福利地区"内，原有的城乡二元式的、就业导向的医疗保险体系逐渐消失，形成了以本地户籍身份或居民身份为本位的社会权利安排。这是我国社会保障制度发展中的新趋势，值得我们深入思考。

第三节　面临的突出问题

从近年来福建、广东两省特别是两省的改革先行者三明市和深圳市的改革情况来看，经过从基层到医院、自上而下推进改革，医疗服务和公共

---

① 来源于个人访谈资料。

② 徐毓才：《罗湖医改"最强法宝"，适不适合全国推广?》，《中国社区医师》2018 年第 11 期。

③ 来源于广东省医改办提供资料。

卫生体系建设得到明显加强，医疗保障也实现了"广覆盖、保基本"的目标。但是，群众日益增长的卫生健康服务需要与医疗卫生资源不足、医疗保障水平不高之间的矛盾，加快建立现代医院管理制度与行政体制改革相对滞后的矛盾仍然没有得到缓解。"看病难、看病贵、看病乱还没有根本解决，居民对医疗卫生服务的满意度改善不明显，住院患者医保报销比例仍处在较低水平，分级诊疗的局面尚未形成，患者集中到大医院的趋势更加突出。关系公益性的核心体制机制还没有建立，各类医院粗放扩张、军备竞争的趋势仍明显；检查费用在医院收入中的占比大幅提升；薪酬制度改革的力度不大、尚未破题；对一些关系医改全局的重大问题有不同看法；三医联动的合力尚未形成；一些地方政府试点动力不足等。"[1] 复杂性、抵触性、系统内观点不统一的特点使卫生治理体系的改革具有片段式和循环式的特征。[2]

目前，两省公立医院改革存在的问题可以分为两类：一类是外部宏观管理上存在的问题，另一类是内部微观管理上存在的问题。从改革的进程来看，前期的基础性建设和发展任务有一定成效，但接下来的改革将重点触及一些长期存在、仍未得到解决的深层次体制机制问题，改革的难度明显加大。

一　政府办医主体责任未能全面履行

满足人民健康需要，是政府不可推卸的责任。公立医院改革的关键是政府，首要的是落实政府办医职责，包括领导职责、保障职责、管理职责和监督职责。

从领导职责来看，必须力推医疗、医保、医药"三医联动"改革。中山大学卫生管理系副教授吴少龙说："此轮改革新成立了医保局，目的是更好地'三医联动'。但不少地方卫生健康部门反馈说，往往出现'新瓶装旧酒'，甚至更难推动改革了。以往可以拉几家（部门）和一家（部门）讨价还价，现在就一对一打架了。这可能是由于医保部门的治理能力

---

① 李玲：《中国医改十年，回顾和展望》，《中国县域卫生》2019 年第 4 期。

② Roberts, M., Hsiao, W., & Berman, P. et al. *Getting Health Reform Right: A Guide to Improving Performance and Equity* (Oxford University Press, 2008).

问题，可能需要多点时间观察。"① 创新医疗、健全医保、规范医药是医改的三个重要方面，医疗、医保、医药三方割裂，联而不动、动而不联，是造成当前卫生治理体系存在问题的重要原因。主要表现在：各个行政部门都具有对卫生健康服务的行政决策、行政管理权力，但责任不能落到实处，而且权责不一、权责不对应，造成"九龙治水，水难治"；尽管不同行政部门在医改的目标上是一致的，但由于所处的立场不同，往往造成行政决策难以同向而行，甚至相互抵消；有些改革方向已确定，目标已经明确，但由于实现目标的政策牵涉部门太多，往往一个环节出问题，整个政策实施效果大打折扣。现存的某些政府部门、机构和既得利益集团反对改革，而且他们拥有资源，这使他们成为改革的严重障碍。②

从保障职责来看，投入政策落实情况不明。很多地方政府仍基于健康是"个人的责任"的哲学思维来设计医疗卫生机构的主要工作及目标，忽视了个人健康问题的"公共性"内涵。很多公立医院普遍反映地方政府未能落实国家文件规定的六大项投入政策③，公立医院取消药品加成后，补偿不到位。广东省内一家县级公立医院院长颇有怨言："有谁可以说得清六大投入政策的落实情况？财务报表又没有这些科目设置。每次上级来检查，就是一笔糊涂账，都说给足我们钱了。"④ 地方政府对公立医院实际补偿政策的落实情况不清楚，无法分清财政投入去向。中央政府也没有从全国的角度进行系统的统筹。但凡是涉及全国统筹的社会政策都很难推进，因为中央与地方、地方和地方之间的利益很难协调。前面那位院长还说："边远山区县级财政确实是存在困难，根本不可能跟发达地区相比，政府

---

① 来源于个人访谈资料。

② Roberts, M., Hsiao, W., & Berman, P. et al. *Getting Health Reform Right: A Guide to Improving Performance and Equity* (Oxford University Press, 2008).

③ 《关于全面推开县级公立医院综合改革的实施意见》（国办发〔2015〕33号）规定，"全面落实政府对县级公立医院符合规划的基本建设和设备购置、重点学科发展、人才培养、符合国家规定的离退休人员费用、政策性亏损，以及承担公共卫生任务和紧急救治、支农、支边公共服务等投入政策"；《关于城市公立医院综合改革试点的指导意见》（国办发〔2015〕38号）规定，"各级政府要落实符合区域卫生规划的公立医院基本建设和设备购置、重点学科发展、人才培养、符合国家规定的离退休人员费用和政策性亏损补贴等投入，对公立医院承担的公共卫生任务给予专项补助，保障政府指定的紧急救治、救灾、援外、支农、支边和城乡医院对口支援等公共服务经费"。

④ 来源于个人访谈资料。

把房子建好给你，把设备买好给你。这个在我们山区真的做不到。所以，这些年，我们一直建议，国家和省里能不能承担贫困地区县级的配套设施的投入和经费。文件写了严禁举债建设，政府又没钱投入，我们怎么买设备、怎么搞基础设施建设、怎么还债务呢？挺可笑的是，我们隔壁那个县人民医院还是自筹自支的公益三类（事业单位）。"①

从管理职责来看，政府相关部门对医院的行政管理过于微观，使医院本身无法有效发挥经营管理者的作用。南方医科大学卫生管理学院院长王冬说："政府部门该管的不管，不该管的，往往管过界了。比如，不少地方院长要进个人就挺难的，要提前一年申报编制使用，要有岗位审批，要公开招考1：3的比例，等等。"② 医院内部管理，涉及医院的运行机制，建立正确激励和约束的问题，主要是医院人力、财务、设备、技术、信息、管理等方面的规则与章程，如人力资源、财务会计、薪酬待遇、绩效考核、质量与安全等管理制度。虽然公立医院是法人单位，但缺乏自主经营权，法人主体虚置。与此同时，"医院有世界上一流设备、一流技术，管理水平却非常落后。绝大多数的医院行政管理干部是由医生、护士等业务技术骨干转岗而来，真正具有行政管理或公共管理专业知识或背景的干部非常少"。③ 此外，政府办医职责分散在多部门，由谁作为政府出资人代表不够明确，公立医院筹资渠道多样、筹资方式碎片化，价格背离，未能形成有机整体。如何调整政府多个部门在医院管理上的职责，充分授权、充分放权，实现权责统一，也是建立现代医院管理制度的关键。

从监督职责来看，服务质量监督不到位。政府承担着日益繁重的公共管理职能，虽已采取一些有效的措施制定基本制度、监管和政策框架来确保医疗质量，但仍有大量未尽工作。目前卫健部门拥有所有者和管理者的双重身份，与公立医院之间形成"父子"关系，造成管办不分、政事不分，对医疗机构缺乏有效监管，医疗机构违规医疗行为得不到遏制，医保方面控费的成效大打折扣。比如，骗保行为、过度开药行为，特别是过度使用抗生素，是各医疗机构普遍存在的问题。中山大学社会保障研究中心

---

① 来源于个人访谈资料。

② 来源于个人访谈资料。

③ 来源于个人访谈资料。

主任申曙光认为，"卫生和医保两个部门信息不通，互相'打架'，没有形成很好的监督合力。而且都是依靠运动式检查作为主要手段来评估和监管执行情况，这样是很难推动医疗质量的持续改进的"。①

二 医疗服务供给不足和服务碎片化并存

刘远立认为，"专业和组织的碎片化与人民群众日益增长的一站式、连续式、高质量、高效率服务的不匹配"。② 从服务供给侧来看，卫生优质资源仍不足，区域分配不均衡，城乡、区域之间资源配置不均衡，在优质资源集中的大城市、大医院问题尤为突出。长期以来，大部分优质医疗资源高度集中在大城市的公立医院，二、三线城市的技术实力还存在较大差距，民营医院发展欠佳。即使在大城市，优质医疗资源也往往集中于若干家三甲医院，普通公立医院和社区医院的发展同样长期滞后。"公立医院改革为何推行难？是因为在中国，资深医生和大医院院长是一个很强的利益团体，他们不愿意改革。"③ 随着城镇化的推进、老龄化程度的加剧以及生育政策的调整，部分地区医疗资源不足的问题将日益凸显。随着全民医保制度的建立，民众长期被压抑的卫生健康服务需要呈"井喷式"释放，供需矛盾就更显得突出，补齐医疗服务供给缺口的任务显得越来越紧迫。广东省医改办一位工作人员说："全省医改推进进度整体不平衡，各地推进国家及本省先进经验的积极性不够，特别是粤东西北地区，在一定程度上降低了全省医改的排名和进度。"④

与此同时，医疗服务提供方之间缺乏整合，分级诊疗无法有效建立。缺乏有效的电子健康信息系统保证实现服务一体化，服务是碎片化的。由于医疗费用连年上涨，抵消了保障效果，群众获得感不强。"十二五"期间，广东省参保人医疗费用年均增长24.9%，是统筹基金待遇支出增幅的

① 来源于个人访谈资料。
② 蒋媛、吴斌：《北京协和医学院刘远立：中国医疗应改变碎片化现状，走向整合医疗》，《南方都市报》2018年6月7日。
③ Yip，W.，& Hsiao，W. C. "Harnessing the Privatisation of China's Fragmented Health-care Delivery." *The Lancet* 384（2014）：805 – 818.
④ 来源于个人访谈资料。

1.3 倍、GDP 增幅的 3 倍、居民收入增幅的 4 倍、CPI 增幅的 9 倍。[①] 现有的医疗卫生服务体系更多的是以医院为中心，基层医疗卫生机构被边缘化。医疗卫生服务体系的主要缺陷是存在诱导服务提供方抬高成本的机制和对服务质量关注不足。卫生健康服务提供方倾向于疾病治疗而不是保障健康，倾向于入院治疗而不是基层医疗机构的预防服务。[②]

由于缺乏促使供方不同医疗机构之间相互联动的经济激励，医疗服务提供者在各层级间（如三级、二级和基层医疗服务机构之间）缺乏服务整合（或协调），医防分离。关注健康促进和预防的公共卫生服务体系与关注基本医疗的医疗服务体系是分开的，公共卫生服务和医疗服务筹资制度分开，不利于医疗卫生服务体系整合。尚未建立完善的分级诊疗和基层首诊制度，全科医生严重不足，家庭医生队伍建设滞后，难以发挥"健康守门人"的作用，很多基层乡镇（社区）医疗卫生机构门庭冷落。在慢性病高发的情况下，不能带来最优的治疗效果。社会力量的有效参与还处于初级阶段。基层服务能力不高，限制了疾病预防、病例发现、及早诊断和服务一体化等核心功能的发挥。尽管已有不少医联体建设试点，但有效合作的机制并没有真正建立起来。

三 公共卫生健康服务被严重忽视

预防为主是中国卫生工作的基本方针。现代医学模式也强调"早预防、早诊断、早治疗"。但是，由于对公共卫生的重视不够、投入不足，政府和社会对公共卫生的宣传倡导不力，医疗保障、医疗服务价格对公共卫生服务的引导不强等各方面原因，预防为主的方针仍然没有得到有效落实，"重治疗、轻预防"仍然是卫生健康服务中存在的突出问题。对于很多人而言，"健康"几乎就是"医疗"。这些年来，政府投入也主要集中在医疗部门。以 2018 年国家卫生健康委的部门决算为例，公立医院财政拨款收入超过 51 亿元，而公共卫生财政拨款仅约为 10 亿元。前者是后者的 5 倍之多。这使公共卫生本意的以"社会集体"力量预防疾病的理念，

---

① 来源于广东省医改办提供资料。

② 世界银行集团、世界卫生组织、财政部、国家卫生计划生育委员会、人力资源和社会保障部：《深化中国医药卫生体制改革——建设基于价值的优质服务提供体系》，2016。

转变为个人为自己寻找医疗解决病痛的"个人责任"。同时，这些年来，政府忽视了增强民众的健康意识这项工作，群众则对吸烟、饮食结构不合理、久坐不动的生活方式、酗酒等高风险行为以及空气污染等环境因素对健康的影响认识不够，导致政府在公共卫生方面处于被动地步。一位原省级卫健委疾控处负责人说："'非典'之后，随着时间的推移，'好了伤疤忘了疼'，政府和疾控机构都缺乏'狼来了'的危机意识。一方面，政府对疾控机构的投入远远没能跟上社会发展的需要。传染病防控和国防一样都是典型的纯粹公共产品，它们应该一直由政府来提供。另一方面，不少地方疾病预防控制机构改制为参照公务员管理单位，不仅经费上'旱涝保收'，连职称也取消了，没有建立完善的人才机制及科学合理的人才管理体系，导致传统的'等、靠、要'和'吃大锅饭'的思想观念再次浮现。"①

医疗费用支出随着"早期预防、早期诊治、出现症状救治、抢救"等环节逐步上升。大量资源往往用于疾病的晚期治疗，进一步加重了患者的疾病负担。据统计，全国医疗治疗费用支出占总费用的84%，与辅助医疗费用和零售药品服务合计97%左右；而公共卫生与预防领域投入仅占3%左右。② 原卫生部发展研究中心调查结果显示，慢性病导致的死亡人数已占到中国总死亡人数的85%左右，慢性病负担占总疾病负担的70%左右，是群众因病致贫返贫的重要原因。③ 世界卫生组织的一项研究估算，2005～2015年中国因慢性病导致的过早死亡将累计产生约5580亿美元的经济损失。④ 若不能及时有效控制慢性病，将带来严重的社会经济问题。因此，如何推动"以治病为中心"转向"以健康为中心"的卫生健康服务模式，是当前亟须解决的重要问题。同时，由基本医疗保险覆盖的"治疗"与由基本公共卫生服务均等化项目覆盖的"预防"相分离的筹资制度不能有效整合。⑤ 卫生改革者对努力改变个人行为在卫生治理体系改革中所发挥的

---

① 来源于个人访谈资料。
② 王君平：《第七届中国健康传播大会在清华召开》，《人民网》2012年11月17日。
③ 尹畅等：《以社区为基础的慢性病防控技术评价指标体系构建》，《中国医院管理杂志》2014年第11期。
④ 苏扬：《每5人中，就有一个患慢性病》，《扬州晚报》2012年11月18日。
⑤ Meng, Q., Yin, D., & Anne, M. et al. "China's Encouraging Commitment to Health." *BMJ* 365 (2019): I4178.

作用往往既高估又低估。他们往往高估了那些试图改变、影响民众健康素养基本价值观念的计划、方案的作用。低估是指他们往往忽视对这种现象的重视。①

四 医保支付对于健康绩效尚未形成有效的正面激励

一是被动购买卫生健康服务，尚未发挥战略购买职能。卫生筹资体制碎片化，医保经办机构还是被动地购买医疗卫生服务。医保机构侧重于资金管理，而未能发挥战略购买职能，没有通过经济激励促使服务提供方将投入要素转变为具有成本效益的卫生健康服务。② 评价社会保险机构的绩效仍是看它们能否实现收支平衡，而不是看它们是否帮助社会和居民获得质优价廉的卫生健康服务。2018 年底，全国基本医保基金累计结存 23440亿元，其中基本医保统筹基金累计结存 16156 亿元，职工基本医疗保险个人账户累计结存 7284 亿元。③ 与此同时，审计署 2017 年发布的医疗保险基金审计结果显示，全国 923 家定点医疗机构和定点零售药店涉嫌通过虚假就医、分解住院等方式，骗取套取医疗保险基金 2.07 亿元。539 家药店涉及个人账户资金被提取现金或用于购买日用品等支出 1.4 亿元。④ 此外，医保付费机制改革没跟上医联体建设步伐。

二是对各方产生负向激励作用。如何控制中国卫生费用的飙升并提高服务效率，进行支付方式改革是非常重要的手段。如果不改变现行的支付方式，那么中国大量的卫生资金投入就会变成供方的高收入和高利润。⑤ "只有治病，医保基金才支付。预防做好了，不生病，医保反倒不能支付。医疗和医保的目标没能一致。"⑥ 现有医疗保险体系设计产生了不合理的供

---

① Roberts，M.，Hsiao，W.，& Berman，P. et al. *Getting Health Reform Right*：*A Guide to Improving Performance and Equity*（Oxford University Press，2008）.

② 世界银行集团、世界卫生组织、财政部、国家卫生计划生育委员会、人力资源和社会保障部：《深化中国医药卫生体制改革——建设基于价值的优质服务提供体系》，2016。

③ 国家医保局：《2018 年全国基本医疗保障事业发展统计公报》，http：//www. nhsa. gov. cn/art/2019/6/30/art_7_1477. html，最后访问时间：2019 年 12 月 30 日。

④ 国家审计署：《2017 年第 1 号公告：医疗保险基金审计结果》，http：//www. aud it. gov. an/n5/h25/c/264/coutent. htm，最后访问时间：2019 年 12 月 30 日。

⑤ Hsiao，W . C . "The Political Economy of Chinese Health Reform. " *Health Econ Policy Law* 2（2007）：241 – 249.

⑥ 来源个人访谈资料。

方激励机制。由于缺乏对医院支出总额强有力的预算约束以及对高科技和高价治疗的价格管控，还有占主导地位的按项目收费机制，医院从保险和病人身上寻求收入最大化导致了医院的过度医疗，并不断扩展价格高昂的治疗服务。同时，为了保证持续获得提供检查和治疗服务的利润，医院就要大量投资高新技术和医疗设备，必须在这些投入盈利之前，获得大量患者来分担固定成本。另外，虽然不同级别的机构患者自付比有所差别，同样的治疗基层医疗机构的报销比例高于上级医疗机构，但由于上下级医疗机构服务质量的差别，报销比例的区别不足以遏制患者越过基层医疗机构直接去三级医院就诊。结果是大医院人满为患，患者等候时间长，提供服务的边际成本更高，医生为每名患者提供服务的时间越来越短，低效且费用增加。中山市医改办负责人表示："中山市已经实施按病种分值付费八年多了。这种方法仍然是鼓励以'治病'为中心，鼓励医院之间充分竞争挣工分。目前状况是，医院积极提供住院服务，比较注意节约成本，但医院每年的服务平均增长率为15%，而医保基金总额增长率只有7%，意味着医院提供的服务越来越多，越来越不值钱了！"①

五 医疗服务价格严重失衡

医疗服务价格改革一方面关系到公众就医费用支出，另一方面关系到医疗机构、医保基金的正常运转。现有医疗服务价格存在的问题，主要体现在三个方面：一是医疗服务价格管理体制不顺畅，没有发挥协同效益；二是成本核算基础差，尚未形成科学规范的核算体系；三是医疗服务价格过低，医务人员、技术劳务价值得不到体现，这是公立医院反映最强烈的问题之一。

在当前的医疗市场环境下，医院还是依靠药品、耗材和检验检查获得较多收入，这种不合理的医药价格体系和结构，形成了倒置的激励和分工机制，导致了医疗服务行为的扭曲。目前，百元医疗服务收入占比维持在20%~30%，其他收入为药品、耗材、器械等物化产品。药物、医学检查和高科技医疗服务的过度使用问题依然较为突出，继续困扰着卫生治理

① 来源于个人访谈资料。

体系。

医疗服务价格体系不合理，容易引发医生的道德风险等问题。① 在政府投入不足的背景下，公立医院的人力成本补偿取决于对患者的医疗服务收费，即医生收入的高低取决于其提供的医疗服务数量和价格。由于政府在对医疗总体投入不足的同时又严格限制医疗服务价格，低廉的挂号费和手术费多年来未做调整，医生无法从自己付出的技术劳动中获取应得的收入，劳务价值得不到直接体现。"'黄牛党'扰乱医疗秩序，但是'黄牛党'证明了医疗价格的过度扭曲的现实！"②

扭曲的医疗服务技术定价，导致医院过度依赖获取药品、医疗器械的进出差价，以及过度检查、过度治疗用来弥补其医疗服务收支的不平衡，增加自己的收入。长此以往，这就会形成对供方的经济激励，促使他们多开药或多使用诊疗手段，同时也影响了患者对于优质医疗服务的预期。③

具体来说：一是医院创收主要不是靠医疗服务，而是靠明里暗里的卖药等"潜规则"；二是医生很难靠提高医疗服务水平来光明正大地增加自己的收入，往往只有靠大处方、过度检查、过度治疗等"潜规则"才能暗中获利。这一机制的弊端主要在于，它对医院（医生）形成了强烈的逆向激励，即医院（医生）无法靠提高医疗服务水平来增加自己的收入，却很容易凭借信息不对称等一系列优势，通过大处方、过度检查、过度治疗等"潜规则"来暗中获利。④ 因此，医院（医生）的利益目标与管理者（政府）"病有所医"的社会目标产生了严重背离。这是导致医院逐利趋向、医疗费用大幅度增长、"浪费型医疗"愈演愈烈的根本原因。因此，北京大学中国经济研究中心教授周其仁认为，"'红包'其实总是供求失衡外加不当价管的表征"。⑤

---

① Winnie, C. Y., & Hsiao, W. "Harnessing the Privatisation of China's Fragmented Health-care Delivery." *The Lancet* 384（2014）：805–808.

② 来源于个人访谈资料。

③ 世界银行集团、世界卫生组织、财政部、国家卫生计划生育委员会、人力资源和社会保障部：《深化中国医药卫生体制改革——建设基于价值的优质服务提供体系》，2016。

④ Winnie, C. Y., & Hsiao, W. "Harnessing the Privatisation of China's Fragmented Health-care Delivery." *The Lancet* 384（2014）：805–808.

⑤ 周其仁：《病有所医当问谁》，北京：北京大学出版社，2008。

六 药房托管隐患重重

全国各地公立医院取消药品加成改革，取消加成的损失通过调整医疗服务价格和财政投入进行补偿。部分医疗机构未考虑价格调整的补偿，片面认为取消药品加成后，没有效益的药房会成为医院负担，从而开展药房托管。也就是说，医院以药房托管的方式，将处于成本状态的药品"负担"甩给商业公司，以应对亏空。由于缺乏政府政策指引，各医院药房在确保所有权不发生变化的情况下，将药房交由医药流通公司进行有偿经营和管理，产生的利润由医药公司按一定比例返还医院。因此，为了保证托管双方的利益，比如医院内部物流系统改造、承担药学人员的工资奖金等开支和自身的利润，医药公司利用垄断医院的药品配送要求上游供应商——药厂给予高额的"入门费"，才允许其在医院销售药品。这种药房托管方式使医院表面上落实了"医药分开"，暗地里又拿到了药品返利和调整医疗服务价格以及财政的补偿。同时，这种方式还加速了处方外流到医院外面与医院或者某些医生有利益关联的社会药店，即定向处方。所形成的压力转移到药厂乃至患者身上，不但没有切断医药利益链条，反而滋生了新的利益链条、垄断乃至腐败，被一些学者和媒体抨击为"披着羊皮的狼"。[1] 广东省医保局的一位工作人员认为，"药房托管行为造成了相关药品成本上涨10%～20%，这些上涨的成本最终由患者和医保基金买单，致使患者负担加重，医保基金大量隐性流失"。[2]

七 符合行业特点的人事薪酬制度尚未建立

萧庆伦教授认为，中国卫生技术和管理人员在很大程度上"绑架"了医改政策。他认为，"以药养医"制度在中国实行了30多年，大部分医生已经养成了开大处方、大检查、多做手术的习惯，他们追求的并不是给病人最好、最有效、最便宜的服务，而是追求利润。特别是这些大医院院长和资深医生是一个很强势的利益团体，在社会上都有一定的地位。如何改变大医院院长和资深医生的观念和行为，这是中国公立医院改革最

---

① 廖新波：《药房托管是"披着羊皮的狼"》，《南方日报》2013年9月10日。

② 来源于个人访谈资料。

关键的问题。① 因此，可以认为，改革开放以来的中国医改成效不高的根本原因在于改革的制度设计没有解决好激励相容问题。

一是医生整体薪酬水平偏低，缺乏市场竞争力。特别是基层卫生机构的人员短缺，报酬水平没有吸引力，医生与医院的激励补偿机制不合理。与所承担的职业风险和工作强度相比，与社会上和自己相同学历、资历的人员相比，医生收入仍然较低。中国医师协会曾于 2016～2017 年对全国 4.46 万家医院的 14.62 万名医师的问卷调查结果显示：三级医院的医师平均每周工作 51.05 小时，二级医院的医师平均每周工作 51.13 小时，"正高级职称年人均收入刚超过 10 万元"。因此，他们认为，"中国医师收入与其社会贡献不相符合"。②

二是僵硬的人事编制管理导致医生无法自由流动。人员编制、医生行医执照与医院挂钩导致了人力资源管理僵化并限制了人员的合理流动。医疗卫生机构有许多与编制相关的问题，如空编和大量编外聘用人员。编外人员福利少，工资也少于编内职工。编制是与医院挂钩的，也就是说医疗卫生人员如果离开单位就会丧失所有福利。这种制度造成人员招聘和管理的僵化和低效，限制了医务人员的流动，使卫生机构管理者基本没有人事管理自主权，造成对医务人员的需求与在编人员的技能不匹配。③ 即便是在改革前沿的深圳市，在原国家卫计委担心地方"步子迈得太大"的强大压力下，2013 年也曾发生紧急撤回医生多点自由执业改革方案的事情。"就在广东省卫生厅主管医改的副厅长廖新波批示'同意试点'后，深圳市政府赶在省厅正式发文前，专门派人前往撤回该方案，从此再无下文。"④ 因此，北京大学刘国恩曾感叹道："还 200 万医生自由身，行不行？"⑤

① Yip, W., & Hsiao, W. "Harnessing the Privatisation of China's Fragmented Health-care Delivery." *The Lancet* 384 (2014): 805–818.
② 中国医师协会：《中国医师执业状况白皮书》，2018。
③ 世界银行集团、世界卫生组织、财政部、国家卫生计划生育委员会、人力资源和社会保障部：《深化中国医药卫生体制改革——建设基于价值的优质服务提供体系》，2016。
④ 卜凡：《深圳医生自由执业"夭折"始末》，《21 世纪经济报道》2013 年 9 月 24 日；王婧、李雪娜：《深圳医生多点执业改革方案被撤》，财新网，http://china.caixin.com/2013-09-21/100584420.html，最后访问时间：2019 年 12 月 30 日。
⑤ 刘国恩：《还 200 万医生自由身，行不行？》，凤凰财经网，http://finance.ifeng.com/a/20150108/13415540_0.shtml，最后访问时间：2019 年 12 月 30 日。

八 国民的健康素养亟待提高

普通民众没有认识到，每个人都是自己健康的第一责任人。[1] 民众健康素养的匮乏，不仅对自身健康不利，而且会加重全社会的负担。生活方式对人们的健康和寿命起到 60% 的作用，但 2018 年我国居民健康素养水平仅为 14.8%。其中，慢性病健康素养水平仅为 15.71%。[2] 医学是专业性极强的科学，大部分民众可能并不具备参与医疗全过程的知识储备和能力。这在一定程度上制约了城乡居民科学就医和合理用药行为。不仅仅是民众科学素养水平与医学科学艰深、专业上的巨大落差，更在于民众能够轻易在网络上寻求到的零散知识点，以及凭此而来的对医学等科学的"轻视"。患者对医疗没有科学、明确的认识，他们往往会觉得医疗是万能的。不少医生表示，"特别讨厌来看病的人说：我已经百度过了，这个病应该怎么怎么"。[3] 两者认识上的偏差往往会导致医患关系的紧张。伴随民众的保健养生意识增强，在商业利润的刺激下，催生了保健品市场的种种乱象，各类涉嫌消费欺诈、夸大或虚假宣传的保健品、药品案件层出不穷，不利于民众的健康素养的提升。

另外，某些流行的做法也不利于提高患者的健康素养。现在，一些网络常常就医疗服务和医药产品搞"投票"之类的活动，以此获取患者对医疗服务的意见。这些网络投票虽然可以获得大量的样本，但其实难以代表患者整体的意见。因为网民意见是最容易获取的患者意见"样本"，而网民意见也是最容易被操控的"样本"，其代表性值得怀疑。

当然，我们对改革中出现的问题也要有客观、全面的认识。原三明市卫生计生委主任包著彬认为，"首先改革自身没办法解决的问题，三明也解决不了。比如药品的采购中出现过的几个厂家联合扼杀三明，不予供货的问题。其次很多问题要通过社会整个的发展才能解决，不是单靠医改就能解决问题"。[4] 这点也是此轮中国医改的改革者没有很好阐明的。很多利

---

[1] 黄金雄：《做自己健康的第一责任人》，《人民日报》2018 年 12 月 20 日。

[2] 代丽丽：《我国居民健康素养水平亟待提高》，《北京晚报》2019 年 3 月 29 日。

[3] 来源于个人访谈资料。

[4] 吴施楠：《三明医改是倒逼出来的》，健康界网站，https://www.cn-healthcare.com/articlewm/20161124/content-1008362.html，最后访问时间：2019 年 12 月 30 日。

益相关者包括普通民众无法理解三明改革甚至中国医改政策，导致他们无法理解正在进行的这场改革，甚至成为改革的"阻力军"。这有可能是致命的，希望改革者能够重视。事实上，萧庆伦等人早就用克林顿政府卫生改革的例子提醒我们，卫生政策的改革者没有找到有效的方式来解释他们的计划如何进行、这个政策将要完成什么或者怎样促进核心社会价值。如果改革者忽视了控制认知策略，那么他们就可能要面对反对者的这些策略了。①

运用强大的国家能力整合进行健康治理，用制度体系的力量推动医疗卫生事业迅速发展②，这是中国目前正在探索的一条非西方的实现卫生治理的道路。应该说，在现阶段，中国卫生治理体系的整合模式只是雏形，还存在一定的局限性。首先，在农村地区，比如三明，试点的核心是横向整合，这是在市一级政府。三明市地方经济不行，是"吃饭财政"，市场机制往往不如政府好用。在农村地区涉及城乡市、县两级政府的背景下，市县两级财政体制以及分散医保，纵向整合难度加大。在大都市，比如深圳，它的政府结构又是不一样的，纵向的市、区两级管理比较容易。深圳市较早地实现了城市/集中财政体制和统筹医保，但是如何用政府机制横向整合则较难。其次，任何制度建设都有一个时机与条件的问题。在经济新常态下，地方政府对于医疗卫生领域像前期那样的投入仍是一个未知数。健康是无价的，随着民众对健康需求的爆炸性增长，这意味着这条通往健康之路的投入将是巨额的。最后，尽管 10 年的医改取得了很大的成就，但中国的医改仍然面临诸多挑战，类似三明、深圳这类试点往往只是在某个范围或者某个方面扩散，没能真正全面扩散开来。詹积富认为，"医改确实不能只想做增量文章（财政增加投入、基金增加支出、百姓增加费用）和取消加成的如何补偿，更要努力做好存量文章，从现有存量（医药总收入）里头去提高含金量，争取更大的效益，但很遗憾至今为止很多人还没有真正理解到三明改革红利来源的制度设计原理，没有重视财

---

① Roberts, M., Hsiao, W., & Berman, P. et al. *Getting Health Reform Right: A Guide to Improving Performance and Equity* (Oxford University Press, 2008).

② 李红梅：《来一场健康服务供给侧改革——共建共享我们的"健康中国"》，《人民日报》2019 年 8 月 19 日。

务核算与成本控制管理在医改中的重要作用"①。而且，其中某些问题的解决，可能需要改革政治过程的某些部分。这意味着，在未来 20 年甚至 30 年国家重建的过程中，中国还需要继续深化和完善卫生治理体系改革。②回顾历史，福利国家如英国建立起相对完善的卫生治理体系 NHS 花了 70 多年，美国的体系则因为高花费而至今仍被广为诟病。显然，对中国而言，这也必将是一个漫长且充满期待的过程，不可能一蹴而就。

---

① 来源于个人访谈资料。
② 马骏：《实现政治问责的三条道路》，《中国社会科学》2010 年第 5 期 。

第十三章　推进改革的政策建议

现代政府最重要的职能就是应对社会风险，化解社会危机，而社会保障作为最重要的社会政策，则是市场经济条件下政府应对社会风险、进行社会治理的最基本工具。在成熟的市场经济体系中，制定并实施社会政策是政府的基本职能。市场经济条件下的政府所关注的主要政策问题就是就业、教育、医疗、住房、个人社会服务等。由于社会政策事关有限资源的再分配，所以，国家在公共福利方面扮演何种角色一直是一个非常具有争议性的问题。

作为一项重要的社会政策，卫生政策事关如何分配有限的卫生资源，其背后涉及的实际上就是一个社会如何决定"谁该生存"的价值观问题，涉及一个社会如何看待公平、如何看待生命。[①] 在中国，卫生政策不但关系到千家万户的幸福安宁，而且关系到改革开放的成败、执政党地位的稳固和整个社会的长治久安。

孙中山早年行医，后转而投身革命；鲁迅和郭沫若则都是在日本弃医从文，投身文化和政治领域。这些近代中国精英的选择似乎埋下了隐约的草蛇灰线：身体与国家，医学与政治，总有某种深层相关性。对于曾经的"赤脚医生"制度，我们不能简单地把它看作现代卫生制度的产物，如同世界卫生组织以及一些西方研究者的过度阐释以至于发生误读，而是要把它看作革命时代的医学政治现象。[②] 它体现出来的是一种特殊的政治设计。

---

① 莫家豪、岳经纶、黄耿华：《社会变迁中的社会政策：理论、实证与比较反思》，北京：社会科学文献出版社，2013。

② 费振钟：《毛泽东时代的医学政治》，《长城》2009年第1期。

正如德国人魏尔啸（Virchow）所说："医学是一门社会科学，而政治从广义上讲就是医学罢了。"① 2003 年发生的轰动世界的"非典"事件，事后分析，我们不得不承认，对它的处理之所以出现转折点，就是因为国家政治的参与，而非医学本身。"隔离""疫区"等是典型的政治医学。

制定并实施卫生政策是现代国家的主要职能之一，也是国家治理现代化的重要手段和工具。政府在卫生健康服务领域中角色的残缺与扭曲，其实反映的是政府在卫生健康服务领域缺乏社会政策的理念和价值。要注意的是，政府主导并不意味着政府直接提供服务。因此，我国的医改绝对不是用新的计划经济手段来代替旧的计划手段，而是要用法治化的手段来推动。考虑到卫生政策的复杂性、敏感性、系统性，相关的政策试点更需要中央层面在改革伊始就直接进行统筹谋划，在做好整体设计的基础上再统一组织实施，以克服利益集团的阻力，有效推动卫生治理体系的整合。

在 2016 年 8 月召开的全国卫生与健康大会上，习近平总书记再次指出，没有全民健康，就没有全面小康。他同时还强调，要把人民健康放在优先发展的战略地位，并提出了"以基层为重点，以改革创新为动力，预防为主，中西医并重，将健康融入所有政策，人民共建共享"的新形势下卫生与健康工作方针。② 党的十九大报告不仅再次明确了大健康观的核心要义，即"为人民群众提供全方位全周期健康服务"，而且把它上升到国家战略高度。党的十九大报告还进一步提升了大健康观的国家治理地位与意义，即"人民健康是民族昌盛和国家富强的重要标志"。③

2018 年 4 月 11 日，习近平总书记考察博鳌乐城国际医疗旅游先行区规划馆，并强调，实现"两个一百年"奋斗目标，要坚持以人民为中心的发展思想，经济要发展，健康要上去，人民的获得感、幸福感、安全感都离不开健康，要大力发展健康事业，要做身体健康的民族。④ 从政策理念

① 杨念群：《再造"病人"：中西医冲突下的空间政治（1832－1985）》，北京：中国人民大学出版社，2006。

② 新华社：《全国卫生与健康大会 19 日至 20 日在京召开》，中央政府门户网站，http://www.gov.cn/xinwen/2016－08/20/content_5101024.htm，最后访问时间：2019 年 12 月 30 日。

③ 新华社：《习近平在中国共产党第十九次全国代表大会上的报告》，人民网，http://cpc.people.com.cn/n1/2017/1028/c64094_29613660.html，最后访问时间：2019 年 12 月 30 日。

④ 新华社：《习近平：加快建设美好新海南》，《人民日报》（海外版）2018 年 4 月 14 日。

和价值取向来看，公立医院改革要强调以人为本、公平正义的价值取向，以满足人的需求和增进公众健康福祉作为制度建设的出发点。从政策工具来看，卫生健康服务的递送要从以市场提供为主转为国家、市场、志愿机构、社区与家庭及各种其他类型的政策工具综合使用，政策工具选择多元化。比如，在我国台湾地区，有很多宗教、慈善组织等社会机构充分参与卫生健康服务提供。从政策方案的选择来看，新医改要坚持医疗卫生事业的公益性，以基层为重点，以改革创新为动力，落实政府领导、保障、管理、监督责任，鼓励社会力量参与；要强化卫生健康服务供给侧结构性改革，构建协同性、连续性卫生健康服务体系，建立和深化分级诊疗制度、家庭医生制度、现代医院管理制度、全民医保制度、药品供应保障制度、综合监管等基础性制度，健全财政、价格、人事分配等保障机制，统筹推进各项改革，尽快建立基本医疗卫生制度，努力实现建设"健康中国"乃至"社会中国"的目标。

第一节　重构整合卫生治理体系

正如《三国演义》第一回所写的，"天下大势，分久必合，合久必分"。人物或事情的发展分分合合具有一定的必然性和规律。中国此轮改革的一个重要特点是，从以往的分权式改革转向集权式改革。[1] 中国的改革以分权为出发点，但并不意味越分权越好。正确的做法是，该分权的分权，该集权的集权，该放的放，该收的收。[2] 集权是为了克服既得利益群体对改革的阻力和反对，因为医改到了这个阶段，需要啃硬骨头，就像习近平总书记所说的，好吃的肉都吃掉了，剩下的都是硬骨头。[3] 卫生治理体系改革或许比其他改革更困难。除了专业技术的复杂性之外，还有良好组织团体（比如医生或者药品行业）的集中成本和没有组织团体（比如穷

---

[1]　郑永年：《集权为了改革，改革需要分权》，《南风窗》2014 年第 24 期。

[2]　杨光斌：《走出集权—分权的二元对立误区——论十八届三中全会〈决定〉中的集权与分权问题》，《中国特色社会主义研究》2014 年第 1 期。

[3]　新华网：《习近平谈改革：好吃的肉都吃掉了，剩下的都是硬骨头》，http://news.cnr.cn/native/gd/201402/t20140209_514806817.shtml，最后访问时间：2019 年 12 月 30 日。

人或者农民等）的分散利益联合一起的集体行动困境。① 这就不难解释为什么此轮医改需要集权和整合了。事实上，新医改中的集权趋势与十八届三中全会所要求的"市场起决定性作用"并不矛盾。"市场起决定性作用"主要适用于经济领域，在社会领域虽然也需要市场机制，但与经济领域的市场机制是两回事。政府应当做的事情，比如教育、医疗、公共住房等是不应该完全由市场主导的。在社会领域需要"政府发挥更好的作用"。

卫生问题，或者说健康问题，是具有广泛社会性的大问题。改善健康状况，单靠卫生行政部门的工作是远远不够的。政府各部门、各行业和全体人群都要关心卫生和健康问题。卫生健康领域的改革通常所牵涉的相关利益群体非常多，情况异常复杂，往往导致强势利益集团阻碍改革或绑架决策。② 中国在经历了长期的医疗、医保、医药"三医"各自独立发展之后，现在已到了需要进行治理体系整合的时候。这种整合，不是单纯的机构调整，不是为变动而变动，不是为精简而精简。单纯的机构调整和人员精简只是治标，而医改需要的是治本。而治本之道则涉及政府与市场关系、政府与社会关系的调整，要重视市场机制的作用，发挥社会的活力。这些年，往往被较为忽视的社会力量尤其是市场主体参与医改是一条必由之路。同时，政府要强化对卫生健康服务市场的规制。规制不等于社会控制，而是建立在法律基础上的治理。

鉴于目前我国大部分地方仍处于医保市级统筹阶段的实际情况，按照"能放尽放"的原则，将法律法规明确的国家、省级事项尽量下放给各地市。按照"能取消则取消、确实不能取消的尽量下放"的原则，尽量取消、下放国家、省级行政管理和行政审批事项。而国家和省级政府部门则要把工作重点放在宏观政策上，对"药、价、保"（药品采购、医疗服务价格、医保基金管理）等要素进行充分整合，指导各地完成治理体系的整合。无数实践探索证明，单兵突进的改革、不顾现实生搬硬套的改革，或许能够取得一时的成绩，但是并不能长久，甚至可能会引爆新

---

① Roberts, M., Hsiao, W., & Berman, P. et al. *Getting Health Reform Right：A Guide to Improving Performance and Equity*（Oxford University Press, 2008）.

② 王绍光、樊鹏：《中国式共识型决策："开门"与"磨合"》，北京：中国人民大学出版社，2013。

的矛盾点。凡是治理体系整合较好的试点地区，医改均呈现整体性、系统性、协同性推进局面，如本书所讨论的三明市、深圳市的经验。

个别地区的医改方案，由于没有做好系统性的思考，单边推进，不仅导致改革失败，而且造成了不良的社会影响。2015 年 3 月 18 日，重庆市公布了医疗改革方案，并于 3 月 25 日起所有公立医院将取消药品加成，同时开始实施由市物价局、原市卫计委等部门联合制定的《重庆市医疗服务项目价格（2014 年版）》。对 7886 个医疗服务项目实施新的收费价格，其中，大型设备检查、检验类项目价格降低 25%，诊查、护理、治疗、手术类项目价格分别提高 30%、30%、13% 和 13%。一般市民对于降价的高收费项目感受度不大，涨价的门诊项目却是和市民关系密切的项目。原本要解决"看病难""看病贵"的政策措施，反倒更加让民众产生"看病更难""看病更贵"的感觉。事实上，正是因为上调医疗服务费，医保政策没有跟上导致某些特殊患者负担增加，还引发了群体性事件。3 月 31 日下午，重庆市的一些尿毒症患者等病人聚集，控诉无力负担"飙涨"的血液透析费用。当时社会舆论开始批评重庆市政府缺乏细致的考虑，急于推行新价格方案，不符合此轮医改的本意。4 月 1 日，重庆市就病人"维权"事件召开了紧急会议专题研究。当天深夜，通过官方媒体宣布全市所有公立医疗机构暂缓执行新版医疗服务项目价格。此次重庆医改严重受挫，政府信任危机再次出现，也凸显了中国医改的艰难与风险。实际上，实施药品零差率后，在一定程度上节约了医保基金的药品费用支出。基金本应对在政策实施过程中受到损害的患者进行补偿，却因为部门之间配合问题没有及时执行。在此后的调查报告中，重庆市政府承认在政策制定过程中存在"调查研究不够深入，听取公众意见不够广泛，对需长期治疗、经济负担重的特殊患者考虑不周"的问题。[①] 很明显，如果缺乏整合思维和整合机制，医改就难以处理好局部与整体、改革与稳定间的关系。

至于整合的形式，各地可以根据自己的实际情况采取不同的方式。当卫生健康服务市场契约不完全程度高时，可采用统一型，实现政府主导下

---

① 详见《重庆"短命医改"何以成一场闹剧》载于 2015 年 4 月 8 日《钱江晚报》、《重庆医改持续 7 天便宣告结束，曾引市民上街抵制》载于 2015 年 4 月 7 日《新京报》等新闻媒体报道。

的整合；当卫生健康服务市场契约不完全程度低时，可采用协调型，实现市场主导下的整合；当卫生健康服务市场契约不完全程度不低也不高时，可采用结合型，实现社会主导下的整合。不管采取哪一类型的整合，只要能找到充分发挥政府、社会、个人作用的平衡点就行。在横向整合上，三明市率先将原先分散在多个部门的医疗保障服务相关管理职能进行梳理和归拢，将"药、价、保"三项要素职能有机组合成一个新机体的经验值得借鉴。北京、上海、深圳等地设立了公立医院管理中心，代表政府统一履行举办公立医院的职责，并合理界定政府作为出资人的举办监督职责和公立医院的自主运营管理权限，当然是否需要新设置一个独立机构来履行这些职责或者赋权原有某一机构仍需商榷。在纵向整合上，各地正在探索医联体、医共体、医疗集团、专科联盟、远程医疗协助网等多种形式的医疗联合体建设。当然，横向整合和纵向整合这两种形式通过市场和政府手段都可以实现。我们需要考虑的是，应从当地卫生健康服务市场契约程度来考虑使用政策工具。在卫生健康服务市场契约程度完全的地区，简单地通过行政手段的"拉郎配式"整合的政策工具往往适得其反。而在卫生健康服务市场契约程度不完全的地区，采取市场的政策工具很难有效地进行横向整合和纵向整合。中国社会是以一线城市、省会城市等为首的陌生人社会，以及以三、四线城市为主的熟人社会，这就对卫生治理提出了更高的要求。熟人社会适于以信任为基础的强人治理，需要更多的政府干预；陌生人社会适于以诚信为基础的法治治理，可以更多地借助市场的力量。

事实上，无论是英国的福利型医疗制度，还是美国的市场型医疗制度，都普遍采用医疗服务和医疗保障合二为一的统一管理模式，这有利于更好地使用有限的卫生资源，减少管理摩擦和管理成本，提高卫生健康服务效率。我们可以在以深圳罗湖医院集团等为代表的医疗、医保横向整合改革的基础上，进一步与医疗联合体形式的纵向整合有机结合后，在紧密型医联体内实行"总额预付、结余自留"的基本医保管理方式，推动建立利益共同体，促进形成分级诊疗新秩序，引导服务理念从"以治病为中心"向"以健康为中心"转变，在基层医疗集团的基础上形成健康联合体，卫生治理效果将更为明显。另外，统筹整合医疗、医药、医保信息是一条非常有效可行的路径，可以为政府公共决策提供支撑，并及时发布监测与预警信息。

从根本上讲，采取何种整合途径和形式事关改革与发展成果的公平分配，事关卫生事业到底为谁而存在，说到底，都与政府制定和执行的卫生政策分不开。卫生政策属于社会政策范畴，政府制定的卫生政策应该成为维护社会成员生存健康的重要保证。因而，卫生政策就应该是以公正为理念依据，以解决卫生问题、保证社会成员的基本健康权和医疗权、增进社会的整体医疗卫生福利为目的的政府行为。这种整合式卫生政策变革不仅可以带来社会管理模式的创新，而且能促进社会福利在不同社会群体之间的分配均等化，满足人的健康需要，从而提升人的生活质量和幸福指数。在新的卫生治理范式下，新的福利权分配体系有助于弥合原本高度分割的社会公民身份，并推动地域性乃至全国性社会公民身份的重构。[①] 比如，广东省正在率先推进基本医保省级统筹。在实现覆盖范围、筹资政策、保障待遇、医保目录、定点管理、基金管理"六统一"的基础上，实行基金"统收、统支、统管"的省级统筹模式。福建省则已经开始执行医保省级调剂基金。这就是在积极构建统一的"省域公民身份"，促进全省基本医疗和基本公共卫生服务均等化。

第二节　完善卫生治理内涵

卫生治理就是通过卫生政策的制定和执行来满足人民健康需要的过程。在某种程度上说，卫生政策的模式决定了卫生治理的最终结果，有什么样的卫生政策就有什么样的民众感受，而民众的医改获得感将直接影响其对党和政府的支持度和拥护度。要厘清民生保障中政府、市场、社会三者之间的关系和责任，从政府或者市场唱独角戏走向福利多元主义。

一国的卫生治理体系是历史、政治和文化的产物，就像它同时是科学、教育和资源禀赋的产物一样。因此，改变或改革一国的卫生治理体

---

① 岳经纶：《建构"社会中国"：中国社会政策的发展与挑战》，《探索与争鸣》2010 年第10 期。

系，是一场经济和管理变革，也是一场社会和文化运动。① 卫生政策是现代国家治理体系的重要内容，科学制定和实施卫生政策是现代国家能力的重要体现。改革开放 40 年来，中国经济社会发展取得的光辉成就，渗透着广东、福建等地的改革先行者们"大胆地闯、大胆地试""杀出一条血路"的勇气和精神。要维持地方进行社会改革的积极性和社会政策创新的可持续性，急需更高层级的政府尤其是中央政府进一步提升自身在社会政策领域的统筹能力。中国政府要建立完善现代化卫生治理体系和提升治理卫生能力，就要从战略上设计好今后一段时期中国卫生与健康事业改革发展的任务、目标、要求和措施。同时，要以"刀刃向内"的勇气，用发展的思路、改革的办法，针对发展不平衡不充分的问题，全面深化改革，将改革融入卫生健康工作的各个方面，敢闯敢试，全面发力，形成多点突破、蹄疾步稳、纵深推进的良好态势。具体而言，在卫生治理内涵上，可以重点关注以下几个方面内容。

一　强化政府责任

（一）增加政府财政投入，建立体现公益性的财政投入机制

正如卡尔·波兰尼（Karl Polanyi）指出的，市场经济的发展有赖于社会保护体制的建立和完善。② 而社会保护体制的重要性则显示在社会保护支出上。一个国家的社会保护支出并非固定不变，而是随着公众的需要和国家的经济状况而发生变化。以英国为例，在 20 世纪初，其社会保护支出仅占 GDP 的 2%，到了 70 年代，则提升到占 GDP 的约 1/3。③ 在世界上最富裕的国家中，包括医疗卫生在内的社会福利生产部门是其最大的经济部门。相较于此，中国政府需要继续增加投入以达到其卫生政策目标，同时，需要进一步明晰各级政府在卫生政策的角色和财政责任方面的分工，走向制度化。据统计，中国 90% 以上的卫生事业费来自地方财政。也就是说，中国卫生事业费主要来自地方财政，而不是中央财政。这种格局不仅

---

① Britnell, M. *In Search of the Perfect Health System*（London：Palgrave Macmillan，2015）.

② Polanyi-Levitt, K. *The Great Transformation：The Political and Economic Origins of Our Time*（Boston：Beacon Press，2001）.

③ 哈特利迪安：《社会政策学十讲》，上海：格致出版社，2015。

决定了各地主要得依靠自身的财力来为本地居民提供卫生健康服务，而且导致了各地卫生健康服务水平和公众健康需要满足上的不平衡。这一财政格局急需调整。在地方政府继续在卫生政策执行中扮演重要角色的同时，更迫切的是强化中央政府在卫生支出中的责任。中央政府有责任保证所有民众获得基本医疗卫生服务。

就公立医院改革的财政影响而言，具体可以做好以下五个方面的工作。一是公立医院全面取消药品（中药饮片除外）和耗材加成，取消加成销售而减少的合理收入，全部通过调整医疗服务价格予以补偿。深圳市的经验提醒我们，财政补偿基数不变且因为地方财政问题容易导致补偿不到位，全部通过价格补偿可以较好地避免这个现象发生。二是将符合规划的公立医院基本建设及大型设备购置、重点学科发展、人才培养、符合国家规定的离退休人员费用、政策性亏损、承担公共卫生任务等经费纳入政府预算，并纳入政府考核指标体系。建立各级政府年度财政投入情况通报制度。三是逐步建立与公立医院编制总数、床位、工作量和考核评价结果挂钩的经常性财政补助机制。推广深圳市"以事定费、购买服务、专项补助"的做法。对中医、传染病、精神病、职业病、妇产、儿科以及康复等专科医院给予投入倾斜政策。探索优化医联体内部的资金管理体制，促进财政资金在医联体内部统筹使用。对医联体中公立医院开展资源下沉、人才培养、信息化建设等予以专项补助。四是各级政府将负有投入责任的公立医院政策性债务纳入政府债务管理并逐步予以化解。经济发达地区的深圳市公立医院之所以可以轻装上阵，正是得益于政府的化债工作。经济欠发达地区三明市则固化并逐步化解公立医院债务，由政府承担产生的利息。五是加大财政对基本医保的支持力度。当前医保支付方式改革更多的是控费节流，基本上不涉及未来医保缺口的融资改革方案。一味地节流，将扭曲医疗卫生服务体系。今后，应实施"开源节流"，建立完善城乡居民医保筹资水平与经济社会发展水平相适应的科学调整机制，使个人缴费与居民可支配收入相挂钩，逐步提高居民医保的补助水平。

（二）强化"三医联动"，形成改革合力

一是突出行政管理体制改革，整合政府办医职责。将涉及医改主要工作的卫生、医保、药品流通等工作由一位政府领导统一分管，加强对医改工作的统筹协调，在充分授权的同时，建立起严格的问责机制。"医疗卫生的复杂性、不确定性决定了，必须进行全流程的管理，从药品、要素的采购、医务人员的激励、医疗服务全过程的监管等，必须有一个统一的整体来进行管理。"① 随着各级医疗保障部门的组建，原本分散在各个部门的医改决策、医保管理、药品耗材集中采购、医疗服务价格制定、医疗救助等职责将得到有效统筹，逐步实现医疗、医保、医药"三医"统一。卫生健康行政部门职能从对公立医院微观事务管理向构建多元化办医体制转变，向构建大卫生、大健康、大产业转变，为全行业服务。卫生健康与医保两个部门能否达成统一的目标，直接影响改革能否形成合力。要实现从"以治病为中心"向"以健康为中心"转变，势必需要进一步整合包括上述两个部门在内的多个机构。这点可以借鉴我国台湾地区的做法，② 在"卫生健康委员会"下设"疾病预防控制局""医疗行政管理局""食品药品管理局""健康保障局"等机构。由"健康保障局"统一负责健康保险基金筹集、支付和管理，行使健康保障行政四权，即医疗机构的特约权、支付标准的制定权、诊疗行为的审查权及医疗费用的核付权，而且由财政承担的公共卫生服务经费也通过该局自上而下的系统统一核实拨付。

二是通过集中采购、医保控费、规范医疗行为等降低药品、器械、耗材等费用腾出的空间要用来充分提升体现医务人员劳务技术价值的医疗服务价格。医疗服务价格改革的最终目标是逐步缩小政府定价范围，改进价格管理方式，调整医疗服务价格，基本理顺医疗服务比价关系，建立以成本和收入结构变化为基础的价格动态调整机制。医疗服务项目价格实行分类管理，按照公立医院公益性和"保基本"的要求，对医院提供的基本医疗服务在价格制定上实行分类管理，对公立医院提供的基本医疗服务实行政府指导价，公立医院提供的市场竞争比较充分，个性化需求比较强的医

---

① 江宇：《寄语国家医保局：祝贺你的诞生，相信你不负众望》，健康界网站，https://www.cn-healthcare.com/articlewm/20180531/content-1026149.html，最后访问时间：2019 年 12 月 30 日。

② 赖新权、薛松、李海等：《关于台湾地区医药卫生体制、健康保险制度与医药价格管理调研报告》，《市场经济与价格》2014 年第 6 期。我国台湾地区在"卫生福利部"下设"疾病管制署""国民健康署""食品药物管理署""中央健康保险署"等机构。由"中央健康保险署"统一负责健康保险基金筹集、支付和管理，行使健康保障行政四权，即医疗机构的特约权、支付标准的制定权、诊疗行为的审查权及医疗费用的核付权，而且由财政承担的公共卫生服务经费也通过该署自上而下的系统统一核实拨付。

疗服务实行市场调节价。按照总量控制、结构调整、有升有降、逐步到位的原则，调整医疗服务价格，重点降低大型医用设备检查治疗和检验等价格，提高诊疗、手术、康复、护理、中医等体现医务人员技术劳务价值的医疗服务价格。取消公立医院药品加成是理顺医疗服务比价关系的第一步，接下来要按经济运行规律合理调整医疗服务价格。可以通过规范诊疗行为，降低药品、耗材等费用来腾出空间，动态调整医疗服务价格，形成改革的闭环。统一医疗服务价格项目名称和服务内涵。要改革医疗服务项目管理和定价方式，制定医疗服务项目技术规范，指导医院规范开展服务。逐步减少按项目收费数量，扩大按病种、按服务单元收费范围。建立科学的价格成本测算和监管体系。实行基于价值的战略购买，① 推动构建价格形成机制。加强临床路径管理。互联网医疗的蓬勃发展，将大大提升公众的就医获得感，应尽快研究制定"互联网+医疗健康"服务项目和基本医疗服务统筹项目收费标准。鼓励第三方参与互联网医疗结算支付系统管理等信息化建设。

三是充分发挥基本医保的基础性作用，通过医保支付方式的改革，强化医保对医疗服务供需双方的引导功能和对医疗费用的制约作用。市场不可能要求医生或者医院能够道德高尚，只可能利用制度去约束，其中最无法绕开的是支付方。② 为了加强社会医疗保障制度的经济保护，减少贫困人口发生灾难性卫生支出，中国需要一个清晰的和综合的政策，涵盖社会基本医疗保险、大病医保、医疗救助，提高医疗卫生服务效率。③ 除了"三保合一"、提高统筹层次外，医疗保险基金的支付机制也要尽快从按项目支付改革为按病种付费、总额预付、按人头付费等多元化的支付机制，将医疗机构变成利益共同体，而不是纯粹的监控对象。全面开展门诊统筹，实行按人头付费，住院和门诊特定病种保障推行按病种、服务单元和

---

① Xu, J., Jian, W., & Zhu, K. et al. "Reforming Public Hospital Financing in China: Progress and Challenges." *BMJ* 365 (2019): I2378.

② 郭俊:《三明医改能否成为全国推广的一个爆发点》，健康界网站，https://www.cn-health-care.com/articlewm/20170103/content-1009802.html，最后访问时间：2019 年 12 月 30 日。

③ Fang, H., Eggleston, K., Hanson, K., & Wu, M. "Enhancing Financial Protection under China's Social Health Insurance to Achieve Universal Health Coverage." *BJM* 365 (2019): I2378.

床日付费等复合式付费方式。在医保支付标准"结余留用"的政策背景下，二次议价如今已变得普遍、合法，甚至获得政策上的间接鼓励。按照总额控制的原则，推进按病种分值付费，实行同病种同费用。推进疾病诊断相关分组（C-DRG）付费。推广深圳罗湖"总额预付、结余留用、合理超支分担"的支付方式改革，变后付制为预付制，允许结余用于包括公共卫生、健康管理、健康教育和促进在内的基本医疗卫生服务和医务人员激励。例如，香港大学深圳医院实行全科门诊服务按每人次200元收取，包括挂号、诊疗、常规检查、用药和治疗等费用；住院服务按每床日180元收取，包括常规诊疗、护理等费用（除药品、检查项目）。目前，广东省已经全省推开按病种分值付费，它可以被认为是中国版疾病诊断相关分组的雏形，三明市更直接在全市推行了中国版按疾病诊断相关分组付费（C-DRG），深圳市也在一些医院推行C-DRG，不日将全面推开。这些尝试势必将重新构建医院、患者和医保之间关系的运行机制，是治理能力的重大提升。这些探索虽然不够完善，但作为中间过渡性的措施，应该是不错的选择。同时，要积极推进医疗保险从政府直接经办向委托第三方经办转变，并推动我国商业健康保险融资平台建设。

四是实行全行业管理。全民医保的红利是在新医改管理混乱中溢出的。随着各级医保局的成立，管理逐步规范，医保红利将消失，更加迫切需要有全面、严密的监管网络。建立公立医院医疗服务评价体系和管理机制；委派总会计师，实行公立医院全面预算管理；加强医药费用监测公示通报。利用信息化手段，改善整个体系的运行效率。组建"卫生与健康大数据中心"，建立信息共享机制，统一医疗机构和医保机构之间的疾病编码、手术编码，为支付方式改革提供技术支撑，统筹医疗、医药、医保信息互联互通，为行政决策提供支撑，及时发布监测与预警信息。

二 构建协同型、整合型卫生健康服务体系

我国公立医院与基层医疗卫生机构的割裂导致了严重的卫生健康资源浪费。因此，从卫生健康服务的提供主体来看，我国应尽快建立起以国家为主导，市场、社会组织、社区、家庭等主体共同参与的多元卫生健康服务供应体系，构建基于价值的协同型、整合型卫生健康服务体系，也就是

福利多元主义体系。

（一）以基层为重点，尽快补齐短板

卫生健康服务体系应从以医院为中心向以基层为重心转变，软硬兼施，以便能提供体现公平正义原则的大致均等的公共产品和服务。在软件方面：以县域为突破口，在县镇村卫生一体化管理基础上，组建紧密型区域医疗联合体或医院集团。县域医共体试点县探索建立区域医联体编制统筹使用机制，医联体内人员流动不受编制限制，由牵头医院统筹使用一类和二类事业编制。扩大订单定向培养本土农村卫生人才的规模，设立基层医疗卫生机构全科特设岗位。加大全科医生和助理全科医生培养力度。加快提升重点人群家庭医生签约率，通过家庭医生来解决重点人群的"挂号难"等问题。在编制、人员聘用、职称晋升、职业培训、薪酬激励等方面向全科医生倾斜。鼓励全科医生举办家庭医生诊所，鼓励社会资本举办基层医疗卫生机构等。在硬件方面：乡镇卫生院和村卫生站是为居民提供公共卫生服务和基本医疗服务的重要载体。没有基本合格的就医场所，如何能提供高效的卫生健康服务？要想承接设想中的主要卫生健康服务，就要先完成县域医疗卫生机构标准化建设。重点完成乡镇卫生院标准化建设、全科医生特设岗位计划、乡镇卫生院职工周转房建设、村卫生站建设、基层医疗卫生机构中医科建设、精神卫生服务体系能力建设、"120"急救医疗（指挥）机构建设、疾控机构健康风险因素监测、实验室检测与突发公共卫生事件应急处置能力建设、中心血站建设等项目，全面提升基层医疗服务能力，建成基层卫生健康服务体系。

（二）建立现代医院管理制度

建立现代医院的法人治理结构，落实独立法人地位。厘清政府和医院的边界，增强医院的自主性，走法人化道路。政府负责规划和决策，营造发展环境，明确对公立医院、院长、医务人员的考核考评的标准、方法和程序。转变公立医院的角色，需要改革责任机制，提高管理水平。将决策自主权赋予医院管理者，制定强有力的问责机制和激励机制，使医院的绩效和行为与政府的工作重点和服务模式改革一致。实行政事分开，明确政府与公立医院之间在资产、人事、财务等方面的责权关系，其本质要求就是将公立医院的微观管理或运行管理权下放给医院本身，政府从而专注于

公立医院的宏观管理和行业监督。提高医院院长职业化管理能力，建立促进医院管理者职业发展的高级管理人员职业发展规划。建立公立医院医疗服务评价体系和管理机制。依靠信息化支撑，将评价结果与政府投入、医保支付、费用控制、床位规模、岗位设置、绩效工资总量核定等挂钩，对公立医院实行差别化定位、管理和资源配置。加快推进属地化和全行业管理，将区域内所有医疗机构纳入所在地卫生健康行政部门的管理范畴，统一规划、统一准入、统一监管，将非公立医疗机构纳入统一的医疗质量控制与评价范围。

（三）建立利益一体化的基层医疗集团

从以医院为中心的层级型向以基础保健为核心的网络协同型转变。加快建立健全以全科医生为核心的基础保健体系建设，引导卫生体系结构和功能从目前的以医院为中心的、割裂的、医疗技术主导型系统向以基础保健为核心的、整合性综合性系统转变，逐步实现卫生健康服务体系的转型升级。[①] 鼓励建立由二、三级医院及基层卫生机构、社区卫生机构组成的医疗联合体，进而向利益一体化的基层医疗集团转变。基层医疗集团要有保险支付制度和政府预算的支持，并有医疗信息系统作为支撑，平稳地将首诊服务下沉到基层，构建基层首诊、双向转诊、急慢分治、上下联动的分级诊疗模式。通过整合医疗，实现民众全生命周期、全流程的健康保障，提供预防、治疗和康复服务。必须加强以全科医生为重点的人才队伍培养，建立医疗卫生人才培训体系。在基层医疗集团中，牵头医院与基层实现人员共享，建立统一的临床路径和行之有效的双向转诊制度，从虹吸基层病人向为基层分流病人转变。借鉴广东经验做法，允许乡镇卫生院和社区卫生服务中心实行"公益一类财政供给、公益二类绩效管理"，人员实行"统招、统管、统用"。协助和指导地方医疗机构（如村卫生室、乡镇卫生院、社区卫生服务中心、县区级医院）实施并扩大新的服务提供模式，通过正式的上下协作的安排、服务和信息共享、患者在就医过程中的积极参与等，基层医疗机构与二、三级医院实现服务一体化。完善政府、高校、医院相结合的共建机制，推动高水平医疗资源共享。

[①] Winnie，C.Y.，& Hsiao，W. "What Drove the Cycles of Chinese Health System Reforms." *Health Systems & Reform* 1（2015）：52 – 61.

（四） 充分调动社会力量，增加服务供给

在优质资源稀缺的状况下，首先要谋求资源的增量。卫生与健康行业的发展动力从行政动员向简政放权转变，向市场要动力、向标准要空间及向法治要秩序。积极促进非公立医疗卫生机构发展，形成投资主体多元化、投资方式多样化的办医体制。完善鼓励和促进非公立医疗机构发展的政策措施。鼓励社会力量以出资新建、参与改制等多种形式投资医疗。落实支持和优惠政策措施，大力发展社会办医、健康养老服务、中医药保健服务、残疾人健康服务、商业健康保险、医疗设备和生物药品制造、医疗保健旅游等卫生健康服务相关产业。一方面推动形成经济发展新的增长极，另一方面满足多层次、多样化的健康服务需要，提高群众获得感。优化社会办医政策环境。从注重对医疗机构的审批向要素审批、要素监管及综合监管转变。落实对非公立医疗机构在市场准入、社会保险定点、重点专科建设、职称评定、学术地位、等级评审、技术准入、科研立项等方面与公立医疗机构同等待遇的政策。

（五） 充分运用"互联网＋"技术，建立智慧医疗健康便民惠民机制

大数据、人工智能等与医学的深度融合，有助于推动卫生健康服务模式变革。由于西方发达国家卫生治理体系基本上已经定型，它们的改革力度和深度自然是我国没有办法与之相比的。这给了我们"弯道超车"的机会，互联网医疗、智慧医疗的力量将颠覆整个传统医疗模式。"互联网＋"信息技术的突破，不仅可以优化医疗服务流程，推进卫生健康大数据的挖掘与应用，从效率、质量、可及性、患者满意度等方面提高卫生系统绩效，而且云平台、可穿戴设备、手术机器人、人工智能等信息技术，还能够解决不同医疗卫生机构之间的交流合作问题，推动卫生健康服务从院内到院外、从治疗向健康管理的延伸，为群众提供更加高效、精准、便捷的卫生健康服务。

三 实行积极的健康干预政策

有一项研究表明：1965～1997 年，1/3 的亚洲经济增长是从卫生事业的投入中获得的。[①] 在现代社会，健康普遍被视为公民的一项权利。1946

[①] IMF. *A Better World for All*: *Progress Towards the International Development Goals* （Washington: Progress Washington Press，2000）.

年 7 月 22 日 61 个国家代表签署的《世界卫生组织组织法》（Constitution of the World Health Organization），开篇就向全世界宣布："享有最高而能获至之健康标准，为人人基本权利之一。不因种族、宗教、政治信仰、经济或社会情景各异，而分轩轾。"世界银行也呼吁全球各国增加卫生投入，应将卫生投入列为整个政府的优先事项，通过将实践证明有效的投资规模化，如惠及最贫困人口的初级卫生保健服务，以及通过向烟草、酒精和含糖饮料征税来增加收入和改善健康。① 21 世纪以来，各国都在转变医学模式和卫生健康服务模式，把健康列入社会目标，把预防医学向社会医学和社区预防的方向发展。公共政策和公共管理应采取更积极的手段，使整个社会特别是拥有信息优势的卫生健康服务提供者对社会变迁所产生的健康风险有更多的理解和共识。要理解全面深化改革理论的含义，健康政策虽然不能直接带来经济利益，却可以为经济发展和社会进步编织一张兜底的"社会安全网"。从政策对象来看，要从主要面向城镇居民调整为面向全体公民，增加普惠性的卫生福利计划和项目。注重预防、治疗、康复三者的结合，加强对慢性病的预防。注重提高健康素养、加强自我管理和促进医患共同决策的结合。努力实现由"以疾病为中心"向"以健康为中心"的转变，让群众不生病、少生病，生病能及时治疗。

（一）坚持将健康融入各项经济社会政策

正因为社会政策是影响居民健康的最重要因素，就更要全面地考虑社会政策对健康的影响，避免有损健康的政策，形成"健康+"经济社会发展模式，以促进人们的健康福祉和社会公平，共同实现健康与经济、社会和环境良性协调发展。比如，价格部门要提高烟草、酒类和含糖饮料的税率，取消对不健康产品的政策补贴；农业部门要严格控制农产品抗生素滥用；经贸部门要降低加工食品的含盐量，降低食品中反式脂肪酸含量；市场监管部门要加大食品安全执法力度；环境保护部门要制定实施更加严格的空气、水、土壤等环境标准；教育部门要推动学校体育场馆向社会开放；规划部门要制定住房规划，提供便利的体育场所、健身设施；新闻媒体则要担负起倡导健康生活方式的责任；卫生部门要落实和创新公众参与

---

① http://live.worldbank.org/toward-universal-health-coverage-2030.

的制度机制，加强健康管理、健康教育和促进，加强疾病防护知识的普及教育，提高全社会健康素养，培养良好的生活习惯。此外，还要加强部门间联动协调，完善政府绩效考核机制，推进公共卫生健康领域立法，从法律上界定各部门的职责范围，确保高效行使职能。

（二）重视中医药事业的传承与发展

中医药浓缩了中华民族上下五千年对生命、健康和疾病的认识，是具有悠久历史传统和独特理论及技术方法的医药学体系。随着健康观念和医学模式的转变，中医药在防治常见病、多发病、慢性病及重大疾病中的疗效和作用日益得到认识和接受。推进中医优势病种突破项目，加强中医药防治重大疾病、疑难疾病、新发突发传染性疾病的研究，发挥中医药"治未病"和养生保健优势。中医不是慢郎中。中医药注重增强人体自身抵抗力和修复能力，注重维护整体平衡。这使它在应对那些病因不明确、短时间内缺乏疫苗和特效药的新发突发传染性疾病，比如非典型肺炎（SARS）时，有独特的防治策略。对于恢复期患者，中药、针灸和按摩等方法并用，往往带来不一样的疗效。

（三）加快推进公共卫生体系改革

"凡事预则立，不预则废。"对于每一个人的健康而言，同样应该采取"预防为主，防治结合"的政策。目前"重治疗、轻预防"的现象十分严重。与公立医院的改革创新相比，疾控机构、慢性病防治机构等公共卫生体系改革明显滞后。公共卫生（Public Health）原意是大众健康、公共健康，现在这个称谓是早年翻译的缘故。中国公共卫生体系基本上是援用苏联"卫生防疫站"模式，虽然"非典"后各地卫生防疫站一分为二，新建的疾病预防控制中心（CDC）承接了大部分职能和人财物。在医学教育上，我国参照苏联模式在大学本科阶段设置预防医学专业，而大部分国家在研究生层面才有这个专业设置。预防医学教育问题主要在于与实际的脱节，只注重流行病学、统计方法论，强调去掉混杂因素，却忽略了解决医学的能力。目前，让缺乏临床知识的"医生"去做健康教育、疾病控制，公众较难相信这些取得公共卫生医师资格的"医生"。我国可以参照美国等国家的做法，医学从业者须取得临床医学专业学历，才能继续进入预防医学专业培训。就是说，致力于医防结合，首先要弥补由于教育体制缺陷而引起的临床医学和预防医学的裂痕。从学科设置上，教育部要重新进行学科设置改革，医学生在本科阶段不应分学科教育，全部改为临床医学专业。临床医学是基础学科，是一个医学生变为医生的必经之路，完成本科阶段的临床医学的学习后，再根据个人兴趣，选择临床医学、基础医学、预防医学的研究生阶段学习。对于现有的公共卫生从业人员要加强临床技能培训，认可公共卫生医师处方权让他们具有临床医师的资格和能力。推动临床医生和医院管理人员的公共卫生硕士（MPH）教育。取消公共卫生机构参照公务员法单位管理的规定，避免其成为第二卫生健康委，但要保证财政投入明显高于普通的公益一类事业单位。

　　要注意的是，公共卫生体系并不等同于疾病预防控制机构（CDC）。事实上，本轮医改策略是让包括基层医疗卫生机构、疾病预防控制机构在内的初级卫生保健系统来承担公共卫生的主要职能。要促使疾控、职业病防治、慢性病防治、健康教育、基层医疗从单打独斗向资源整合、分工协作、差异发展转变，构建大公共卫生体系。完善的均等化基本医疗和公共卫生服务政策需要考虑筹资水平和服务包设计更科学地匹配。县（区）级疾病预防控制机构职能需转型，从突发公共卫生事件的"消防员"向"保健员"转变，强化日常服务和管理，让群众感受到基本医疗公共卫生服务就在身边。要做好疾病预防的基础性工作，就必须加强与临床的融合，更好地推动基本公共卫生服务包提供和基层诊疗服务整合。[①] 可考虑将基层疾控机构与"包产到户"的基层医疗机构进行整合，建立人员双向流动机制，真正打造疾病防控的坚实网底。离开临床实践的疾病控制工作，将产生"防""治"两层皮，无法有效控制疾病，难以实现"以健康为中心"的目标。同时，加强基层及欠发达地区的疾病防控能力建设。继续加强基层疾控机构的基础设施配置，特别是推进预防接种安全工程建设，重点完善基层及欠发达地区预防接种门诊的冷链设备，加快建设冷链温度自动监测预警系统和数字化预防接种门诊。省级以上疾病预防控制机构要强化科技攻关、疾病监测、卫生政策研究职能。从纯粹的医疗卫生机构向卫生与健康决策参谋部转变，为政府提供科学的卫生政策建议。同时，要从注重

---

① Yuan, B., Balabanova, D., & Gao, J. et al. "Strengthening Public Health Services to Achieve Universal Health Coverage in China." *BMJ* 365（2019）：I2358.

向上级部门报送监测数据向注重监测数据分析、将监测数据转变成公共产品转变。市级疾病预防控制机构要强化临床实践和经常性检验检测职能。实行公共卫生医师定期在医院兼职行医。县级疾病预防控制机构要强化流行病学调查、健康管理、爱国卫生等职能。实行公共卫生医师在社区卫生服务机构执业，拥有常见病、多发病的处方权。此外，还要重点在"人"上做文章，调动公共卫生人员积极性。要合理设计提供者激励制度以促进服务质量的提高，落实基层疾控机构的经费保障，落实"两个允许"政策，推行灵活的薪酬制度，加强一线工作人员的安全防护，完善相应的工资待遇倾斜政策和传染病感染保障政策。建立基层及欠发达地区人才对口培养机制和灵活用人机制。可考虑参照广东做法，实行"公益一类财政供给、公益二类绩效管理"的机制，允许疾控、慢性病防治、基层医疗等机构充分发挥人才技术和实验室能力优势，在确保完成本职业务工作的前提下，承接社会委托的技术服务，合理体现公共卫生技术人员的劳动价值。

（四）提高民众的健康素养

健康是一个人拥有其他各种能力的最基本、最基础的要素。一个国家拥有全民的健康红利，才能有国家的经济、社会发展红利。中国的制度和文化，对于维护人民健康具有独特优势。[①] 要注重将现代科学技术与中国传统文化有机融合，特别是要注意发挥中医药和天人合一的中国文化的优势，从日常生活和工作入手，倡导和推进全民健康生活方式，提高全民整体健康素养。

拥有较高的健康素养，是最经济有效的健康促进措施。加强健康促进和教育。倡导健康文明的生活方式，促进公众合理营养，增强群众的健康意识，提高自我保健能力。传播中医养生保健知识与技能。在全国层面，探索积极有效方式呼吁公众集体参与改善健康的活动，多些类似戴计步器每天行走一万步等入脑入心的健康行为干预。培训医务人员，以支持并促进患者的自我管理。通过宣传引导改变百姓对用药、静脉注射及其他诊断和治疗手段的期望，让民众意识到过度治疗或治疗不当的损害，推动构建健康和谐的医患关系。为了确保老年健康，要积极构建养老、孝老、敬老

---

① 李玲：《中国医改十年，回顾和展望》，《中国县域卫生》2019年第4期。

政策体系和社会环境，推进医养结合，加快老龄事业和产业发展。促进医疗与养老的融合，统筹和整合医疗卫生与养老服务资源，加快建设养老照料、康复护理、疾病救治、临终关怀服务等相互衔接的多元化健康养老服务网络。

四　建立符合卫生行业特点的人事薪酬制度

新医改以来，破除"以药补医"机制取得不小成效，但在没有人事分配制度配套改革的情况下，要求医生自负盈亏，其结果必然会加剧医生对改革的抵触情绪。也就是说，改革的关注点应从对医疗机构改革向对医务人员改革转变。要着力调整激励机制，进一步改革需要考虑将绩效同服务质量挂钩，提高医务人员总体薪酬水平，并扩展其职业发展空间。[1] 相应地，医疗责任的主体从医疗机构向医务人员转变。更现实点的说法是，能否提供一种激励，这种激励要大于利益集团所提供的激励。这就要建立起可以激励卫生管理人员的政治激励机制和激励医务人员降低卫生健康服务成本的制度。[2] 关键举措是落实习近平总书记提出的"两个允许"。"两个允许"实现的突破，是改变医生行为、调动人员积极性的重要抓手。可探索实行高水平（指医生薪酬要足以吸引优秀人才从事医疗事业）、不挂钩（指医生薪金不与医院经济收入挂钩）、透明化（指医生薪酬水平应该公开透明，便于管理与监督）的薪金制。比如，在福建省三明市，由财政支付的院长年薪制，促使院长身份转换为政府代理人，使医院内部管理目标与改革方向更为契合。同时，充分利用市场机制，医生薪酬实行工分制，不同岗位工分数不一样，缩小各科室的薪酬差距。这种薪金制是一种较为接近中性化的激励机制，可以减少医务人员临床决策免受经济利益的干扰与影响，是符合职业道德和专业精神的重要制度安排。[3] 充分利用前期改革形成的窗口期，减少药价虚高和药品浪费等置换出的空间，要及时用来提高医务人员的合法收入。让医生直接享受到改革红利，增强医改获得感，

---

① Ma, X., Wang, H., & Yang, L. et al. "Realigning the Incentive System for China's Primary Healthcare Providers." *BMJ* 365 (2019): I2406.

② 钟东波：《高水平、不挂钩、透明化的薪金制是公立医院薪酬制度改革的方向》，《卫生经济研究》2014 年第 1 期。

③ 钟东波：《三明医改：可复制、可推广的理由》，《医院领导决策参考》2015 年第 1 期。

避免"阻力军"的形成。

（一）建立符合行业特点的人事制度，改革人才评价制度和使用制度，调动医务人员积极性

一是改革人员编制，合理核定公立医院编制总量，实行编制备案制。二是建立适应行业特点的人才培养制度，深化医学教育改革，重视人文素养培养和职业素质教育，加快建立住院医师规范化培训制度。三是建立单独针对基层卫生人员（特别是全科医生）的职业资格许可制度和职业发展前景。将全科作为一个专门的学科（如家庭医学），与其他专科享有同等地位。制定专门针对基层卫生健康服务的职业发展路径，开发基层卫生人员，包括全科医生、护士、中级卫生人员以及社区卫生人员的职业发展路径。四是加强全科医生队伍建设，开展全科医生规范化培养，做好全科医生转岗培训、农村订单定向医学生免费培养，实施全科医生特岗项目，确保如期实现基层医疗卫生机构全科医生配备目标。建立强大的基层卫生健康服务队伍，改善队伍构成，提高队伍能力，促进基层卫生健康服务的提供。五是加大护士、养老护理员、临床药师、儿科医师等急需紧缺专门人才的培养力度。探索培养辅助型医护人员（如临床助理、助理医师、助理护师、社区卫生员等）并通过电子信息系统将他们与其他专业联系起来，加强基层卫生健康服务。六是允许医师多点执业，鼓励具备条件的医师向基层流动，加强规范管理，保障医疗服务质量安全。

（二）建立符合卫生行业特色的薪酬体系

一是从改革收入分配制度入手，提高医生的整体薪酬水平。显著提高固定工资在总薪酬中的比例，弱化医生的趋利行为。按照行业分类调控绩效工资政策，结合公立医院的功能定位、工作负荷、服务质量、服务效果等，合理确定绩效工资总量，建立绩效工资水平动态调整机制。实行院长年薪制及医务人员目标年薪制，将综合绩效考核的结果与收入分配挂钩。院长年薪在单位绩效工资总量外单列核定，薪酬水平根据主管部门对公立医院及院长的绩效考核结果确定，将院长年薪列入财政单独保障。院长不再参与公立医院的其他分配，不再从单位领取年薪制以外的薪酬，严禁与所在医院的经济收入直接挂钩。对政府办基层医疗卫生机构，要落实收支结余按规定提取职工福利基金和奖励基金的政策。二是调整行业与机构内部收入的分配比例。在医生薪酬分配要素设计中，全面而具体地考虑知识水平、工作责任、工作难度、工作绩效和工作环境等分配要素。同时，对各个要素进行详细界定和具体的等级划分，以利于在实践中的操作和执行。三是建立公立医院医生薪酬内部激励机制。根据医生提供服务的特点采取多种复合式薪酬支付方式，建立稳定且水平较高的基于岗位和职务等级的基本薪酬制度，不受医院业务收入影响。四是在建立基层医疗卫生机构全科医生评价体系基础上，全面深化基层卫生技术职称改革，畅通基层卫生人员职称晋升通道，薪酬水准向基层倾斜。探索与医联体建设相适应的薪酬分配机制。赋予牵头医院薪酬分配统筹权限，纳入医联体的医疗机构奖励性绩效工资可由牵头医院统筹确定分配办法。

　　10 年医改，10 年争议路。我们既不能看到问题就全盘否定，又不能忽略现实空谈理想，这样都不免有些轻率。毋庸置疑，10 年来，卫生健康领域发生了天翻地覆的变化，改革正步入深水区。钟东波认为，"其实医改就是两条最基本的规则，第一条就是老百姓不怕没钱，第二条就是让医疗机构和医生不贪钱，这两条要做到了医改就成功了。不怕没钱，说到底就是我们要建立一套制度，保障人人享有基本医疗的保险保障，不因经济的原因，在生病的时候得不到恰当的医疗服务"。[①] 再对照之前萧庆伦教授的善意提醒，"中国建立可负担且公正公平医疗卫生保健系统的前景堪忧，而且在向以初级医疗卫生保健单位为中心的整合型服务提供模式转型的过程里也是困难重重"，[②] 可以感受到医改是个长期、复杂、艰辛的工程。医改之难在于：不仅仅是出个方案，更在于如何突破重重利益阻隔，特别是如何解决体制性、结构性等深层次矛盾。不过，中国政治体制超乎寻常的学习能力和适应能力，使它在急剧变化的环境里得以从容应对形形色色的挑战。[③] "过去 10 年，医改在我国遇到全球金融危机冲击、医疗体制机制

① 张茜：《医改十年谈发展："三医联动"改革要纳入健康中国战略之中》，央广网，http://finance. cnr. cn/jjgd/20190330/t20190330_524561550. shtml，最后访问时间：2019 年 12 月 30 日。

② Yip，W.，& Hsiao，W. C. "Harnessing the Privatisation of China's Fragmented Health-care Delivery." *The Lancet* 384（2014）：805 – 818.

③ Heilmann，S. "Policy Experimentation in China's Economic Rise." *Studies of Comparative and International Development* 43（2008）：1 – 26.

问题积重难返、各方面思想很不统一、利益格局错综复杂的条件下艰难进行。"① 10 年来，在各方利益博弈周旋、激烈交锋的大环境下，新医改始终在矛盾交织中艰难推进。10 年来，我国已可以驾轻就熟抗击一些突发疫情，民众看病就医的流程更便捷，医疗保障更完善，药品供应更规范。② 我们相信，中国的改革者可以去伪存真、拨云见日，窥见事实的真相。我们迫切地希望，通过前 60 年的积累和 10 年来的医改实践，中国行政体制完全能够通过各类学习模式，③ 让政府之手有力到位而不越位，让市场之手发挥作用而不使坏，探索符合中国国情的医疗卫生体制乃至整个社会福利体制，毕竟已有不错的尝试经验了。但罗马不能一日建成，不少专家们也纷纷提醒，"给改革一点时间，一起实现健康中国"，④ "应对医改新政保有足够耐心"。⑤ 卫生政策变革不仅为三明、深圳两市乃至福建、广东两省带来了社会治理模式的创新，而且在一定程度上推进了整个国家卫生治理体系的创新和卫生治理能力的提高，更加凸显了"中国道路""中国方案"色彩。这势必将进一步促进社会福利在不同社会群体之间的分配均等化，逐步建立以整合公平与效率为价值依归的社会主义福利社会。

---

① 李玲：《中国医改十年，回顾和展望》，《中国县域卫生》2019 年第 4 期。
② 白雪、杨瑞静、郝兰兰：《新医改十年的十个"不改"》，健康界网站，https://www.cn-health-care.com/article/20190405/content-517090.html，最后访问时间：2019 年 12 月 30 日。
③ 王绍光：《学习机制与适应能力：中国农村合作医疗体制变迁的启示》，《中国社会科学》2008 年第 6 期。
④ 李玲：《新时代健康中国与深化医改》，《中国正在说》2019 年 3 月 1 日。
⑤ 李海楠：《陈育德：应对医改新政保有足够耐心》，《中国经济时报》2016 年 3 月 23 日。

后　记

这些年来，关于医改的热点不断、争议不绝，有医改的市场与政府之争，也有医改前世今生的讨论，还有医疗是照护还是服务之辩。每个人都会生老病死，每个人都有求医的经历和感受，每个人都可以分别从政府官员、学者、医生、院长、药商、患者、普通民众等角度出发来谈论医改。然而，这些基于不同视角的观点往往总是相悖的。君不见，医改讨论中多少人观点相左，甚至讨论着讨论着，就变成人身攻击了。可以说，医改之路已经让很多人"为医消得人憔悴"。

虽然我们也认为这样的争论可能会有利于认识一些深层次的问题，但是这种认识上的明显差异与严重对立，不得不让我们感到中国医改之路的艰辛，很多问题有待于再认识，需要正本清源。不同的利益相关者的立场和知识点是不同的。从个体来看，他们的观点可能大都是对的。毕竟，这些观点以及想借鉴的医改模式大都可以在世界上其他国家找到对应的例子来印证。如果政策设计者不采纳这些想法、观点，难免有一部分群体不满意。但是，如果政策设计者把这些想法、观点都写进医改政策、方案里，通俗讲，这会出现类似武侠小说中说的"左右互搏"现象，如果内功不行的话，就会"走火入魔"。这样对立的争论是否又会更多地混淆视听呢？

其实，我们需要多一些基于证据的政策评估，少一些抽象的观点争论，甚至是不争论。否则，医改的下一个10年、20年也不见得能改出什么名堂。所谓不争论，是指不要陷于意识形态之争，不要纠结于姓"资"还是姓"社"，姓计划还是姓市场？"实践是检验真理的唯一标准。"医改更需要证据为本的争论、证据为本的决策。倡导证据为本的医改之路，也许是医改走出争论"陷阱"的一条现实出路。目前，"以健康为中心"的改革思路正逐渐成为不同意见者在实践中达成的共识。我们应该在"以健康为中心"的目标基础上，进行广泛的政策评估，为证据为本的医改决策创造更好的环境和条件。只要有利于促进"以健康为中心"的目标，哪个办法管用、好用，就用哪个办法。

特别要注意的是，改革是有窗口期的。一旦错过，改革就会有更大的困难、更大的阻力，需要付出更大的成本。医改是一项系统的工程，一项改革跟另一项改革是联动的，一环扣一环。比如说，医疗保险扩面时期，就是医疗领域内部体制改革的一个最佳时期。因为此时医疗服务量、医疗收入增加，产生了改革红利。本来那时候刚产生增量，可以进行价格及薪酬分配制度等方面的改革。可惜的是，当年我国在这方面没什么大动作。而当增量变成存量的时候，再来谈"三医联动"改革自然就异常艰辛了。由于错过了当年重大改革窗口期，此轮改革就只能寻找新的窗口了，比如压低药价。应该说，西方福利国家已经基本建立了医疗卫生制度、医疗保障制度以及与之相适应的现代药物生产和流通制度。它们的药品流通市场发育比较完整，流通市场结构趋同。相比之下，我国的医药流通承载了医药、医疗领域利益的转移，包括红包、回扣、洗钱等其他的行政费用，导致了整个卫生健康领域价值的严重扭曲。这就是此轮改革将取消药品加成、药品采购作为改革切入点的主要原因，可能也是"医改"经常被批评为"药改"的原因。

如何切实打破改革困境的指导理论，尚缺乏系统的实证分析。尽管"摸着石头过河"，但"先以局部撕口子"一直被认为是一条有效的中国式试验改革路径。做试点的最主要目标是，希望试点可以在最关键的领域和体制机制上探索出一条合适的路子，形成一个具有可复制性、可推广性的经验。我们不应过分强调中国的特殊性，要充分借鉴国际上通行的做法以及国内成功的试点经验来推进医改。为此，我们尝试从政策试验的视角来思考卫生治理及其创新，并对试点政策进行评估，力图厘清卫生政策试点的发展脉络，总结改革趋势、剖析政策影响、提炼历史经验，求解中国卫生健康领域不平衡不充分问题，以期对中国卫生政策和制度格局进行变革具有一点点的借鉴意义，与诸君共同寻求"病有所医"这一基本民生之路。

本书是我们"医改三部曲"的第三部，是在《公平与效率：广州新医改的实证研究》和《三明医改：政策试验与卫生治理》的前期研究基础上的进一步思考。不过，由于医改确实是内容丰富、博大精深的多学科和跨学科的研究领域，不可能毕其功于一役，而且我们的学识有限，错谬之处难免，尚请各位方家及广大读者不吝指正。同时，医改一些关键问题和很多方面都相关，因此书中难免有重复之处，为了保持行文逻辑的顺畅，无法全部避免，在此一并表示歉意。

本书能得以出版，要感谢中山大学政治与公共事务管理学院、教育部人文社会科学重点研究基地——中山大学中国公共管理研究中心、广州市人文社会科学重点研究基地——广州社会保障研究中心对本书出版的慷慨支持，感谢教育部人文社会科学重点研究基地重大项目"社会政策与共享发展"（编号：16JJD630011）、国家社会科学基金重点项目"中国社会医疗保险制度整合的效果评价"（编号：13AGL011）、广东省卫生健康委医改咨询项目及广州市人文社会科学重点研究基地资助项目的资助。本书的个别章节曾在《武汉大学学报》（社会科学版）、《中国公共政策评论》、《广东社会科学》、《南京社会科学》、《中国医院管理》和《中国社会保障》等刊物上发表，感谢这些刊物慷慨应允作者将论文收入本书。需要说明的是，由于三明医改也是本书的探讨对象，所以，关于三明医改的分析，有些内容取材于《三明医改：政策试验与卫生治理》一书。

感谢北京大学李玲教授，浙江大学顾昕教授，中山大学吴少龙副教授、申曙光教授、刘军强教授、郝元涛教授、彭浩然教授、庄文嘉副教授、黄严博士、彭宅文博士、徐东博士，香港教育大学和经纬副教授，北京大学傅虹桥博士，南方医科大学王冬教授，广州医科大学胡丙杰副校长、范阳东教授，中国社会科学院付明卫博士等在日常讨论中给予的启发和建议。感谢惠云、谢丹萍、洪伊敏三位研究生同学分别参与第十一章、第八章部分内容的撰写。

在实地调研中，得到了广东省医改办段宇飞主任、黄飞副主任、马建处长、张一愚处长，深圳市医改办罗乐宣主任、李创处长，深圳市罗湖区医改办程芙蓉博士，三明市人大詹积富主任，福建省医保局赖诗卿局长，福建省卫健委郭露华女士，三明市卫健委肖世宣主任、周显葆科长、吴依娟女士，以及国务院医改领导小组秘书处、广东省医改办、广东省医保局、深圳市医改办、香港大学深圳医院、罗湖医院集团和福建省医改领导小组秘书处、福建省医保局、三明市医改领导小组秘书处、尤溪县总医院等有关部门和个人的支持和帮助，为本研究的顺利进行提供了良好的保证。感谢社会科学文献出版社的谢蕊芬等编辑对本书出版的支持。同时，感谢给我们来信来电的患者和医生朋友，他们所反映的情况或提供的想法，给我们提供了一般调研无法获得的信息，也是对我们更加投入研究的鼓励和鞭策。

本书的完成得益于和同行们大量研究的成果。限于篇幅，还有很多在生活、学习和工作中给予我们帮助和支持的机构和个人的名字未能一一提及，在此一并表示最诚挚的感谢。

王春晓　岳经纶

2019 年 12 月 31 日

图书在版编目（CIP）数据

通向健康中国之路：三明与深圳经验 / 王春晓，岳
经纶著. -- 北京：社会科学文献出版社，2020.10
（中山大学公共政策与社会保障丛书）
ISBN 978 - 7 - 5201 - 7135 - 9

Ⅰ.①通… Ⅱ.①王… ②岳… Ⅲ.①医疗保健制度
－体制改革－研究－三明 ②医疗保健制度－体制改革－研
究－深圳 Ⅳ.①R199.2

中国版本图书馆 CIP 数据核字（2020）第 153593 号

·中山大学公共政策与社会保障丛书·

通向健康中国之路
——三明与深圳经验

著　　者／王春晓　　岳经纶

出　版　人／谢寿光
责任编辑／谢蕊芬
文稿编辑／马甜甜

出　　　版／社会科学文献出版社·群学出版分社(010)59366453
　　　　　　地址：北京市北三环中路甲 29 号院华龙大厦　邮编：100029
　　　　　　网址：www.ssap.com.cn
发　　　行／市场营销中心（010）59367081　59367083
印　　　装／三河市尚艺印装有限公司

规　　　格／开本：787mm×1092mm　1/16
　　　　　　印张：19.75　字数：309 千字
版　　　次／2020 年 10 月第 1 版　2020 年 10 月第 1 次印刷
书　　　号／ISBN 978 - 7 - 5201 - 7135 - 9
定　　　价／128.00 元